Udo Pollmer, Susanne Warmuth
Lexikon der populären Ernährungsirrtümer

SERIE PIPER

Zu diesem Buch

Haben auch Sie geglaubt, daß Vitamin C bei Erkältungen hilft und daß Salz ungesund ist? Essen Sie Obst und Gemüse nur, weil Sie Krebserkrankungen vorbeugen wollen? Und versuchen Sie Alkohol zu meiden, weil er als eines der größten Gesundheitsrisiken gilt? Dann können Sie jetzt erleichtert aufatmen, denn der Lebensmittelchemiker Udo Pollmer und die Biologin Susanne Warmuth haben den Wahrheitsgehalt solcher Aussagen geprüft und belegen, daß es sich bei diesen Behauptungen um echte Ernährungsirrtümer handelt. In ihrem Lexikon haben sie Wissenswertes über unsere Eßgewohnheiten, über Nahrungsmittelindustrie und Ernährungspäpste zusammengetragen und sind Fehlinformationen auf den Grund gegangen. Ihr Fazit: Vieles angeblich Gesunde ist nahezu wirkungslos, und zahlreiche Lebensmittel, die wir für schädlich halten, sind im Grunde harmlos, weshalb wir mehr auf den eigenen Körper vertrauen sollten als auf immer neue Halbwahrheiten sogenannter Experten.

Udo Pollmer, geboren 1954, gilt als Deutschlands renommiertester und streitbarster Ernährungsspezialist. Seit 1995 ist er wissenschaftlicher Leiter des Europäischen Instituts für Lebensmittel- und Ernährungswissenschaften (www.eule.com) und sorgt mit seinen Bestsellern »Wohl bekomm's«, »Iß und stirb« und »Prost Mahlzeit« seit Jahren für Aufsehen. Er lebt bei Heilbronn.
Susanne Warmuth, geboren 1959, ist Biologin und als Lektorin und Übersetzerin naturwissenschaftlicher Bücher tätig. Sie lebt in Darmstadt.

Udo Pollmer, Susanne Warmuth

Lexikon der populären Ernährungsirrtümer

Mißverständnisse, Fehlinterpretationen und Halbwahrheiten von Alkohol bis Zucker

Ein Eichborn. Lexikon

Piper München Zürich

Ungekürzte Taschenbuchausgabe
Piper Verlag GmbH, München
Oktober 2002

Umschlag/Bildredaktion: Büro Hamburg
Isabel Bünermann, Julia Martinez/
Charlotte Wippermann, Katharina Oesten
Umschlagabbildung: Michael Sowa
Gesamtherstellung: Clausen & Bosse, Leck
Printed in Germany ISBN 3-492-23410-0

www.piper.de

Inhalt

Vorwort

Essen ist menschlich

»Mir kommt es so vor, als habe die ganze Ernährungsaufklärung in 40 Jahren nur eines erreicht: Die Menschen essen weiterhin, was sie immer gegessen haben. Sie tun es jetzt nur mit schlechtem Gewissen.«

Professor Volker Pudel als Präsident der Deutschen Gesellschaft für Ernährung

»Alles, was Spaß macht, ist entweder verboten, unanständig oder ungesund.« Dieser Stoßseufzer eines Genießers bringt es auf den Punkt. Wir leben fürwahr in lustfeindlichen Zeiten. Die Kirchenoberen werden nicht müde, nach dem Unterleib ihrer Schäfchen zu greifen, und Ernährungsexperten aller Art verbieten uns jetzt auch noch den Mund. Diätpäpste verkünden die neuen Ersatzreligionen und versprechen das ewige Leben in jugendlicher Schönheit – sofern man denn ihre Gebote befolgt. Sie missionieren gegen die Todsünden unserer Ernährung (»zu viel – zu süß – zu fett – zu salzig«) und warnen gebetsmühlenhaft vor dem nahenden Herztod durch das weichgekochte Ei, wie weiland die Pfaffen vor Rückenmarksverlust durch Onanieren. Statt Ablaßbriefen für den wohlhabenden Sünder verkaufen die modernen Prediger Vitaminpillen gegen die Angst vor Impotenz und Alter, Formula-Diäten zum Design der Oberschenkel und Rotweinpillen für Banausen.

Das Trommelfeuer an Ernährungsge- und -verboten wirkt. In den USA plagen sich bereits Sechsjährige mit den ersten Diäten. Als Erwachsene zählen sie dann artig ihre Kalorien, prüfen täglich mit der Badezimmerwaage die Standhaftigkeit ihres Glaubens, handhaben die Kalorientabelle wie den Katechismus und beten jeden Blödsinn über kalorienarme Butter, vitalisierte Rohkost und die mehrfach ungesättigten Spekulationen der Experten für gesunde Ernährung nach.

Wären die Menschen aufgrund all der Ratschläge tatsächlich gesünder geworden, niemand würde etwas sagen. Aber nach 40 Jahren unermüdlicher Gehirnwäsche im Namen der Gesundheit lassen die Beweise für den Nutzen der Entsagung noch immer auf sich warten. Statt dessen wächst die Zahl der diätgeschädigten Dicken und der Eßgestörten. Bittere Ironie: Die einzigen, die es geschafft haben, sich mit dem Verstand gegen den Körper durchzusetzen, sind die Magersüchtigen. Sie kontrollieren jeden Happen und achten ständig aufs Gewicht. Sie kennen die Kalorientabellen auswendig, kauen jeden Bissen zwanzigmal und essen nicht mehr, als sie sich erlauben, egal, ob's Pommes mit Mayo oder Mousse au chocolat gibt. Ihr Wille hat gesiegt – aber um welchen Preis.

Die Umerziehungsversuche auf dem Gebiet der Ernährung müssen scheitern. Zum einen ist der Appetit mit dem Verstand kaum steuerbar – auch wenn wir als wohlerzogene Deutsche lieber an mangelnde Selbstbeherrschung glauben als an einen Mangel an Genußfähigkeit. Essen ist ein Trieb. Die Nahrungsaufnahme, die Auswahl der Speisen, der Appetit sind entwicklungsgeschichtlich älter als die Sexualität. Sie sind im Instinkt verankert und dem Verstand, der Ratio, auf Dauer nicht zugänglich und von ihm langfristig auch nicht steuerbar. Das Sexualverhalten des Menschen erscheint dagegen noch vergleichsweise rational und beeinflußbar. Essen und Trinken sind überlebenswichtige Grundbedürfnisse. Dies hat die Biologie so festgelegt – ob es uns paßt oder nicht. Allein der Tatbestand, daß seit Jahrzehnten Ratschläge auf Ratschläge folgen, Theorien auf Theorien, Diäten auf Diäten, zeigt dem unbefangenen Beobachter, daß hier ein grundsätzlicher Denkfehler vorliegen muß.

Doch das Scheitern hat noch weitere Gründe. Am augenfälligsten ist der Versuch, die ganze Menschheit über einen Kamm zu scheren. Weshalb sollen wir eigentlich alle dasselbe essen – obwohl wir uns nicht nur in Schuhgröße und Kragenweite unterscheiden, sondern ganz genauso in der Arbeitsweise unseres Darms und der Enzymausstattung der Leber? Die eine »gesunde Ernährung« für alle ist eine Illusion. Schließlich würde auch niemand auf die glorreiche Idee verfallen, allen Menschen das Einkürzen der Füße auf Schuhgröße 25 zu empfehlen, nur weil Füße dieser Größe im statistischen Mittel gesünder sind …

Statistische Korrelationen haben etwas Verführerisches. Sie erzeugen die Vorstellung eines ursächlichen Zusammenhangs, obwohl sie eigentlich nur ein gleichzeitiges Auftreten dokumentieren. In der Ernährungswissenschaft wurde und wird gerne mit Korrelationen gearbeitet und argumentiert. Nun steht die Ernährung stets in enger Beziehung mit dem Wohlstand. Dieser wirkt sich jedoch außerdem noch auf viele, viele andere Faktoren und Merkmale einer Gesellschaft aus, etwa den Umfang des Steuerrechts, die Anzahl der Verkehrsschilder, den Prozentsatz der Scheidungen oder die Ausgaben für den Psychotherapeuten – und die Krankheiten. Deshalb gibt es kaum ein Ernährungsmuster, das sich nicht mit irgendwelchen Krankheiten korrelieren ließe. Dasselbe wäre vermutlich auch mit Automarken, Überstunden oder Fitneßstudios möglich – nur sucht niemand nach diesen Zusammenhängen.

Heißt das etwa, daß alle wissenschaftlichen Daten unglaubwürdig sind? Trotz des alten Insiderwitzes »Traue keiner Statistik, die du nicht selber gefälscht hast« – ganz so düster ist das Bild nicht. Denn auch bei den Studien, mit denen Korrelationen ermittelt werden, gibt es gewaltige Unterschiede in der Aussagekraft – je nach Methode. Für dieses Buch hielten sich die Autoren an den »Goldstandard«, an Interventions- und prospektive Studien. Sie sind nicht nur beweiskräftiger, sondern noch dazu schwerer manipulierbar. Bei rückblickenden (retrospektiven) Untersuchungen trüben nicht nur Erinnerungslücken der Befragten das Bild, auch lassen sich Datensätze austauschen und durch das Ausprobieren möglichst vieler Korrelationen stets ein paar signifikante Ergebnisse errechnen, die sich dann für neue Theorien eignen. Getreu dem Prinzip: Je öfter man würfelt, desto größer die Chance auf einen Sechser.

Für eine prospektive Studie müssen sich die Forscher zunächst auf eine Hypothese festlegen. Dann verfolgen sie das Verhalten der Teilnehmer über viele Jahre oder gar Jahrzehnte. Die Ergebnisse solcher Studien haben in den letzten Jahren für einige Aufregung unter den Experten gesorgt. Denn meistens erwiesen sich die gängigen Empfehlungen als völlig nutzlos. Ähnliches gilt für Interventionsstudien, bei denen der Erfolg einer Maßnahme gegen ein Scheinmedikament (Placebo) oder eine unbehandelte Kontrollgruppe getestet wird.

Vielleicht sind aber nicht nur die Aussagen der Ernährungsberatung fragwürdig, sondern das ganze Konzept? Ein Mensch, der jeden Bissen unter den Aspekten vermeintlich »gesunder Ernährung« zerkaut, befindet sich in der gleichen Situation wie einer, der Sexualität in erster Linie unter orthopädischen Gesichtspunkten sieht und vorsorglich seine Wirbelsäule entlasten möchte. Die ernährungsbewußte Küche aus den Elfenbeintürmen der Wissenschaft ist, um den australischen Psychophysiker Robert McBride zu zitieren, wie Sex ohne Orgasmus.

Aber woran kann man sich noch orientieren? werden Sie jetzt mit Recht fragen. Unsere Empfehlung: Achten Sie doch mal wieder auf die freundlichen Hinweise Ihres Appetits und benutzen Sie den gesunden Menschenverstand als Korrektiv bei allen Verlockungen und Verboten gleich welcher Art. Den Autoren läge nichts ferner, als den Inhalt Ihres Kühlschranks zu kritisieren, und wir werden uns hüten, Ihnen etwas zu vermiesen, das Sie bisher mit Appetit genossen haben. Im Gegenteil. Lassen Sie sich vom »Lexikon der populären Ernährungsirrtümer« ruhig lange versagte Genüsse wieder schmackhaft machen: Es ist als reichhaltiges Büffet komponiert. Neben sättigenden Hauptgerichten, wie den Irrtümern rund ums Cholesterin, ums Salz oder den Vitaminbedarf, gibt's allerlei leichte Speisen. Und natürlich dürfen die delikaten Appetithäppchen nicht fehlen: Fördern Trüffel die Potenz? Ist gegen den Kater wirklich kein Kraut gewachsen? Und frißt der Teufel die Fliegen nur in der Not? Nehmen Sie sich ein paar Schmankerln auf den Teller – und naschen Sie. Sie wissen ja: Der Appetit kommt spätestens beim Lesen.

Gemmingen/Darmstadt

Udo Pollmer
Susanne Warmuth

»Es kann als gesichert angesehen werden, und dazu bedarf es keiner Aufklärung: Ernährung ist tödlich! Denn jeder, der sich lange genug ernährt hat, ist bislang gestorben. Wer hingegen aufhört sich zu ernähren, kann zumindest nicht an den Folgen der Ernährung sterben.«

Professor Harald Förster, Universität Frankfurt

A

Abnehmen

Wer abnimmt, tut seiner Gesundheit etwas Gutes

Gebetsmühlenhaft ermuntern, drängen, beschwören Ärzte und Ernährungsexperten mehr oder weniger dicke Zeitgenossen, ihrer Gesundheit zuliebe abzuspecken. Schließlich gilt Übergewicht als klassischer Risikofaktor für eine ganze Reihe gefürchteter Zivilisationsleiden. Das »Deutsche Ärzteblatt« offeriert eine lange Liste von Krankheiten, die mit Übergewicht korrelieren können: »Übergewicht und Adipositas [Fettsucht] begünstigen die Entstehung kardiovaskulärer [Herz-Kreislauf-] Risikofaktoren ... Das gehäufte Auftreten kardiovaskulärer Risikofaktoren wie Hypertonie [Bluthochdruck], Hyperlipidämie [hohe Blutfettwerte] und Diabetes mellitus [Zuckerkrankheit] erklärt die erhöhte Inzidenz [das vermehrte Auftreten] arteriosklerotischer [auf Gefäßverengungen zurückzuführende] Komplikationen wie Herzinfarkt und Schlaganfall. Außerdem ist Übergewicht mit anderen Krankheiten wie Gallensteinerkrankungen, Venenleiden, Herzinsuffizienz [Herzschwäche], degenerativen Gelenkerkrankungen [Abnutzung], Gicht und bestimmten Karzinomen [Krebs] assoziiert. Diese Begleit- und Folgeerkrankungen haben eine Verkürzung der Lebenserwartung in Abhängigkeit von Ausmaß und Dauer zur Folge.«*

Das klingt bedrohlich. Klar doch, daß jeder, der nicht krank werden oder gar sterben will, etwas gegen seinen im übrigen unästhetischen Bauch oder Reithosenspeck unternehmen sollte. Dabei wird eine ganz entscheidende Frage übersehen: Sind abgespeckte Dicke gesünder als dicke Dicke? Ganz abgesehen von

* Die Begriffe in Klammern wurden von den Autoren ergänzt.

den möglichen Nebenwirkungen einer Abmagerungskur. Das Ziel »Schlankheit« scheint so positiv besetzt zu sein, daß kritische Fragen außerhalb unserer Denkgewohnheiten liegen. Deshalb wollen wir sie hier stellen.

Die bekannteste Nebenwirkung des Abspeckens, mit Diäten gleich welcher Art, ist der Jo-Jo-Effekt, der mit schöner Regelmäßigkeit zu einem höheren Endgewicht führt (siehe »Diäten machen schlank«). Immerhin hat sich dieser Effekt in der Gemeinde herumgesprochen. Weit seltener erfahren Diätwillige, welch schwerwiegende gesundheitliche Folgen das Abnehmen für sie haben kann – unabhängig davon, ob sie das mühsam errungene niedrigere Gewicht auf Dauer halten oder nicht: Herzrhythmusstörungen bis hin zum Infarkt, Gallensteinbildung, Osteoporose und Knochenbrüche, erhöhter Harnsäurespiegel, Störungen der Leberfunktion, Störungen im Wasser- und Elektrolythaushalt, Verlust von Muskelmasse am ganzen Körper und auch am Herzen, Diabetes, Freßattacken und Eßstörungen.

Stellvertretend für viele andere wissenschaftliche Untersuchungen sei die amerikanische Iowa Women's Health Study mit 35000 Teilnehmerinnen genannt. Sie belegt, daß sowohl unfreiwilliges Abnehmen (aufgrund von bestehenden Krankheiten) als auch Diäten Neuerkrankungen begünstigen. Menschen, die Diäten absolviert hatten – egal, ob sie ihr niedrigeres Gewicht halten konnten oder nicht –, erkrankten später vermehrt an Diabetes und erlitten häufiger Herzinfarkte oder Schlaganfälle. Auch Oberschenkelhalsbrüche kamen in dieser Gruppe öfter vor. Der Ernährungswissenschaftler Dr. Nicolai Worm urteilt nach einer detaillierten Analyse aller bis 1998 vorliegenden Studien mit insgesamt Hunderttausenden von Teilnehmern, daß »keine einzige davon bisher belegen konnte, daß Abnehmen einheitlich mit einem klinisch relevanten gesundheitlichen Vorteil, das heißt verminderter Sterblichkeit, verbunden ist«.

Bis heute gibt es nicht einmal einen Beweis dafür, daß Übergewichtige durch Abnehmen wenigstens ihr Herz-Kreislauf-Risiko vermindern – weswegen man ihnen meistens zum Abspecken geraten hatte. Im Gegenteil: Häufig nimmt gerade die Sterblichkeit durch Herzinfarkt nach dem Gewichtsverlust zu. In manchen Studien sogar um 50 Prozent und mehr. Es ist dabei egal, ob das Abnehmen durch Crash-Diäten oder angebliche »Soft«- oder »Psycho«-Diäten erfolgte, ob die wohlfeilen Ratschläge von Frauenzeitschriften oder Ortskrankenkassen, von Psychologieprofessoren oder Schauspielern erteilt werden. Der Körper reagiert auf Nahrungsverknappung immer in der gleichen Weise – egal, welche Theorie dahintersteht.

Der entscheidende Irrtum, um den es hier geht, ist die Verwechslung von Korrelation mit Ursache (siehe »Wer seine Risikofaktoren senkt, beugt Krankheiten vor«). Es mag sein, daß Übergewicht einen Risikoindikator für bestimmte gesundheitliche Probleme darstellt – damit ist es aber noch lange nicht die Ursache, die es zu bekämpfen gilt. Wenn beispielsweise körperliche Trägheit eine Ursache für den Infarkt ist (ein sogar recht wahrscheinlicher Zusammenhang), dann findet sich natürlich auch eine Korrelation mit Übergewicht. Einfach deshalb, weil sich Dicke nicht so gerne bewegen. Die Konsequenzen, die sich aus den unterschiedlichen Annahmen ergeben, sind gravierend. Im einen Fall wäre eine Gewichtsreduktion – egal wie – das Ziel aller Interventionen. Im anderen Falle würde sportliche Betätigung oder körperliche Arbeit den Gesundheitszustand verbessern – gleichgültig, ob der Mensch dabei abnimmt oder durch mehr Appetit noch zulegt.

Angesichts der nicht ungefährlichen und nicht selten lebensbedrohlichen Begleiterscheinungen von Diäten muß die Frage erlaubt sein, ob sich der entsagungsvolle Kampf um die Pfunde aus medizinischer Sicht überhaupt lohnt. Vergleicht man die Gefahren von Diäten mit anderen risikoreichen Verhaltensweisen, so lassen sie sich durchaus mit den Gefahren des Rauchens vergleichen. Deshalb fordern böse Zungen bereits, daß Frauenzeitschriften im Frühjahr stets mit dem Hinweis versehen werden sollten: »Abnehmen gefährdet Ihre Gesundheit!«

→ **Diäten** machen schlank
→ Das **Idealgewicht** ist ideal
→ **Übergewicht** verkürzt das Leben

Quellen: L. Lissner, K.D. Brownell: Weight cycling, mortality, and cardiovascular disease: a review of epidemiologic findings. In: P. Björntorp, B.N. Brodoff (Eds): Obesity. New

York 1992, S.653; J.G. Wechsler et al.: Therapie der Adipositas. Deutsches Ärzteblatt 1996/93/S.B1751; S.A. French et al.: Relation of weight variability and intentionality of weight loss to disease history and health-related variables in a population-based sample of women aged 55–69 years. American Journal of Epidemiology 1995/142/S.1306; M.W. Schwartz, J.D. Brunzell: Regulation of body adiposity and the problem of obesity. Arteriosclerosis, Thrombosis, and Vascular Biology 1997/17/S.233

Wer abnimmt, lebt länger

Ob sich durch Abspecken der aktuelle Gesundheitszustand verbessert, ist eine Sache (siehe oben), ob man deswegen auch tatsächlich länger lebt, eine andere. Doch jahrzehntelang hielt man es offenbar für überflüssig, dieser Fragestellung nachzugehen. Anfang der neunziger Jahre nahmen sich Wissenschaftler der amerikanischen Gesundheitsbehörde endlich dieser entscheidenden Frage an. Sie überprüften, ob Übergewichtige für das Abnehmen mit mehr Lebensjahren belohnt werden. Dafür analysierten sie sechs Studien, die zwischen 1950 und 1990 zu diesem Thema durchgeführt worden waren. In der abschließenden Bewertung heißt es lapidar: »Zusammenfassend ergeben sich aus den sechs Studien keine Belege, daß sich durch Gewichtsreduktion die Lebenserwartung von Übergewichtigen verlängert.«

Bei der gleichen Gelegenheit untersuchten die Forscher auch, wie sich Gewichtszunahmen oder Gewichtsschwankungen, die auf den Jo-Jo-Effekt von Diäten zurückzuführen sind, auf die Lebenserwartung auswirken. Dafür wurden 13 Langzeitstudien ausgewertet. Das Ergebnis war überraschend und schockierend zugleich: »Für das Abnehmen, auch wenn es nur mäßig oder wenig ausgeprägt ist, findet man eine erhöhte Sterblichkeit.« Am längsten leben erstaunlicherweise die, die im Laufe ihres Erwachsenenlebens langsam, aber stetig immer ein bißchen zunehmen.

Der Vorstellung, daß Abnehmen die Lebenserwartung erhöht, liegt ein Trugschluß zugrunde. Es mag sein, daß »Normalgewichtige« etwas länger leben als »Fettwänste«. Aber bedeutet das schon, daß Dicke nach dem Abnehmen die gleiche Lebenserwartung haben wie von Natur aus Schlanke? Ein Windhund wird beim Wettrennen einen Mops überholen, aber hat ein abgemagerter Mops bessere Chancen, den Windhund abzuhängen? Ein »dürrer Dicker« ist nun mal etwas anderes als ein schlanker Mensch.

Das bestätigt eine aktuelle Studie aus Israel. Dort verfolgten die Ärzte fünf Jahre lang das Gewicht von über 9000 Männern im Alter zwischen 40 und 65 Jahren. Mehr als ein Viertel der Testpersonen hielt in dieser Zeit Diät, teils aus gesundheitlichen Gründen, teils einfach nur, um abzunehmen. In den folgenden 18 Jahren starb ein Drittel der Studienteilnehmer. Die statistische Auswertung der Todesfälle brachte ein erschreckendes Ergebnis zutage: Männer, die im Untersuchungszeitraum mehr als fünf Kilogramm abgenommen hatten, hatten ein 30 Prozent höheres Risiko zu sterben als Männer, deren Körpergewicht stabil geblieben war. Um auszuschließen, daß diese starken Gewichtsverluste durch eine Krankheit bedingt waren, rechneten die Autoren noch einmal, ließen aber dieses Mal die Todesfälle der ersten Untersuchungsjahre unberücksichtigt. Das Ergebnis blieb: Gewichtsabnahme – egal, aus welchen Gründen – erhöht die Sterblichkeit.

Das Überraschende: Egal, ob die Versuchsteilnehmer zu Beginn der Studie unter-, normal- oder übergewichtig waren, die

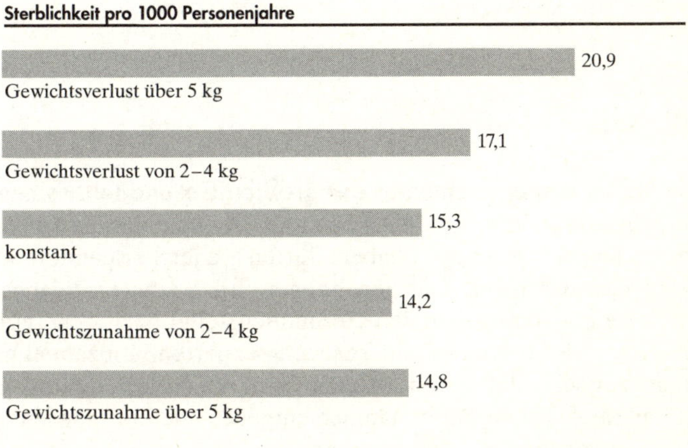

Gewichtsverluste erhöhen die Sterblichkeit. Geringfügige Gewichtszunahmen senken sie. Die Zahlen am Ende der Säule geben an, wie viele Personen aus einer Gruppe von 1000 (rein rechnerisch) pro Jahr sterben.

niedrigste Sterblichkeit fanden die Forscher immer bei denjenigen, die im Laufe ihres Lebens ein wenig zugenommen hatten. Das galt auch für fette Menschen! Eine schnelle oder massive Gewichtszunahme war der Gesundheit jedoch genauso abträglich wie eine Gewichtsabnahme. Aber selbst wer sein Gewicht plus/minus ein Kilo hielt, war – im statistischen Mittel – etwas schlechter dran als diejenigen, die leicht zunahmen.

Um es noch einmal deutlich zu sagen: Diese Befunde beziehen sich nicht nur auf Übergewichtige, sondern auch auf Normalgewichtige! Sie brauchen sich also keine Sorgen zu machen, wenn Sie – ganz biologisch – im Laufe Ihres Lebens ein wenig zunehmen.

A

→ **Übergewicht** verkürzt das Leben
→ Das **Idealgewicht** ist ideal

Quellen: D. F. Williamson, E. R. Pamuk: The association between weight loss and increased longevity: a review of the evidence. Annals of Internal Medicine 1993/119/S. 731; N. Worm: Diätlos glücklich – Abnehmen macht dick und krank. Bern 1998; EU.L.E.nspiegel – Wissenschaftlicher Informationsdienst des Europäischen Institutes für Lebensmittel- und Ernährungswissenschaften (EU.L.E.) 1999, Heft 1; S. Yaari, U. Goldbourt: Voluntary and involuntary weight loss: associations with long term mortality in 9228 middle-aged and elderly men. American Journal of Epidemiology 1998/148/S. 546

Alkohol

Alkohol ist immer noch eines der größten Gesundheitsrisiken

Wenn Sie schon immer gern ein Schöppchen Wein getrunken oder mal ein lecker Pils gezischt haben, dürfen Sie jetzt erleichtert aufatmen und sich gleich eins genehmigen. Nach jahrzehntelangem erbittertem Kampf gegen den Gesundheitsfeind Nr. 1, den Teufel Alkohol, müssen Ärzte und Ernährungsexperten nun zähneknirschend zugeben, daß sie sich in einem ganz wesentlichen Punkt geirrt haben: Alkohol erhöht nämlich entgegen allen Prognosen die Lebenserwartung.

Kaum ein vermutetes Gesundheitsrisiko wurde so intensiv untersucht wie der Alkohol. An die 100 wissenschaftliche Studien aus den vergangenen 30 Jahren belegen, daß Menschen, die regelmäßig in Maßen Alkohol trinken, durchschnittlich gesünder sind oder länger leben als diejenigen, die auf Alkohol verzichten. Berühmtestes Beispiel ist die Augsburger MONICA-Studie der Weltgesundheitsorganisation WHO. Bei den männlichen Teilnehmern fanden die Forscher die höchste Lebenserwartung, wenn diese täglich 20–40 Gramm Alkohol zu sich nahmen; damit lägen eine halbe Flasche Wein am Tag oder eine Maß Bier wieder im Rahmen des Vertretbaren. Bei Frauen waren die förderlichen Mengen um die Hälfte niedriger.

Erst bei über 80 Gramm pro Tag war die Sterblichkeit der Abstinenzler erreicht – das entspricht immerhin einer Flasche Wein. Verständlich, daß die Experten bei solchen Ergebnissen erschüttert waren und (ausnahmsweise) an sich selbst zweifelten. Natürlich wollte sich niemand vorwerfen lassen, dem Alkoholismus Vorschub zu leisten. Zumal die Menge an Alkohol, die sich in den Studien als die gesundheitsförderndste herauskristallisiert hatte, bei vielen Fachleuten für Suchterkrankungen schon als sicheres Zeichen einer Abhängigkeit gewertet wird.

Aber die Erkenntnisse zur positiven Wirkung des Alkohols dürfen als gesichert angesehen werden. Viele der durchgeführten Studien waren prospektiv angelegt, das heißt, die Teilnehmer wurden über Jahre hinweg wissenschaftlich begleitet und nicht etwa einmal rückblickend (retrospektiv) zum Konsumverhalten vergangener Jahre befragt, was eine erhebliche Unsicherheitsquelle darstellt. Auch die Zunahme von Lebererkrankungen bei steigender Alkoholzufuhr ändert nichts am Trend. Denn gleichzeitig nehmen andere, häufige Krankheiten – vor allem Herzinfarkt und Schlaganfall – ab, und das in viel größerem Ausmaß. Die positiven Wirkungen des regelmäßigen Alkoholkonsums überwiegen in aller Regel seine negativen Begleiterscheinungen.

Daß diese Ergebnisse auf Unverständnis stoßen, hängt wohl auch damit zusammen, daß sich viele Experten einfach nicht vorstellen können, auf welchem biochemischen Weg der Alkohol seine nützlichen Effekte ausübt. Schließlich hat sich die Forschung der letzten Jahrzehnte weitgehend darauf beschränkt, mögliche Schadwirkungen zu verfolgen. Doch paradoxerweise ist die Naturheilmedizin ohne Alkohol fast undenkbar. Ohne ihn gäbe es keine Phytotherapie, erst durch ihn stehen die Wirkstoffe aus Heilpflanzen dem Organismus zur Verfügung. Vielleicht erklärt der Tatbestand, daß Alkohol die schwer resorbierbaren sekundären Pflanzenstoffe bioverfügbar macht, seine protektive Wirkung. Für diese Hypothese spricht, daß die Vorteile des Alkohols nur bei regelmäßigem Konsum nachweisbar sind – das berühmte Glas Wein oder Bier zum Essen oder danach –, sie fehlen aber bei Aufnahme des Quantums durch Trinkgelage.

Eine andere Spur verfolgen Forscher der Universität Ulm. Nachdem sich die Hinweise mehren, daß der Arterienverkalkung entzündliche Prozesse zugrunde liegen, versuchten sie herauszufinden, ob es zwischen Alkoholkonsum und Entzündungsfaktoren im Blut einen Zusammenhang gibt. Im Rahmen der Verbundstudie Ernährungserhebung und Risikofaktoren Analytik, kurz VERA, nahmen sie die Blutproben von 2000 Personen. Tatsächlich fanden die Wissenschaftler Hinweise für einen Zusammenhang: Bei den Versuchsteilnehmern, die regelmäßig Alkohol genossen, waren die Spiegel der Entzündungsanzeiger im Blut durchweg am niedrigsten. Dagegen schnitten – wie immer – Abstinenzler und Personen, die ziemlich viel Alkohol tranken, deutlich schlechter ab. Solange man aber nicht weiß, wie Alkohol die Entzündung biochemisch beeinflußt, ist das Ergebnis allerdings nur eine statistische Korrelation und noch kein Beweis.

Unbestritten ist, daß die Schäden, die durch Alkoholabhängigkeit und -mißbrauch entstehen, nicht verschwiegen oder bagatellisiert werden dürfen. Was jedoch in der öffentlichen Diskussion fehlt, ist eine vorurteilsfreie Darstellung der Datenlage. Der Alkohol ist zweifellos janusköpfig – auf der einen Seite steht die Sucht und auf der anderen die Lebensverlängerung. An ihm wird deutlich, was auch für viele andere Lebensmittel und ihre Inhaltsstoffe gilt: Was dem einen nützt, kann dem nächsten bereits schaden – und umgekehrt. Trotz der unbestreitbaren Vorteile sollte man also niemanden zum Trinken von Alkohol nötigen, der ihn nicht mag, denn bislang ist nicht bewiesen, daß auch Abstinenzler vom Alkohol profitieren würden.

→ Nur **Wein** ist gut fürs Herz
→ Die mediterrane Küche war das Vorbild für die **Mittelmeerdiät**

Quellen: J. Kauhanen et al.: Beer binging and mortality: results from Kuopio ischaemic heart disease risk factor study, a prospective population based study. British Medical Journal 1997/315/S.846; E.B. Rimm et al.: Moderate alcohol intake and lower risk of coronary heart disease: meta-analysis of effects on lipids and haemostatic factors. British Medical Journal 1999/319/S.1523; K. Nanchahal et al.: Alcohol consumption, metabolic cardiovascular risk factors and hypertension in women. International Journal of Epidemiology 2000/29/S.57; R.L. Sacco et al.: The protective effect of moderate alcohol consumption on ischemic stroke. Journal of the American Medical Association 1999/281/S.53; N. Worm: Täglich Wein. Bern 1997; EU.L.E.nspiegel – Wissenschaftlicher Informationsdienst des Europäischen Institutes für Lebensmittel- und Ernährungswissenschaften (EU.L.E.) 1997, Heft 3; H. Brenner et al.: The association between alcohol consumption and all-cause mortality in a cohort of male employees in the German construction industry. International Journal of Epidemiology 1997/26/S.85; J.-M. Yuan et al.: Follow-up study of moderate alcohol intake and mortality among middle aged men in Shanghai, China. British Medical Journal 1997/314/S.18; C. Power et al.: U-shaped relation for alcohol consumption and health in early adulthood and implications for mortality. Lancet 1988/352/S.877; M. Bobak et al.: Effect of beer drinking on risk of myocardial infarction: population based case-control study. British Medical Journal 2000/320/S.1378; K. Nanchahal et al.: Alcohol consumption, metabolic cardiovascular risk factors and hypertension in women. International Journal of Epidemiology 2000/29/S.57; A. Imhof et al.: Effect of alcohol consumption on systemic markers of inflammation. Lancet 2001/357/S.763

Antioxidanzien

Antioxidanzien fangen Radikale

Im Prinzip stimmt die Aussage, denn die Lebensmittelindustrie macht es seit Jahrzehnten vor. Antioxidanzien sind dort bewährte Zusatzstoffe, die die Haltbarkeit von Lebensmitteln verlängern, sie schützen vor dem Ranzigwerden, vor Farbverlusten oder Geschmacksveränderungen. Allerdings bedarf es dazu besonderer Vorkehrungen. Die wichtigste ist, daß Antioxidanzien nur in geringer Dosis »Radikale fangen«. Sie reagieren schneller mit den Radikalen als die gefährdeten Lebensmittelinhaltsstoffe. Dabei werden sie selbst zum Radikal. Deshalb wirken Antioxidanzien nur in einem engen und niedrigen Konzentrationsbereich. In höherer Dosis schlägt ihre Wirkung ins Gegenteil um: Sie werden zu Prooxidanzien und beschleunigen den Verderb.

Um die Gefahr der Prooxidation einzudämmen, werden zusätzlich sogenannte Synergisten zugesetzt. Synergisten wie Zitronensäure binden kleinste Spuren von Eisen und Kupfer, die die Wirksamkeit von Antioxidanzien aufheben und diese sogar in Prooxidanzien verwandeln können. Zugleich muß der Säuregrad (pH-Wert) stimmen und das Antioxidans gleichmäßig im Lebensmittel verteilt sein. Und natürlich muß man wissen, welche Radikale man »fangen« will, um das passende Antioxidans nehmen zu können. Nur unter diesen Bedingungen gelingt es, radikalische Reaktionen zu verzögern.

Kein Lebensmittelhersteller wird auf die Idee verfallen, zur Verhinderung der Oxidation Megadosen beliebiger Antioxidanzien zuzusetzen. Ein Vorgehen nach dem Motto »viel hilft viel« würde seinen Produkten nur Schaden zufügen. Deshalb sind die Gehalte an Antioxidanzien in Fertigprodukten fast immer optimal. Wer Vitaminpillen schluckt, hat jedoch keine Möglichkeit, zu kontrollieren, was in seinem Körper tatsächlich passiert. Bereits das im Blut enthaltene Eisen vereitelt die erhoffte antioxidative Wirkung.

Quellen: E. Lück, P. Kuhnert: Lexikon Lebensmittelzusatzstoffe. Hamburg 1998; H.G. Classen et al.: Toxikologisch-hygienische Beurteilung von Lebensmittelinhalts- und -zusatzstoffen sowie bedenklicher Verunreinigungen. Berlin 1987

Wir sollten uns immer reichlich mit Antioxidanzien versorgen

Wenn »Radikalfänger« so wichtig sind, wie die Werbung suggeriert, warum empfiehlt sie dann nicht wirksamere Antioxidanzien als Vitamin C oder E? Viel potenter sind beispielsweise die Zusatzstoffe E 320 (Butylhydroxyanisol) und E 231 (Butylhydroxytoluol). Davon profitieren alle Genießer von Kaugummis, Pommes und Pralinen. Sicher, die E-Nummer nährt den Verdacht, daß es sich um künstliche Antioxidanzien handelt. Richtig. Wenn überhaupt, dann wollen Sie lieber natürliche Stoffe für ihre Gesundheit? Kein Problem!

Da gäbe es zum Beispiel die zahlreichen phenolischen Verbindungen in Obst, Gemüse und Rotwein, die angeblich das Herz vor Infarkt und den Rest des Körpers vor Krebs schützen. Wenn diese Verbindungen so vorteilhaft sind, dann müßten die Ernährungsexperten zum Konsum jenes Lebensmittels raten, das nach bisheriger Kenntnis am reichhaltigsten damit gesegnet ist: Kakao. Täglich einen Pausenriegel statt einer großen Schüssel Kopfsalat. Die Natur hat aber noch Wirksameres zu bieten: Der stärkste bekannte natürliche »Radikalfänger« ist das krebserregende Kondensat der Zigarette. Es verhindert wie kein anderer Naturstoff die Oxidation des Cholesterins – sogar in Gegenwart so gefährlicher Prooxidanzien wie Kupfer. Mit der gleichen biochemischen Logik, mit der Vitamine verkauft werden, ließen sich auch besonders teerhaltige Zigaretten vermarkten.

Daß ein Stoff antioxidativ wirkt, will also nicht viel heißen. Die chemische Industrie verfügt über eine breite Palette an Antioxidanzien, um damit Autobenzin und Düsentreibstoffe vor Verharzung zu schützen, Trafoöle vor der Schlammbildung oder Plastik vor der Alterung. Allein für Lebensmittel werden über 30 antioxidative Zusatzstoffe verwendet. Die Idee, daß eine antioxidative Wirkung für den Körper stets von Vorteil ist, wird spätestens dann eine riskante Farce, wenn man bedenkt, daß manche Antioxidanzien sogar als Pestizide (zum Beispiel Dithiocarbamate) eingesetzt werden. Andere sind bewährte Arzneimittel, unter anderem Antibiotika (Tetracycline, Penicillin G, Rifampicin und Streptomycin) oder Medikamente gegen die Parkinson-Krankheit (Selegeline) und Epilepsie (Barbiturate). Selbst manche giftigen Naturstoffe besitzen antioxidative Eigenschaften, etwa das Mykotoxin Citrinin, ein starkes Nierengift. Es ist als Antioxidans genauso wirksam wie Vitamin E.

Die Frage, ob eine Substanz ein Antioxidans ist, mag aus technischer Sicht wichtig sein, aus biologischer Sicht erlaubt sie keine Vorhersage der Wirkung im Organismus. Dabei spielt auch keine Rolle, ob ein Stoff natürlichen Ursprungs ist wie Citrinin, naturidentisch wie Vitamin-C-Präparate oder künstlich wie viele Pflanzenschutzmittel.

→ **Radikale** haben im Körper nichts verloren

Quellen: E.F. Elstner: Der Sauerstoff. Biochemie, Biologie, Medizin. Mannheim 1990; F. Shahidi, M. Naczk: Food phenolics: sources, chemistry, effects, applications. Lancaster 1995; S.L. Wilkinson: Take two cups of coffee and call me tomorrow. Chemical Engineering News 12.4.1999/S.47; J. A. Vinson et al.: Phenol antioxidant quantity and quality in foods: cocoa, dark chocolate, and milk chocolate. Journal of Agricultural and Food Chemistry 1999/47/S.4821; C. Chen, G. Loo: Cigarette smoke extract inhibits oxidative modification of low density lipoprotein. Atherosclerosis 1995/112/S.177

Die Welt der Radikale, Pro- und Antioxidanzien

Nach einer der vielen Hypothesen zur Krebsentstehung soll »oxidativer Streß« daran schuld sein, daß die Zellen zu wuchern beginnen. Den Streß »machen« sogenannte freie Radikale, die unter anderem die Zellmembranen und die Erbsubstanz schädigen. Ja, in unserem Körper tobt ein ständiger Kampf: die Guten gegen die Bösen, wie im Kino. Die Schurken sind in diesem Fall die Radikale. Sie sind überall und außerdem an allem schuld – am Altern, an der Arterienverkalkung und natürlich am Krebs. Auf der anderen Seite stehen die Antioxidanzien – dazu zählen vor allem die Vitamine C und E sowie das Beta-Carotin – als brave Körperpolizei, die sich nach Kräften bemüht, die aggressiven Radikale unschädlich zu machen.

Im Film käme jetzt eine Rückblende: Wer sind diese Radikale überhaupt, und weshalb sind sie so aggressiv? Sie kennen die Streifen, in denen jemand der Mafia einen Koffer mit Geld entwendet oder per Zufall in den zweifelhaften Genuß der Millionen kommt? Auf einmal sind alle hinter dem Geldkoffer her, und einer entreißt ihn dem anderen. Dabei nehmen nicht selten ein paar Mitspieler, Autos und Einrichtungsgegenstände Schaden. So ähnlich ist es mit Molekülen und ihren Elektronen. Radikale sind gewöhnliche Moleküle, häufig Sauerstoffverbindungen, denen ein Elektron »geklaut« wurde. Dieses Elektron wollen sie nun partout wiederhaben. (Anders als bei der Geschichte mit dem Geldkoffer muß es aber nicht dasselbe Elektron sein.) Und wie die Gangster entfalten sie beachtliche Energie, um dieses Ziel zu erreichen.

Für den Körper sind Radikale nicht grundsätzlich von Schaden. Im Gegenteil, sie sind für ihn sogar so wichtig wie für uns das Geld. Es sollte nur nicht in falsche Hände geraten, sondern vernünftig eingesetzt werden. Radikale sind in so lebenswichtige Prozesse wie die Energiegewinnung und die Abwehr von eingedrungenen Krankheitserregern eingebunden. Dort wird ihr »energisches Temperament« allerdings in Bahnen gelenkt. Die Weitergabe der Elektronen erfolgt »unter Aufsicht« und wie beim Staffellauf von einer Station an die nächste. Sobald ein Radikal entsteht, gibt ein »Hilfsmolekül« ein Elektron ab und befriedet den Wüterich damit. Diese chemische Reaktion heißt Oxidation, und weil das »Hilfsmolekül« durch sein Eingreifen verhindert, daß andere Moleküle oxidiert werden, nennt man diese Art von Hilfspolizisten »Antioxidanzien« oder »Radikalfänger«.

So wie im richtigen Leben immer wieder mal Geld abhanden kommt, entwischen dem Körper gelegentlich ein paar Gesuchte. Diese »freien« Radikale können dann für Zellmembranen, Proteine oder die Erbsubstanz DNA zur Gefahr werden, wenn sie dort auf »Elektronenklau« gehen. Sie können aus den unterschiedlichsten Quellen stammen. Radikale entstehen bei Verbrennungen (Tabakrauch), durch das Einatmen des Luftsauerstoffs oder durch die Sonnenstrahlen, die unsere Haut erreichen. Deshalb gehören für unseren Körper freie Radikale zum Alltag. Und aus eben diesem Grund verfügt der Körper über zahlreiche Werkstätten, deren Aufgabe darin besteht, alle Zellen und Zellbestandteile zu inspizieren und sie bei Bedarf zu reparieren.

Zurück zur Haupthandlung. Viele Beobachter glaubten, daß der Körper überfordert sein könnte und deshalb Hilfe von außen bräuchte. Deshalb empfahlen sie die Zufuhr antioxidativer Substanzen, wie zum Beispiel von Vitaminen, zur Verstärkung der Körperpolizei und um die Werkstätten zu entlasten. Hätten sie mit ihrer Annahme recht, sollte die Einnahme von Antioxidanzien die Krebsentstehung zumindest verringern. Doch diese Versuche gingen bisher gründlich schief. In manchen Studien starben nicht weniger, sondern mehr Raucher an Lungenkrebs, wenn sie das Antioxidans Beta-Carotin einnahmen (siehe »Beta-Carotin schützt Raucher vor Lungenkrebs«). Auch die anderen antioxidativ wirkenden Vitamine hatten keinerlei Nutzen (siehe »Antioxidative Vitamine schützen vor Krebs«).

A

Fiasko auf der ganzen Linie. Wie kann das sein? Wo liegt der Denkfehler? In unserem Körper herrscht ein sehr empfindliches Gleichgewicht zwischen oxidierenden und oxidierten Substanzen, und viele können von der einen Form in die andere wechseln und wieder zurück. Wie sie sich im Einzelfall verhalten, hängt von den Reaktionspartnern, vom Milieu (ja, das gibt's in der Chemie auch), vom Sauerstoffgehalt und nicht zuletzt von ihrer Konzentration ab. Gibt man einen Reaktionspartner, zum Beispiel ein antioxidativ wirkendes Vitamin, im Übermaß zu, kann das Gleichgewicht aus den Fugen geraten. Der Stoff, der eigentlich den oxidativen Streß verhindern sollte, wird dann selbst zum Streßfaktor: weil sich Radikalfänger beim Fangen von Radikalen selbst in »freie Radikale« verwandeln und dann zu all den Schandtaten in der Lage sind, die vorher dem »oxidativen Streß« angelastet wurden.

Es ist wie im wirklichen Leben: Die Bösen sind nicht ganz und gar schlecht, und selbst die Helden haben ein paar Flecken auf der weißen Weste. Auf die Umstände kommt es an. Alles andere ist Kino.

Quellen: E.F. Elstner: Sauerstoffabhängige Erkrankungen und Therapien. Mannheim 1993; G. Zubay: Biochemistry. New York 1988; P. Sykes: Reaktionsmechanismen der Organischen Chemie. Weinheim 1976; EU.L.E.nspiegel – Wissenschaftlicher Informationsdienst des Europäischen Institutes für Lebensmittel- und Ernährungswissenschaften (EU.L.E.) 1999, Heft 9; V. Herbert: The antioxidant supplement myth. American Journal of Clinical Nutrition 1994/60/ S.157; I.D. Podmore et al.: Vitamin C exhibits pro-oxidant properties. Nature 1998/392/S.559; O.I. Aruoma: Nutrition and health aspects of free radicals and antioxidants. Food and Chemical Toxicology 1994/32/S.671; D. Anderson, B.J. Phillips: Comparative in vitro and in vivo effects of antioxidants. Food and Chemical Toxicology 1999/37/S.1015

Antioxidative Vitamine schützen vor Krebs

Vor Jahrzehnten hielt die klinische Medizin Vitamine für eine Ursache von Krebs, deren Zufuhr bei Krebskranken und Senioren eingeschränkt werden müsse. Grundlage für diese Einschätzung waren Tierversuche, bei denen Vitaminzulagen das Tumorwachstum angeregt hatten. Aus damaliger Sicht ein einleuchtendes Ergebnis: Schließlich sind Vitamine typische Wuchsstoffe. »Die Ergänzungsstoffe haben auch ihre Schattenseiten«, schrieb Hans Guggisberg, seinerzeit Professor in Bern, 1935 in einem einschlägigen Werk: »Sie begünstigen das Wachstum der malignen Tumoren.« Und im Hinblick auf die Strahlentherapie erklärte der Mediziner seinerzeit, daß »vor allem die Zufuhr von Vitaminen eingeschränkt werden muß«.

A

Während die Tierversuche diese Auffassung überwiegend stützten, fielen die diätetischen Maßnahmen beim Menschen weniger überzeugend aus. Lediglich eine Verbesserung des Allgemeinzustands wollte man bei vorher vitaminfrei (!) ernährten Patienten im Verlauf der Monate beobachtet haben. Guggisberg blieb skeptisch und riet von einer Ernährungsprophylaxe ab: Sie würde doch nur die »Krebsangst fördern, ohne etwas Durchgreifendes zu erreichen«. Ein Punkt lag ihm allerdings besonders am Herzen: »Vor der Vitaminüberschwemmung im höheren Alter, die gerade jetzt unter dem Einfluß mißverstandener Ernährungslehren wahre Triumphe feiert, ist dringend zu warnen.« Soweit der Stand des Wissens anno 1935.

Heute wird die gegenteilige These vertreten: Antioxidative Vitamine sollen in Megadosen erfolgreich Alterungsprozesse und die Entstehung von Krebs aufhalten können. In der Tat setzte die Medizin große Hoffnungen in die Vitamine A, C, E und Beta-Carotin. Der Optimismus ist längst verflogen, Ernüchterung macht sich breit. »Es war die größte Enttäuschung meiner Laufbahn«, gestand der Chefmediziner Professor Charles Hennekens von der Harvard University zum Ausgang seiner Physicians Health Study. 22000 Ärzte schluckten unter seiner Aufsicht zwölf Jahre lang entweder Beta-Carotin oder ein Placebo. Es half weder gegen Krebs noch gegen Herzinfarkt, noch gegen irgend etwas anderes. Hennekens: »Es gibt absolut keinen Nutzen.«

Hennekens hatte noch Glück im Unglück. Eine andere Interventionsstudie mit Beta-Carotin mußte sogar wegen der sich abzeichnenden Katastrophe abgebrochen werden! In beiden Fällen hatte die Krebs- und die Herzinfarktrate stetig zugenommen. Die Vorstellung, daß gerade das leicht synthetisierbare Beta-Carotin der Heilsbringer in der Nahrung sein soll, überrascht schon allein deshalb, weil es in unseren Nahrungsmitteln mindestens 300 weitere Carotinoide mit bis heute kaum bekannten Wirkungen gibt. Die meisten von ihnen sind nur mit erhöhtem Aufwand synthetisch herzustellen und werden von der Wissenschaft links liegengelassen. Wozu auch Wirkungen von Stoffen erforschen, die man noch nicht verkaufen kann?

Etwas besser sieht die Lage beim Vitamin C aus. Es fördert Lungenkrebs wenigstens nicht. Ob es allerdings davor schützt, muß bezweifelt werden. Von sechs prospektiven Studien fanden zwar drei ein signifikant vermindertes Risiko – einmal allerdings nur für Nichtraucher und einmal nur für Frauen. Die überwiegende Mehrzahl der Lungenkrebspatienten ist jedoch Raucher und männlich; das heißt, für diese Konstellation war das Ergebnis der sechs Studien fünfmal negativ. Zwei zum Thema Vitamin C und Magenkrebs durchgeführte prospektive Studien konnten ebenfalls keinen Schutzeffekt nachweisen. Wenn man bedenkt, daß die Forscher wohl nichts unversucht ließen, mittels Statistik ihren Daten doch noch etwas Positives abzugewinnen, ein ziemlich enttäuschendes Resultat. Während beim Vitamin C bis heute keine Interventionsstudien veröffentlicht wurden, erlauben die Interventionsstudien bei den Tocopherolen (Vitamin E) ein klares Urteil: Sie schützen im statistischen Mittel ebenfalls nicht vor Krebs.

Ganz so überraschend, wie es auf den ersten Blick scheint, sind die Studienergebnisse aber doch nicht, bedenkt man die altbekannte Tatsache, daß Antioxidanzien unter Umständen prooxidative Wirkungen haben können, also genau das Gegenteil von dem tun, was man von ihnen erwartet (siehe Kasten auf Seite 24ff.). Neuere Studien bestätigen Guggisberg im Grundsatz. Denn manche Krebszellen können Vitamin C selektiv anreichern und – so wird befürchtet – sich damit vor der Chemotherapie schützen. Damit würde der Krebs von den üblichen Supplementen sogar profitieren. Auch beim Vitamin E gibt es Hinweise, daß die Vitamingabe dem Tumor nützt, statt ihm zu schaden: Frauen mit Brustkrebs hatten in ihrem Blut höhere Vitamin-E-Spiegel als gesunde, wobei die Werte um so höher waren, je aggressiver der Tumor war. Man vermutet, daß die Krebszellen offenbar dazu in der Lage sind, das Gleichgewicht zwischen oxidativen und antioxidativen Substanzen zu ihren Gunsten zu verändern.

Professor Victor Herbert, der wesentliche Beiträge zur Erforschung von Vitaminen lieferte, hält in der Fachöffentlichkeit mit Kritik nicht hinterm Berg: »Das Verkaufen von Megadosen antioxidativer Vitamine, um Krebs zu bekämpfen, das Immunsystem zu verbessern und das Altern zu verzögern, verbunden mit der Darstellung, daß den Produkten nachweislich diese Wirkungen zukommen und sie außerdem sicher seien, ist ein weiterer Multi-Milliardenbetrug.« Scharf kritisiert er »die Werbeaussagen von Hoffmann LaRoche, die überall die Seiten der Laien- wie der Fachpresse bedecken«. Ihre Behauptung, die Sicherheit der antioxidativen Vitamine E, C und Beta-Carotin sei gut belegt, ist in seinen Augen »ein Betrug zur Bereicherung. Die Werbeaussagen betrügen durch das Weglassen gegenteiliger Fakten.«

→ **Radikale** haben im Körper nichts verloren
→ **Vitaminmangel:** Es ist notwendig, niedrige Vitaminspiegel zu normalisieren
→ **Beta-Carotin** schützt Raucher vor Lungenkrebs
→ **Vitamin E** beugt dem Herzinfarkt vor
→ **Vitamin C** schützt vor Erkältungen

Quellen: H. Guggisberg: Die Bedeutung der Vitamine für das Weib. Berlin 1935; C.H. Hennekens et al.: Lack of effect of long-term supplementation with beta carotene on the incidence of malignant neoplasms and cardiovascular disease. New England Journal of Medicine 1996/334/S.1145; G.S. Omenn et al.: Effects of a combination of beta carotene and Vitamin A on lung cancer and cardiovascular disease. New England Journal of Medicine 1996/334/S.1150; The Alpha-Tocopherol, Beta Carotene Cancer Prevention Study Group: The Effect of Vitamin E and beta carotin on the incidence of lung cancer and other cancers in male smokers. New England Journal of Medicine 1994/330/S.1029; M. Gerber et al.: Oxidant-antioxidant status alterations in cancer patients: relationship to tumor progression. Journal of Nutrition 1996/126/S.1201S; V. Herbert: Symposium: prooxidant effects of antioxidant vitamins. Introduction. Journal of Nutrition 1996/126/S.1197S; D.B. Agus et al.: Stromal cell oxidation: a mechanism by which tumors obtain vitamin C. Cancer Research 1999/59/S.4555; K. Nyyssönen et al.: Effect of supplementation of smoking men with plain or slow release ascorbic acid on lipoprotein oxidation. European Journal of Clinical Nutrition 1997/51/S.154

Apfelsaft

Naturtrüber Apfelsaft ist von Natur aus trüb

Soviel wissen auch die Großstadtkinder: »Echter« Apfelsaft ist trüb, denn er kommt ungefiltert direkt aus der Presse in die Flasche. Was sie meist nicht mehr wissen, ist, daß sich die Trübstoffe bei solchen »echten« Säften nach einiger Zeit am Boden der Flasche absetzen. Aber das finden viele Menschen nun wieder eklig. Was tut also der Safthersteller, der seinen Kunden statt der unmodern gewordenen klaren die »natürlichen« trüben Säfte – aber ohne Bodensatz – verkaufen will? Er gibt sich Mühe und verlängert den Produktionsprozeß um ein paar Schritte.

A

Die Grundlage der allermeisten Säfte ist das Konzentrat. Konzentrat spart Transportkosten, weil es ja überall Wasser zum Verdünnen gibt. Die Herstellung läuft meist gleich ab. Erst werden die gewaschenen Äpfel zerkleinert und zu Mus gemacht. Enzymzusätze sorgen dafür, daß sich die Zellwände des Fruchtfleisches auflösen und selbst zu Saft werden. Das erhöht die Ausbeute. Mit verschiedenen Filtern und in mehreren Stufen trennt man erst die gröberen Fruchtfleischfetzchen, dann den Feintrub und schließlich einen Teil des Wassers vom Saft ab. Die klare und aufkonzentrierte Flüssigkeit wird nun in sogenannten Verdampfern zum Konzentrat eingedickt. Weil dabei auch die Aromastoffe mitverdampfen, müssen diese eigens abgetrennt oder zurückgewonnen werden.

Das aromafreie Konzentrat liefert den Grundstoff für unseren »Apfelsaft«. Durch Zumischen von Aroma und Verdünnen mit Wasser kann jede Firma ihren »eigenen« Markensaft mixen. Er ist allerdings wasserklar und kein bißchen »naturtrüb«. Das Problem läßt sich jedoch mit speziellen Trübungsmitteln lösen, die keinen nennenswerten Bodensatz bilden. Sie erhält man, wenn man beispielsweise die Filterrückstände vermahlt und homogenisiert. Das spart die Entsorgung und erfüllt den Kundenwunsch: Weil sie kleiner und damit leichter sind als die »echten« Trübstoffe, bleiben sie länger in der Schwebe und setzen sich kaum in der Flasche ab. Wenn das noch nicht reicht, helfen mäßige Zusätze an Natriumcarboxymethylcellulose und Propylenglykolalginat, die allerdings in Deutschland verboten sind.

Das wohl pfiffigste Verfahren, um im Naturtrüben zu fischen, steuerte eine deutsche Saftfabrik bei. So wird's gemacht: Äpfel mahlen, mit Ascorbinsäure versetzen und durch ein Sieb passieren. Das Mus mit der gleichen Menge Wasser versetzen, im Vakuum entgasen und erhitzen. Schließlich wird der Brei homogenisiert und der Anteil entfernt, der sich absetzen könnte. Das, was übrigbleibt, macht klare Säfte naturtrüb, und zwar so, daß sie ohne weiteres ein Jahr im Regal stehenbleiben können, ohne unappetitlich zu wirken.

Natürlich ist es auch heute noch möglich, naturtrübe Säfte ohne Trübungsmittel herzustellen, allerdings mit dem Nachteil, daß sie den oft unerwünschten Bodensatz bilden. Wer auf Nummer Sicher gehen will, muß seinen Saft entweder selbst pressen, eine Kelterei auf dem Lande auftun und dabei zusehen, wie die Äpfel in die Flasche kommen, oder einen sogenannten Direktsaft kaufen. Aber auch der wandert nicht immer direkt in die Flasche: Inzwischen gibt es einen lebhaften Handel mit Saft, der tiefgefroren in großen Fässern nach Deutschland geschafft, aufgetaut und abgefüllt wird.

→ **Fruchtsaft** ist das ideale Getränk für groß und klein

Quellen: U. Schobinger: Handbuch der Lebensmitteltechnologie: Frucht- und Gemüsesäfte. Stuttgart 1987; Eckes Aktiengesellschaft: Verfahren zur Herstellung von trubstabilen, naturtrüben Fruchtgetränken sowie danach hergestelltes Fruchtgetränk. Europäische Patentschrift 642 744 vom 22. 10. 1997

Aromen

Natürliche Aromen stammen aus der Frucht, nach der sie schmecken

Daß Kirschjoghurt aus dem Supermarkt nach Kirschen schmeckt, wird niemand ernsthaft behaupten, der jemals frische Kirschen gekostet hat. Wie sieht es mit anderen Geschmacksrichtungen aus, zum Beispiel Pfirsich, Kokos oder Nuß? Besser? Haben Sie schon mal versucht, selbstgemachten Joghurt mit zerkleinerten Haselnüssen anzureichern? Also, auf diesem Weg kann weder

Nuß- noch sonstiger Fruchtgeschmack in ein Milchprodukt gelangt sein. Der achtel Pfirsich, die paar Kirschen oder Nüsse, die in einem handelsüblichen 150-Gramm-Becher Platz hätten, könnten sich nie und nimmer gegen den Eigengeschmack von Joghurt durchsetzen. Nein, es ist klar und steht ja auch auf den Etiketten: Hier wird mit »natürlichem Aroma« nachgeholfen. Na ja, wenigstens ein natürliches und kein künstliches Aroma!

Doch es irrt, wer glaubt, Pfirsicharoma werde aus Pfirsichen und Nußaroma aus Nüssen gewonnen. Nach dem deutschen Lebensmittelrecht muß ein natürliches Aroma lediglich in der Natur vorkommen, das heißt, es kann auch von ganz anderen Organismen erzeugt werden als von denen, deren Namen es trägt. Und wie überall, wo es auf den Preis ankommt, gehen die Technologen den billigeren Weg: Statt mühsam das Originalaroma aus Früchten zu extrahieren (das wäre ja teurer, als tatsächlich Früchte in den Fruchtjoghurt zu tun!), lassen sie lieber ähnlich schmeckende Substanzen von Bakterien und Pilzen in riesigen Tanks, sogenannten Fermentern, herstellen. Auf diese Weise konnte der Preis für ein Kilogramm Pfirsichgeschmack von 20000 auf 1200 US-Dollar gesenkt und die Geschmacksintensität erhöht werden; Produzent des Pfirsicharomas ist der hefeähnliche Pilz *Sporobolomyces odorus*. Der Bodenpilz *Trichoderma viride* macht auf Kokosnuß, der Baumpilz *Trametes odorata* sorgt für Anis- und Honigduft, die Mikroben *Bacillus subtilis* und *Corynebacterium glutamicum* liefern das gewöhnliche Nußaroma. Es schmeckt Ihnen doch hoffentlich noch?

→ **Vanillearoma** kommt aus der Vanilleschote

Quellen: siehe nächstes Stichwort

Naturidentische Aromen sind identisch mit ihren Vorbildern in der Natur

Der gute alte Orwell hätte seine Freude gehabt an den Definitionen und Sprachregelungen der Lebensmitteljuristen. Während der naive Verbraucher glaubt, »identisch« sei »genau gleich«, darf man in dieser Branche auch »identisch« nennen, was etwas ganz anderes ist – und nur so schmeckt »als ob«.

Jedes Aroma – egal, ob Erdbeer, Vanille, Hering oder Schinken – besteht aus vielen Einzelkomponenten, von denen einige stärker hervortreten, sozusagen die charakteristische »Kopfnote« bilden, andere mehr zur Abrundung beitragen, ganz ähnlich wie bei einem Parfüm. Kein Wunder, denn alles, was wir außer den Grundqualitäten süß, sauer, bitter und salzig schmecken, sind Sinneseindrücke, die uns über die Nase, also über den Geruchssinn, erreichen. Typisch auch, daß wir nur ein Gesamtbild wahrnehmen und einen Geschmack, den wir als »Toffee« oder »Waldbeeren« identifizieren, aber nicht in die Einzelteile auflösen können, aus denen er sich zusammensetzt.

Zunächst heißt »naturidentisch« schlicht »synthetisch«. Als »synthetisch« bezeichnet man alle Stoffe, die zwar in der Natur vorkommen, die aber im Labor auf chemischem Wege nachgebaut wurden. Im Falle von Aromastoffen ist es allerdings gar nicht so einfach, die natürlichen Vorbilder nachzuahmen. Es gibt nämlich Moleküle, die sich zueinander verhalten wie linke und rechte Hand bzw. Bild und Spiegelbild. Das an sich wäre ja nicht schlimm, nur riechen sie auch verschieden! Zum Beispiel das eine nach Orange und das andere nach Terpentin oder nach Flieder bzw. kalter Pfeife oder nach Minze bzw. Kümmel. Mutter Natur schafft es, in den Pflanzen schwerpunktmäßig nur die eine Sorte zu verfertigen – im Gegensatz zur chemischen Synthese, bei der zu gleichen Teilen »Bild« und »Spiegelbild« entstehen. Zwar wäre es möglich, sie aufzutrennen, aber dann wären die »naturidentischen« Aromen ziemlich teuer. Also steckt man das Minze-Kümmel-Aroma beispielsweise in einen Kräuterquark, denn das paßt ja. Und wenn die Kombination mal nicht genehm ist, sucht man nach weiteren Substanzen, die den unerwünschten Beigeschmack kaschieren.

So weit, so gut. Doch »naturidentisch« erlaubt weitere Abweichungen von der »Natur«. Ein Aroma besteht, wie gesagt, aus zahlreichen Aromastoffen. Erst durch die Kombination unterschiedlichster Komponenten entsteht ein Aroma, das typisch nach »Kaffee« oder nach »Erdbeere« duftet. So finden sich im echten Bohnenkaffee Duftstoffe, die für sich allein nach Raubtierurin, Bratfisch oder Suppenwürze riechen. Das erweitert wiederum die Möglichkeiten der Food-Designer beträchtlich. Denn synthetisch hergestellt, bieten diese Stoffe eine Basis für ein naturidentisches Bratfisch- oder Suppenaroma – unabhängig davon, aus welchen Substanzen Bratfisch- oder Suppenaroma tatsächlich bestehen.

Fassen wir zusammen: Für ein naturidentisches Aroma werden oftmals Aromastoffe synthetisiert, die in dem Aroma, das nachgeahmt werden soll, gar nicht vorkommen. Voraussetzung für die Einordnung als »naturidentisch« ist nur, daß die Mixtur so riecht wie ein bekannter Duft und daß die Stoffe, die man recht und schlecht nachahmt, irgendwo in der Natur ein Vorbild haben. Egal, ob im Kaffee, Bratfisch oder Raubtierurin.

→ Alle **Zusatzstoffe** sind einzeln zugelassen
→ Alle **Zusatzstoffe** sind gesundheitlich geprüft

Quellen: G. Matheis: Natürliche Aromen und ihre Rohstoffe. Dragoco Bericht 1989, Heft 2, S. 43; G. Feron et al.: Prospects for the microbial production of food flavors. Trends in Food Science and Technology 1996/7/S.285G.; Reineccius: Source Book of Flavors. New York 1994; P. Werkhoff et al.: Chirospecific analysis in essential oils, fragrance and flavor research. Zeitschrift für Lebensmittel-Untersuchung und -Forschung 1993/196/S.307; K.J. Burdach: Geschmack und Geruch. Gustatorische, olfaktorische und trigeminale Wahrnehmung. Bern 1988; Aromenverordnung vom 22.12.1981 (BGBl I S.1625, 1676) zuletzt geändert am 29.1.1998 (BGBl I S.230, 298) BGBl III/FNA 2125-40-27; Anon.: Natürlich oder naturidentisch? In: Campus Niederursel. Forschergruppen am Biozentrum. (Broschüre der Johann Wolfgang Goethe-Universität) Frankfurt am Main, 1994, S.20

B

Backfisch

Der Backfisch hat nichts mit Backen zu tun

… sondern ist ein Fisch, der, weil zu klein und mager, ins Wasser zurückgeworfen wird (»back« = zurück). An diesem populären Irrtum irritiert nicht nur die vermutete Wortbildung aus dem Englischen »back«. Denn der Begriff stammt aus der Mitte des 16. Jahrhunderts, als Anglizismen noch sehr ungewöhnlich waren. Auch die Vorstellung, daß diese Bezeichnung für junge Mädchen abschätzig gemeint sein soll, befremdet. Sprachforscher bieten plausiblere Erklärungen an: Die zarten jungen Fische, die noch nicht zum Sieden taugten, wurden statt dessen gebacken. Das knusprig appetitliche Äußere der Backfische regte wohl den Vergleich an – vor allem wenn man weiß, daß junge Mädchen damals als »Fische« bezeichnet wurden, die man sich angeln müsse.

Quellen: A. J. Storfer: Wörter und ihre Schicksale. Gütersloh, ohne Jahr; W. Pfeifer: Etymologisches Wörterbuch des Deutschen. Berlin 1993

Ballaststoffe

Ballaststoffe sind Ballast

Unter »Ballast« versteht man laut Wörterbuch eine »wertlose Fracht zum Ausgleich des Gewichts oder (bei Schiffen) des Tiefgangs; unnützes Beiwerk, Bürde, Last, Belastung«. Und so werden die Ballaststoffe in der Regel auch empfunden – seien sie in der Nahrung enthalten oder in Form von Weizenkleie, Pektin oder Leinsamen zugesetzt. Ein notwendiges Übel, eine Masse, die unverändert durchläuft und außer einer Vergrößerung der Stuhlmenge nichts bewirkt. Genau diese Vorstellung verlieh ihnen ihren Namen. Er stammt aus einer Zeit, in der der Hunger noch vielen Menschen gegenwärtig war. Damals galt der Fachwelt alles als überflüssiger »Ballast«, dessen Nährwert nicht unmittelbar erkennbar war.

Mittlerweile haben die Ballaststoffe eine veritable Renaissance erlebt. Nach Meinung der Deutschen Gesellschaft für Ernährung braucht der Deutsche davon inzwischen mindestens 30 Gramm am Tag, eine Menge, die beispielsweise in einem Pfund Weizenschrotbrot oder knapp zwei Kilo Tomaten enthalten ist. Angeblich schützen sie nun vor zahlreichen Erkrankungen des Darmes, aber auch vor Übergewicht, Diabetes und Arteriosklerose, und natürlich senken sie den Cholesterinspiegel. Aber auch diesmal wurden die Experten offenbar Opfer des Zeitgeistes. Nicht nur, weil die Beweislage mehr als diffus ist, sondern vor allem, weil die Vorstellung, daß den »Ballaststoffen« stets eine definierte Wirkung zukäme, im Widerspruch zu den biologischen Gesetzmäßigkeiten steht.

Denn die Ballaststoffe sind beileibe kein Einheitsbrei, sondern höchst unterschiedliche Substanzen – mit ebenso unterschiedlichen Wirkungen. Viel wichtiger: Ganz nebenbei bringen sie, gleichsam huckepack, häufig noch pflanzliche Abwehrstoffe, Phytoöstrogene und andere sekundäre Pflanzenstoffe, aber auch Rückstände von Pestiziden oder Schimmelgiften mit. Und das sind je nach Pflanze, aus der sie stammen, ganz unterschiedliche Substanzen. Dasselbe gilt auch für ihre Wirkungen. Das Bild vom reaktionslosen Ballaststoffklumpen kann ebensowenig aufrechterhalten werden wie die pauschale Idee vom wundertätigen »Faserstoff«. Ballaststoffe sind weder Ballast noch Allheilmittel – es kommt stets auf die einzelne Substanz an.

→ **Vollwerternährung** ist ein modernes Ernährungskonzept für jedermann
→ **Frischkornbrei** stellt die natürliche Nahrung des Menschen dar
→ Beim Brot sollte man auf jeden Fall **Vollkorn** kaufen

Quellen: G. Wahrig: Deutsches Wörterbuch. Gütersloh 1986; G. A. Spiller: CRC Handbook of dietary fiber in human nutrition. Boca Raton 1993; I. T. Johnson, D.A.T. Southgate: Dietary fiber and related substances. London 1994

Ballaststoffe sind unschädliche Abführmittel

Der Darm ist ein ähnlich mißverstandenes »Wesen« wie die Ballaststoffe. Keinesfalls ein tumber Kanal, der mit hartem Faserbesen ausgekehrt werden muß, wie viele Naturheilkundler glauben, wenn sie ihren Patienten ballaststoffreiche Kost empfehlen, um deren Darm »mechanisch zu reinigen«. Im Gegenteil, der Darm ist ein mit einer feinen Schleimhaut ausgekleidetes, hochsensibles Organ, bei dem ein solches Ansinnen nicht unbedingt auf Gegenliebe stößt. Er beherbergt zusätzlich zahlreiche Untermieter, die Darmflora, mit der er arbeitsteilig in lebenslanger Symbiose lebt. Gegen Kost und Logis unterstützt sie den Darm nicht nur beim Verdauen, sondern steht auch an vorderster Front bei der Abwehr von Krankheitserregern und liefert ihrem Vermieter, dem Menschen, darüber hinaus auch ein paar wichtige Nährstoffe.

Wenn es um die Ballaststoffe geht, hängt alles an diesen Untermietern. Denn die Verdauungssäfte des Menschen vermögen ihnen nichts anzuhaben. Anders die Darmflora: Sie ist in der Lage, einen Teil der Ballaststoffe zu kurzkettigen Fettsäuren abzubauen. Kommen jedoch zu große Ballaststoffmengen auf einmal an, ist auch eine gesunde Darmflora bald überfordert. Statt einer geregelten Verdauung entstehen nicht nur unerwünschte, weil »sozial unverträgliche« Darmgase, sondern auch giftige Gärungsalkohole, die auf Dauer die Darmschleimhaut und das Immunsystem schädigen.

Bis vor wenigen Jahren glaubte man, daß sich der Reizdarm (irritables Kolon) durch eine ballaststoffreiche Ernährung therapieren ließe. Inzwischen wurde man eines Besseren belehrt. Beispielsweise kam es in einer Studie mit 100 Patienten nur bei zehn durch Weizenkleie zu einer Verbesserung ihrer Symptome, während 55 über eine Verschlimmerung klagten. Der Verzehr von Müsli nützte niemandem, aber schadete fast einem Drittel der Patienten. Nicht viel anders bei Obst, vor allem Zitrusfrüchten. Mittlerweile stehen Ballaststoffpräparate im Verdacht, eine Ursache des Reizkolons zu sein. Aus biologischer Sicht kommt diese Erkenntnis alles andere als überraschend: Ballaststoffe enthalten reichlich pflanzliche Abwehrstoffe. Diese reizen den Darm und können Entzündungen verursachen.

Ballaststoffe stehen auch im Verdacht, Osteoporose zu fördern.

Bei Frauen, die im Rahmen einer Abmagerungskur täglich 28 Gramm Ballaststoffe (das ist immer noch weniger, als die Deutsche Gesellschaft für Ernährung als Minimum für den Erwachsenen empfiehlt) zu sich nahmen, wurde nach mehrmonatigem Gebrauch eine deutliche Verminderung der Knochendichte beobachtet. Ob dies nur eine Folge des Gewichtsverlustes ist oder mit den Ballaststoffen zusammenhängt, ist noch nicht geklärt. Gesichert ist aber, daß manche Ballaststoffe durch die Bindung von Mineralstoffen den Mineralstoffhaushalt des Körpers nachteilig beeinflussen können. Davon betroffen sind vor allem Calcium, Magnesium, Zink und Eisen.

Menschen, die ihrer Verstopfung mit Ballaststoffen zu Leibe rücken, müssen zudem mit einem Gewöhnungseffekt rechnen, wie bei anderen Abführmitteln auch. Das heißt, immer größere Mengen werden nötig, um die gleiche Wirkung zu erzielen. In extremen Fällen kann es dazu kommen, daß der Darm nicht mehr zu reagieren vermag und die aufquellenden Ballaststoffe große Klumpen (sogenannte Bezoare) bilden oder gar einen Darmverschluß verursachen. Gefährdet sind vor allem Menschen, die schon andere Abführmittel im Übermaß benutzt haben oder bei denen aufgrund von Erkrankungen (zum Beispiel Diabetes) oder Medikamenten (zum Beispiel Psychopharmaka) die Darmbeweglichkeit herabgesetzt ist.

→ **Vollwerternährung** ist ein modernes Ernährungskonzept für jedermann
→ **Frischkornbrei** stellt die natürliche Nahrung des Menschen dar
→ Beim Brot sollte man auf jeden Fall **Vollkorn** kaufen

Quellen: H. Freisleben: Kritische Bemerkungen des Mediziners zur sogenannten ballastreichen Kost. Ernährung/Nutrition 1985/9/S. 858; J.K. Kang, W.F. Doe: Unprocessed bran causing intestinal obstruction. British Medical Journal 1979/1/S.1249; I.T. Johnson, D.A.T. Southgate: Dietary fiber and related substances. London 1994; U. Rabast, M.L. Götz: Negative Ballaststoffeffekte. Medizinische Klinik 1982/77/S.257; M. Hardt, W. Geisthövel: Schwerer Obstruktionsileus durch Leinsamenbezoar. Medizinische Klinik 1986/81/S.541; A. Avenell et al.: Bone loss associated with a high fibre weight reduction diet in postmenopausal women. European Journal of Clinical Nutrition 1994/48/S.561; K. Pirlet: Zur Problematik der Vollwerternährung. Erfahrungsheilkunde 1992, Heft 5, S.345; C.Y. Francis, P.J. Whorwell: Bran and irritable bowel syndrome: time for reappraisal. Lancet 1994/344/S.39

Mit Ballaststoffen lassen sich die Cholesterinwerte wirksam senken

Hinter dieser Annahme steckt die Vorstellung, Ballaststoffe könnten die Aufnahme von Cholesterin aus dem Darm verringern, indem sie es an sich binden und mit dem Stuhl »abführen«. Im Rahmen der verzweifelten Bemühungen, über Änderungen der Ernährungsweise eine Senkung des Cholesterinspiegels herbeizuführen, wurden demzufolge auch unterschiedliche Ballaststoffe getestet.

Eine amerikanische Forschergruppe zählte insgesamt 162 klinische Studien, die sich mit wasserlöslichen Ballaststoffen, wie Pektin, Guarkernmehl, Leinsamen und Hafer, befaßt hatten. Weil immer wieder über positive Wirkungen von Ballaststoffen dieses Typs auf den Cholesterinspiegel berichtet worden war, unterzogen sie 67 der Studien einer sogenannten Meta-Analyse (die anderen wurden wegen methodischer Mängel ausgeschlossen). Das heißt, sie behandelten die insgesamt fast 3000 Probanden wie eine Studiengruppe. Auf diese Weise können statistische Schwachstellen, die sich aus zu kleinen Teilnehmerzahlen ergeben, vermieden werden. Bei Weizenkleie und Zellulose, die zu den wasserunlöslichen Ballaststoffen zählen, mußten die Wissenschaftler feststellen, daß keine einzige wissenschaftlich akzeptable Studie Vorteile nachgewiesen hatte. Deshalb wurden diese beiden Ballaststoffe nicht berücksichtigt.

Alle Versuchspersonen hatten über einen längeren Zeitraum (mindestens zwei, im Schnitt sieben Wochen) Haferprodukte, Pektin, Guarkernmehl oder Leinsamen eingenommen. Es zeigte sich, daß alle diese Ballaststoffe den Gesamtcholesterinspiegel statistisch signifikant senkten: im Durchschnitt aber nur um 1,1 Milligramm pro Deziliter – bei einem Ausgangswert von 250 Milligramm pro Deziliter ist das gerade mal ein knappes halbes Prozent. Wenn man noch dazu bedenkt, daß sich auch der schützende HDL-Spiegel signifikant gesenkt hatte, ist der Effekt klinisch wertlos, wenn nicht sogar nachteilig. Bei den Triglyzeriden gab es keine Veränderungen.

Zwischen den verschiedenen Ballaststoffen fanden die Forscher keine nennenswerten Unterschiede. Auch die verzehrte Menge, die zwischen zwei und 30 Gramm pro Tag lag, spielte kaum eine

Rolle. Wenn überhaupt, dann schnitten die Menschen mit einer geringen Ballaststoffzufuhr (unter zehn Gramm pro Tag) besser ab als diejenigen, die besonders viel zu sich nahmen. Die sonstige Ernährungsweise – ob die Versuchspersonen fettarm, kalorienreduziert oder normal aßen – hatte ebenfalls keinen Einfluß, genausowenig der Cholesterinspiegel zu Beginn des Versuchs.

Die Autoren fassen das Ergebnis ihrer peniblen Berechnungen in einem dürren Satz zusammen: »Der Beitrag, den lösliche Ballaststoffe zu einer Cholesterinsenkung durch Diät leisten können, ist gering.«

B

→ **Fettarm:** Mit fettarmer Diät läßt sich der Cholesterinspiegel effektiv senken

Quelle: L. Brown et al.: Cholesterol-lowering effects of dietary fiber: a meta-analysis. American Journal of Clinical Nutrition 1999/69/S. 30

Ballaststoffe haben keine Kalorien

Wenn sie der unverdauliche Durchlaufposten wären, als den man sie gern hinstellt, wäre das wohl so. Sind sie aber nicht. Mit der Unverdaulichkeit hat es ein Ende, sowie der träge »Ballast« den Dickdarm erreicht. Dort warten bereits Heerscharen hungriger Bakterien darauf, das, was der Mensch übriggelassen hat, für die eigene Ernährung zu nutzen. Wenn das alles wäre, fielen aber immer noch keine Kalorien für die menschliche Energiebilanz an. Doch die Darmflora fährt Überproduktion; um genau zu sein: Sie verbraucht nur ein Minimum dessen, was sie herstellt. Den Rest erhält der Mensch quasi als »Miete«.

Die wasserlöslichen unter den Ballaststoffen zum Beispiel baut die Darmflora zum großen Teil zu kurzkettigen Fettsäuren ab, die der Körper zur Energieversorgung nutzen kann. In diese Kategorie gehören die Pektine aus Früchten, die Betaglucane aus Hafer und Gerste, die Verdickungsmittel aus Algen (zum Beispiel Agar-Agar oder Carrageen), Pflanzengummis (wie Guarkernmehl und Johannisbrotkernmehl) und die Schleimstoffe des Leinsamens.

Wasserunlöslich dagegen sind Zellulose, Lignin und viele Hemizellulosen, alles Gerüstsubstanzen, die Pflanzen ihre Stabilität verleihen. Sie machen bei Getreideprodukten und Gemüsen den Hauptteil der Ballaststoffe aus. Im Darm quellen sie auf und erhöhen so das Stuhlvolumen. Auch sie können zum Teil von den Bakterien abgebaut werden, allerdings in wesentlich geringerem Umfang als die wasserlöslichen Ballaststoffe.

Aus Tierversuchen, Bilanzstudien und Berechnungen weiß man inzwischen, daß im menschlichen Dickdarm aus Pektin etwa 70, aus Zellulose immerhin noch 30 Prozent des physikalischen Brennwerts – also die Energie, die beim Verbrennen anfallen würde – als nutzbare Energie gewonnen werden können. Im Schnitt kann man bei den Ballaststoffen eine Energieausnutzung von 65 bis 70 Prozent ansetzen. Das ist alles andere als »nichts«!

B

Um den Brennwert von Ballaststoffen etwas »habhafter« zu machen, führten Wissenschaftler der Universität Kiel ein ausgeklügeltes »Fütterungsexperiment« mit einer aus 16 Frauen bestehenden Studiengruppe durch. Die Frauen erhielten verschiedene, aufs Gramm genau abgewogene Menüs, angereichert mit jeweils anderen Ballaststoffen. Von jeder Mahlzeit bestimmte man vorher den physikalischen Brennwert und die genaue chemische Zusammensetzung von Eiweiß, Fett und den verschiedenen Kohlenhydratformen.

Um herauszufinden, was der Körper wirklich davon verbraucht, wurden alle Ausscheidungen der Probandinnen gesammelt, gefriergetrocknet und ebenfalls analysiert. Die Differenz, die sich auf diese Weise ergab, verglich man mit fünf verschiedenen Methoden der Kalorienberechnung. Ergebnis: In den meisten Fällen ergaben die Berechnungen niedrigere Werte, als tatsächlich gemessen wurden. Je nach Berechnungsmethode und Zusammensetzung der Mahlzeit waren bis zu sieben Prozent mehr drin, als die Kalorientabellen auswiesen.

Die beste Übereinstimmung zwischen vorher berechneten und den chemisch-physikalisch ermittelten Werten gab es, wenn für ein Gramm Ballaststoffe ein bis zwei Kilokalorien eingesetzt wurden. Könnte man von Ballaststoffen tatsächlich größere Mengen essen, dann hätten sie – hochgerechnet – ebenso viele Kalorien wie eine gleichgroße Portion Brathähnchen.

→ Anhand von **Kalorien**tabellen läßt sich die Energiezufuhr errechnen
→ **Nährwertempfehlungen** sind wissenschaftlich begründet

Quellen: H. Steinhardt: Energetische Bewertung der Ballaststoffe. In: Aktuelle Fragen der Ernährung: Brennwert – Lebensmitteltechnologie – Beurteilung besonderer Ernährungsformen. Symposium der Deutschen Gesellschaft für Ernährung und der Fachgruppe »Lebensmittelchemie und Gerichtliche Chemie« in der GDCh am 13./14. April 1989 in Gießen. Hamburg 1989, S. 65; E. Wisker et al.: Einbeziehung der Ballaststoffe in die Berechnung des Brennwertes von Lebensmitteln? Zeitschrift für Lebensmittel-Untersuchung und -Forschung 1993/197/S.233

B

Ballaststoffe schützen vor Darmkrebs

Seit gut 30 Jahren spukt diese Theorie durch die Köpfe und die Veröffentlichungen der Ernährungsmediziner. Damals beobachtete der Tropenarzt Denis Burkitt, daß Schwarzafrikaner, die sehr viel faserreiche Kost zu sich nahmen, sehr viel seltener an Darmkrebs erkrankten als die Weißen in den Industrienationen. Die anderen Unterschiede in der Lebensweise zwischen dem afrikanischen Busch und den Niederungen einer amerikanischen Großstadt kamen ihm offenbar nicht so gravierend vor.

Das war die Geburtsstunde der These, mit mehr Obst, Gemüse und Vollkorn ließe sich der Darmkrebs verhüten. Die Ballaststoffe sollten durch Erhöhung der Stuhlmenge einerseits krebserregende Substanzen verdünnen, andererseits die Verweildauer im Darm verkürzen. Darüber hinaus sollten sie Schadstoffe binden und so auf dem Weg alles Vergänglichen mitnehmen. Das klang einleuchtend und paßte außerdem zur beginnenden Vollwerteuphorie. Nur beim Nachweis der schönen Theorie haperte es.

Epidemiologische Studien, also solche, die Bevölkerungsgruppen in verschiedenen Ländern vergleichen, erbrachten sehr unterschiedliche Ergebnisse. Retrospektive Studien, in denen man Menschen nach ihrem Verhalten oder ihren Ernährungsgewohnheiten in den letzten soundso viel Tagen, Wochen oder Monaten befragt, haben sich als unzuverlässig erwiesen – auch weil die Erinnerung nach einer schlimmen Diagnose häufig von Schuldgefühlen »korrigiert« wird. Aussagekräftiger sind in jedem Fall prospektive Studien:

Eine der bekanntesten ist die Nurses Health Study, an der sich über 120000 amerikanische Krankenschwestern beteiligten. Diese gaben in regelmäßigen Abständen Auskunft über ihre Ernährungsgewohnheiten, über ihr Gewicht und mögliche Risikofaktoren sowie über vergangene und aktuelle Erkrankungen. Für die These »Ballaststoffe schützen vor Darmkrebs« wurden die Daten von mehr als 80000 Frauen ausgewertet. Diese Auswertung ergab, daß das Risiko, an Darmkrebs zu erkranken, immer gleich groß war, egal ob jemand viel oder wenig Ballaststoffe mit der Nahrung aufnahm. Die Spanne reichte von 8 bis 35 Gramm Ballaststoffe täglich. Das Ergebnis wurde auch nicht von Alter, Gewicht, Rauchgewohnheiten, körperlicher Aktivität, Fleisch-, Fett- oder Alkoholkonsum oder dem Vorkommen von Darmkrebs in der Familie beeinflußt.

Zwei Interventionsstudien prüften die Frage, ob durch Ballaststoffe das Wiederauftreten von Adenomen verhindert werden kann. Adenome sind Krebsvorstufen. Bei den Menschen, die an diesen Studien teilnahmen, waren sie bereits einmal entfernt worden. Intervention bedeutet, daß man die Teilnehmer nicht nur beobachtet, sondern mit verschiedenen Maßnahmen behandelt. In der einen Studie erhielt eine Gruppe von Patienten eine intensive Schulung und ging dann zu einer fettarmen und ballaststoffreichen Ernährung über. Die Kontrollgruppe bekam lediglich eine Informationsbroschüre zum Thema gesunde Ernährung. Bei der zweiten Studie durften sich alle Teilnehmer weiter ernähren wie bisher; allerdings sollte die eine Gruppe täglich 13,5 Gramm Weizenkleie zu sich nehmen, die andere 2 Gramm.

Beide Studien fanden keine Unterschiede in der Häufigkeit von neu auftretenden Adenomen – egal, ob viel oder wenig Ballaststoffe verzehrt wurden, egal, ob sie aus Obst und Gemüse stammten oder in Form von Kleie über das Essen gestreut wurden. Das heißt, Ballaststoffe haben keinen Einfluß darauf, ob jemand Darmkrebs bekommt oder nicht. Die einzigen statistisch greifbaren Unterschiede, die die Forscher der zweiten Studie fanden: Die Probanden mit der großen Portion Weizenkleie klagten über Bauchschmerzen, Blähungen und Durchfall … (siehe »Vollwerternährung ist ein modernes Ernährungskonzept für jedermann«).

So gänzlich überraschend kam das Ergebnis denn doch nicht. Aufgrund »des generellen Fehlens eines Vorteils in Studien am

Menschen und der schädlichen Effekte, die man in Krebsstudien am Tier sieht, ist Vorsicht bei der Verwendung von Ballaststoff-Präparaten anzuraten«, hatten bereits 1996 zwei britische Krebsforscher in der Zeitschrift »Lancet«, einem führenden medizinischen Fachblatt, gewarnt.

Quellen: U. Gonder: Krebsprophylaxe durch Ernährung. Hochheim 1999; C.S. Fuchs et al.: Dietary fiber and the risk of colorectal cancer and adenoma in women. New England Journal of Medicine 1999/340/S. 169; A. Schatzkin et al.: Lack of effect of a low-fat, high-fiber diet on the recurrence of colorectal adenomas. New England Journal of Medicine 2000/342/S. 1149; D.S. Alberts et al.: Lack of effect of a high-fiber cereal supplement on the recurrence of colorectal adenomas. New England Journal of Medicine 2000/342/S. 1156; H.S. Wasan, R.A. Goodlad: Fiber-supplemented foods may damage your health. Lancet 1996/348/S. 319

Bestrahlung

Die Bestrahlung von Lebensmitteln ist und war in Deutschland verboten

Das versucht uns die Politik seit Jahren zu suggerieren: Deutschland als Hort redlicher Verbraucherpolitik, die von den Bürokraten in der EU stets von neuem ausgehebelt wird. Die meisten Deutschen halten schon lange jeden Tag bestrahlte Produkte in den Händen, ohne es zu wissen. Denn das deutsche Lebensmittelrecht verbietet lediglich »eine nicht zugelassene Bestrahlung« (Lebensmittel- und Bedarfsgegenstände-Gesetz § 13). Zugelassen ist aber die Bestrahlung zu »Kontroll- und Meßzwecken«. Sie gehört nach § 1 der Lebensmittel-Bestrahlungs-Verordnung seit 1959 bis zum heutigen Tage zu den erlaubten Ausnahmen. In diesen Fällen wird die Bestrahlung nicht vorgenommen, um den Packungsinhalt zu konservieren, sondern um die Füllhöhe zu kontrollieren.

Vieles, was wir aus Dosen und Flaschen konsumieren, läuft nach der Abfüllung durch eine Apparatur, die mit Hilfe eines Gamma- oder Röntgenstrahls prüft, ob auch genug drin ist; denn eine volle Dose fängt mehr Strahlenenergie ab als eine nur zur Hälfte gefüllte. Als Gammastrahler dient vor allem ^{241}Americium. Dieser künstliche Strahler wird pikanterweise in Wiederaufbereitungsanlagen aus plutoniumhaltigen Abfällen gewonnen. Die zulässige Dosis ist zwar minimal, dafür werden aber zahlreiche Produkte bestrahlt, die teilweise in beträchtlichen Mengen (wie Bier – selbst wenn es nach dem Reinheitsgebot gebraut ist) konsumiert werden. Eine Deklaration findet nicht statt.

→ Holländische **Tomaten** sind bestrahlt

Quellen: G. Sprissler: Füllhöhenkontrolle an Abfüll- und Verpackungsmaschinen durch berührungslose Füllhöhen-Kontrolleinrichtung. ZFL – Zeitschrift für die Lebensmittelwirtschaft 1981, Heft 1, S. 17; Verordnung über die Behandlung von Lebensmitteln mit Elektronen-, Gamma- und Röntgenstrahlen oder ultravioletten Strahlen. Vom 19. Dez. 1959 idF der Anpassungs-Verordnung vom 16. 5. 1975 (BGBl I S. 1281) ber. BGBl I S. 1859

Die Bestrahlung von Lebensmitteln muß deklariert werden

Im Rahmen der Harmonisierung des europäischen Marktes werden über kurz oder lang zunehmend mehr bestrahlte Lebensmittel nach Deutschland eingeführt. Innerhalb einzelner EU-Staaten ist eine Bestrahlung bereits zulässig für Gewürze, Trockengemüse, Separatorenfleisch (aus Knochen abgepreßter Fleischbrei für Billigwurst) oder Shrimps, für Müslis zur Bekämpfung von Motten und Käfern und für Enzympräparate, um die Sporen der Schimmelpilze abzutöten, aus denen sie gewonnen werden.

Seit 1997 ist in Deutschland der Import von bestrahlten Gewürzen aus Frankreich per Ausnahmegenehmigung erlaubt. Die landen meist allerdings nicht im Streudöschen, sondern als Zutaten in Fertigprodukten, wie etwa Pfeffersalami, Kräuterquark oder Tütenbratkartoffeln nach »Großmutter Art«. Bei diesen Produkten würde eine hohe Keimbelastung der Gewürze den Verderb des Endprodukts beschleunigen. Bei Gewürzen im Gewürzregal in der Küche spielt das jedoch kaum eine Rolle. Die Gewürze sind trocken, und damit können sich Keime nicht weiter vermehren.

Nach geltendem Recht »ist grundsätzlich eine (zugelassene) Bestrahlung kenntlich zu machen«. Jedes Lebensmittel, das mit ionisierenden Strahlen behandelt wurde, muß den Hinweis »bestrahlt« oder »mit ionisierenden Strahlen behandelt« tragen. Ausnahmen sind laut Lebensmittelrecht (Etikettierungsrichtlinie) nicht möglich. Trotz des Imports bestrahlter Gewürze findet der Endverbraucher derzeit so gut wie keine Produkte im Laden, die einen Hinweis auf eine Bestrahlung enthalten. Der Grund:

Die Lebensmittelwirtschaft interpretiert den Gesetzestext mit Billigung der Behörden anders. Sie geht davon aus, daß die Pflicht zur Deklaration nur dann vorliegt, wenn das bestrahlte Produkt direkt an den Endverbraucher verkauft wird. Werden bestrahlte Produkte weiterverarbeitet, verzichten sie deshalb auf eine Deklaration. Da die Bestrahlung vorzugsweise für die Weiterverarbeitung interessant ist, sind damit die Etiketten trotz Deklarationspflicht auch in Zukunft »strahlenfrei«.

Quellen: EU.L.Enspiegel – Wissenschaftlicher Informationsdienst des Europäischen Instituts für Lebensmittel- und Ernährungswissenschaften (EU.L.E) 1997, Heft 5; Lebensmittel- und Bedarfsgegenständegesetz (LMBG) idF vom 9.9.1997 (BGBl. I S.2296) BGBl. III/FNA 2125-40-1-2; W. Zipfel, K.D. Rathke: Lebensmittelrecht, Kommentar der gesamten lebensmittel- und weinrechtlichen Vorschriften sowie des Arzneimittelrechts. München 1999. Lebensmittel- und Bedarfsgegenständegesetz, C 100, § 13, Rdn 38f; Verordnung über die Behandlung von Lebensmitteln mit Elektronen-, Gamma- und Röntgenstrahlen oder ultravioletten Strahlen. Vom 19.12.1959 idF der Anpassungs-Verordnung vom 16.5.1975 (BGBl I S.1281) ber. BGBl I S.1859; Warenwet: P.B.O.-voorschriften Verordening van 14 januari 1988, PBO-Blad afl. 22 van 29.4.1988, GF 12: Verbod doorstralen van Groenten en Fruit

Beta-Carotin

Beta-Carotin schützt Raucher vor Lungenkrebs

Bei Rauchern ist der Spiegel von Beta-Carotin im Blut erniedrigt. Beta-Carotin ist nicht nur ein wichtiger Lebensmittelfarbstoff (E 160b) und die Vorstufe von Vitamin A, es wird neuerdings auch als Antioxidans oder Radikalfänger beworben. Damit der medizinische Laie weiß, was er sich darunter vorstellen muß, erklärt man ihm, wie im Krimi seien die Radikale die Bösen und die Antioxidanzien die Guten. Und wenn er nur genügend Polizeieinsatzkräfte in Form von Vitaminpillen in der Apotheke kaufe, könne er die bösen Buben in seinem Körper unschädlich machen. Alle Menschen, die unter Streß und Umweltgiften leiden – also besonders die Raucher –, sollten von dieser Maßnahme profitieren. Die Botschaft kam an, und die Kassen der Vitaminhersteller begannen zu klingeln wie alle Tage Weihnachten.

Lange Gesichter gab es erst, als sich Ärzte bemühten, den erwarteten Erfolg des Antioxidanzien-Einsatzes anhand von Studien zu belegen. 30000 Raucher umfaßte die sogenannte Finn-

Finnland-Studie

Lungenkrebs bei den Studienteilnehmern (kumuliert, in Prozent)

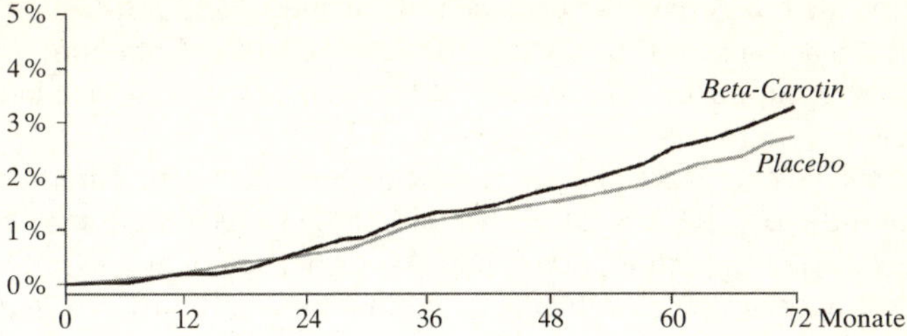

CARET-Studie

Lungenkrebs bei den Studienteilnehmern (kumuliert, in Prozent)

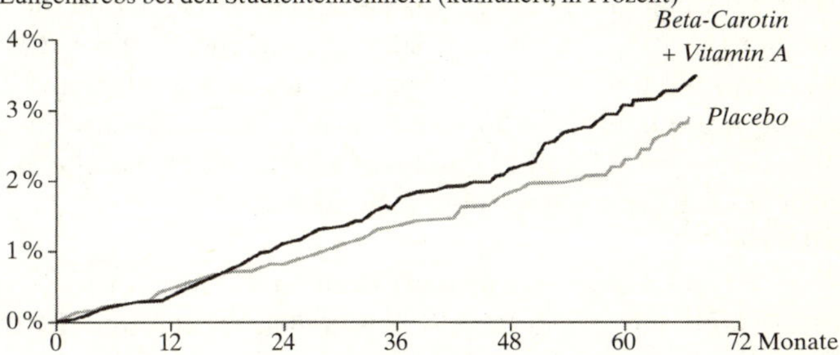

CARET-Studie

Sterblichkeit der Studienteilnehmer (kumuliert, in Prozent)

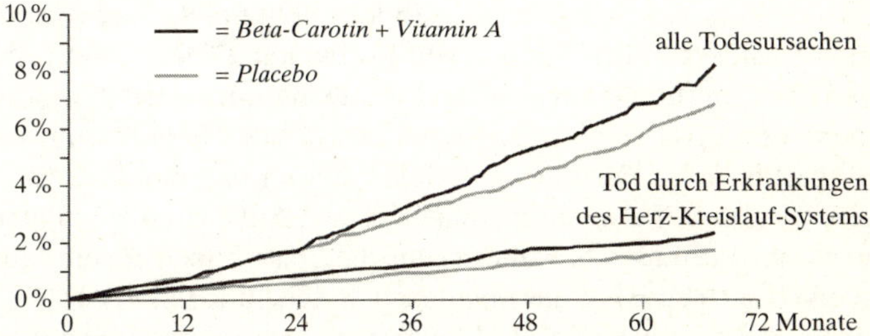

Selten kommen zwei verschiedene Studien so eindeutig zum selben Ergebnis: Raucher, die Beta-Carotin erhalten hatten, erkrankten häufiger an Lungenkrebs. Außerdem war ihre Sterblichkeit insgesamt und bei den Herz-Kreislauf-Krankheiten erhöht.

land-Studie. Die Teilnehmer nahmen im Doppelblindversuch acht Jahre lang Beta-Carotin, Vitamin E oder Placebos. Ergebnis: Von den Patienten, die Beta-Carotin erhalten hatten, waren 18 Prozent mehr an Lungenkrebs gestorben als aus den anderen Gruppen. Die niedrigste Sterblichkeit hatten übrigens die Teilnehmer der Placebogruppe, also die Raucher, die keine Extra-Vitamine bekamen.

Das gleiche Ergebnis erbrachte eine amerikanische Interventionsstudie (CARET-Studie). An ihr nahmen 18000 Menschen teil, die entweder rauchten oder einer Asbestbelastung ausgesetzt waren. Eine Gruppe erhielt eine Kombination aus Beta-Carotin und Vitamin A, die andere ein Placebopräparat. Diese Studie wurde sogar vorzeitig abgebrochen, als sich zeigte, daß in der Vitamingruppe die Lungenkrebsrate um 28 Prozent gestiegen und die Lebenserwartung um 17 Prozent gesunken war. Auch in einer dritten Interventionsstudie mit 22000 Ärzten (von denen allerdings nur jeder zehnte rauchte) hatten die Raucher, die Beta-Carotin einnahmen, eine geringere Lebenserwartung und eine erhöhte Herzinfarkt- und Krebsrate im Vergleich zu solchen Ärzten, die nur rauchten.

Was war geschehen? Antioxidanzien sind ein eindrucksvolles Beispiel dafür, daß das Prinzip »viel hilft viel« nicht immer zutrifft. Nur in niedriger Dosis können sie einige Radikale unschädlich machen. In hoher Dosis wirken sie genau umgekehrt: Sie wandeln sich vom Antioxidans zum Prooxidans, das heißt, sie tun nun genau das, was sie eigentlich verhindern sollten: Sie provozieren eine besonders starke Bildung von Radikalen. Dieser Effekt ist in der Lebensmittelindustrie gefürchtet. Denn dort werden die Vitamine C und E sowie das Beta-Carotin zur Verlängerung der Haltbarkeit oder Färbung seit vielen Jahren eingesetzt. Und aus diesen Erfahrungen weiß man noch etwas: Antioxidanzien fangen nur dann Radikale ab, wenn weder Sauerstoff noch Eisen da ist. Im eisenhaltigen Blut, das noch dazu in der Lunge Sauerstoff aufnimmt, ist eine massive Radikalbildung vorprogrammiert. Deshalb kommt aus biochemischer Sicht die Zunahme von Lungenkrebs wenig überraschend.

Hier schließt sich der Kreis zu den niedrigeren Beta-Carotinspiegeln im Blut von Rauchern. In der Tat sind die Lungen von

Rauchern in besonderem Maße Belastungen ausgesetzt. Speziell das Kondensat des Zigarettenrauchs gilt als entscheidende Ursache von Lungenkrebs. Weitgehend unbekannt ist, daß dieses krebserregende Kondensat das stärkste bisher bekannte natürliche Antioxidans ist. Deshalb versucht sich der Körper vor weiteren Belastungen zu schützen und reguliert den Beta-Carotin-Spiegel herunter. Demnach sind niedrige Vitaminspiegel beim Raucher kein Mangel, sondern eine Schutzreaktion.

→ **Radikale** haben im Körper nichts verloren
→ **Antioxidanzien** fangen Radikale
→ Wir sollten uns immer reichlich mit **Antioxidanzien** versorgen
→ **Antioxidanzien:** Antioxidative Vitamine schützen vor Krebs

B

Quellen: G.S. Omenn et al.: Effects of a combination of beta carotene and vitamin A on lung cancer and cardiovascular disease. New England Journal of Medicine 1996/334/S.1150; The Alpha-Tocopherol, Beta Carotene Cancer Prevention Study Group: The effect of vitamin E and beta carotin on the incidence of lung cancer and other cancers in male smokers. New England Journal of Medicine 1994/330/S.1029; C.H. Hennekens et al.: Lack of effect of long-term supplementation with beta carotene on the incidence of malignant neoplasms and cardiovascular disease. New England Journal of Medicine 1996/334/S.1145; D.I. Thurnham: B-carotene, are we misreading the signals in risk groups? Some analogies with vitamin C. Proceedings of the Nutrition Society 1994/53/S.557

Bier

Die Kalorien im Bier machen dick

Fragt sich nur, warum Weintrinker in der Regel schlank bleiben. Und warum gibt es analog zum Bierbauch nicht auch den Spirituosenspeck oder die Whiskywampe? Nein, an den Kalorien kann's nicht liegen, denn die stecken in den anderen Alkoholika ja genauso.

Eine Eigentümlichkeit der passionierten Biertrinker bringt uns auf die richtige Spur: Viele von ihnen entwickeln im Laufe der Zeit nicht nur einen mächtigen »Ranzen«, sondern auch einen deutlichen Brustansatz. Zeichen von Verweiblichung! Das kann nur eins bedeuten: Hier sind Sexualhormone im Spiel. Und tatsächlich enthält Hopfen ebenso wie sein nächster Verwandter, der Hanf, reichlich Phytoöstrogene, also Pflanzeninhaltsstoffe mit östrogenähnlicher Wirkung. Natürlich setzt die deutsche Brauwirtschaft solchen imageschädigenden Behauptungen eigene Studien entgegen, denen es – im Gegensatz zu solchen der internationalen Fachwelt – einfach nicht gelingen will, die fraglichen Substanzen zu finden. Verständlich, denn wenn Bier in den Ruf eines »Dickmachers« käme, wären viele Werbemillionen rausgeworfenes Geld, die eigentlich helfen sollten, junge Frauen als Kundinnen zu gewinnen.

Ganz neu sind die Erkenntnisse, daß Bier und insbesondere Hopfen mit den Sexualfunktionen in Zusammenhang stehen, zwar nicht, aber auch die etablierte Medizin neigt eben dazu, volkstümliches Wissen für bloße Phantasie zu halten: Als der Hopfen noch mit der Hand gepflückt wurde, setzte bei den Zupferinnen kurz nach Beginn der Ernte die Monatsregel ein. Jugendliche sollten Hopfentee trinken, um die Onanie aufzugeben (Hopfen dämpft den Sexualtrieb), und stillenden Müttern riet man zur Halben, um den Milchfluß anzuregen. Inzwischen ist nachgewiesen, daß ein bis zwei Halbe tatsächlich die Prolaktinmenge im Blut verdoppeln. Dieses Hormon regt die Milchbildung an.

Aber wie bringen Hormone Bauch und Brust zum Schwellen? Erinnern Sie sich noch an die Kälbermastskandale vergangener Jahre? Richtig, da waren ebenfalls Sexualhormone und chemische Abkömmlinge davon im Spiel. Bei den weiblichen Sexualhormonen sind die anabolen Effekte, der »Muskelfleischaufbau«, nur schwächer als bei den männlichen. Dafür erhöhen sie die Einlagerung von Fett ins Gewebe und schwemmen ein wenig auf. Den unfreiwilligen Mastochsen sei zum Trost gesagt: Bauch und Brüstchen schrumpfen, wenn die Hormone abgesetzt werden – was allerdings den Verzicht auf den schäumenden Gerstensaft voraussetzt.

→ **Alkohol** ist immer noch eines der größten Gesundheitsrisiken
→ Nur **Wein** ist gut fürs Herz

Quellen: E.R. Rosenblum et al.: Isolation and identification of phytoestrogens from beer. Alcoholism: Clinical and Experimental Research 1992/16/S. 843; E.R. Rosenblum et al.: Assessment of the estrogenic activity of phytoestrogens isolated from bourbon and beer. Alcoholism: Clinical and Experimental Research 1993/17/S. 1207; J.L. Benitez et al./European Brewery Convention: Hops and Hop Products – Manual of Good Practice. Nürnberg 1997; W. Koch: Östrogene Hormone in Hopfen und Bier. Münchner Medizinische Wochenschrift 1953/95/S.845; E.R. Grossmann: Beer, breast-feeding, and the wisdom of old wives. Journal of the American Medical Association 1988/259/S.1016; J. Falbe, M. Regitz (Eds): Römpp Chemie Lexikon. Stuttgart 1990

Bismarckhering

Der Bismarckhering hat nichts mit dem Reichskanzler Bismarck zu tun

Daß ausgerechnet der ordinäre Hering zu der Ehre kam, nach dem Reichskanzler Otto von Bismarck benannt zu werden, mag man heute mit Kopfschütteln bedenken. Tatsache ist aber, daß auf dem Gipfel von Bismarcks Ruhm alles mögliche nach ihm benannt wurde, angefangen von einer Inselgruppe in der Südsee über Azo-Farbstoffe (Bismarckbraun) bis hin zur Seife. Er war damals auch Namenspatron zahlreicher Speisen, etwa des Bismarck-Salates (Rotkohlstreifen mit Kopfsalat, in einer Essig-Öl-Marinade, abgeschmeckt mit Meerrettich) oder von den Seezungenfilets à la Bismarck. Dieses Gericht vermittelt einen guten Eindruck vom Appetit und den kulinarischen Vorlieben des Kanzlers: Grundlage sind Filets, gefüllt mit einer getrüffelten Fischfarce. An weiteren Zutaten benötigt man Artischocken, Austern, Miesmuscheln, Krabbenschwänze und Pilze. Schließlich wird das Gericht mit einer Weißweinsoße *und* einer Sauce hollandaise übergossen. In ähnlicher Weise traf das italienische »bistecca alle Bismarck« den Geschmacksnerv des Kanzlers: ein Steak mit zwei Spiegeleiern.

Für einen schwergewichtigen Vielfraß, der stets für drei essen konnte, waren derart nahrhafte Gerichte allemal passend. Schon als junger Beamter nahm er zu Empfängen mit Büffet, von deren Ergiebigkeit er nicht überzeugt war, vorsorglich ein paar Stullen mit. Sein Leibarzt erzählte, er habe zum reichhaltigen Frühstück gelegentlich bis zu 16 Eier verspeist. Ein »leichter Lunch« bestand nach Augenzeugenberichten aus Kaviar, Räucheraal, allerlei kalten Speisen, Königsberger Klopsen, Hausmacher Wurst, in Bouillon eingelegten Heringen, Anchovis, Kartoffelsalat und pommerschem Gänsefett.

Für Heringe soll Bismarck nach ähnlichen Verlautbarungen ein ausgesprochenes Faible gehabt haben. Glück für den Stralsunder Fischkonservenfabrikanten Johann Wiechmann, der ein großer Verehrer des Staatsmanns war und ihm zu zwei Gelegenheiten – einmal zum Geburtstag und dann anläßlich der Reichsgründung 1871 – ein Holzfäßchen mit sauer eingelegten Ostseeheringen schickte. Im Anschreiben zur zweiten Sendung bat der Fabrikant »alleruntertänigst« darum, die Heringszubereitung künftig als »Bismarck-Hering« handeln zu dürfen. Der Reichkanzler soll sich in einem persönlichen Brief bedankt und seine Einwilligung gegeben haben. Das jedenfalls versichern die Nachfahren des glücklichen Fischhändlers. Das wertvolle Schriftstück existiert nämlich leider nicht mehr, da es im Oktober 1944 bei der Bombardierung der Hansestadt verbrannt ist. Bis dahin soll es im Kontor der Fabrik gehangen haben.

Sieht man von Restaurantbesitzern und Fischkonservenherstellern ab, die behaupten, die Namensgebung sei ihre Idee gewesen, wäre auch noch folgende Geschichte möglich, die zwar nicht verbürgt, aber falls sie nicht wahr, dann zumindest gut erfunden ist: Otto von Bismarck soll geäußert haben, wenn der Hering so teuer wie der Hummer wäre, gälte er mit Sicherheit in den höchsten Kreisen als Delikatesse. Damit traf der eßbegeisterte Kanzler den Nagel auf den Kopf. Denn besonders edle Speisen wie Hummer oder Austern waren früher typische Arme-Leute-Essen. Die Helgoländer Fischer beispielsweise verspeisten die ungeliebten Hummer aus Rache, weil sie ihnen die Netze zerrissen. Später sorgte der Preis für eine enorme Wertschätzung, die allerdings bisher nur wenig an der tierquälerischen Behandlung der Krustentiere zu ändern vermochte.

→ Das **Chateaubriand** ist eine Kreation des gleichnamigen Dichters

Quellen: Pers. Mitteilung von Dr. Wernfried und Lisa Böse, geb. Wiechmann, der Urenkelin des Firmengründers Johann Wiechmann, am 30.1.2001; G. von Paczensky, A. Dünnebier: Leere Töpfe, volle Töpfe. Die Kulturgeschichte des Essens und Trinkens. München 1994; M. Grauls: Lord Sandwich und Mellie Melba. Wie berühmte Persönlichkeiten auf der Speisekarte landeten. München 1999

Blau

Blausein und Blaumachen haben nichts mit Alkohol zu tun

Wenn heute einer »blaumacht«, so tut er das zwar oft, weil er am Vorabend »blau« war, was allerdings nur indirekt mit der Entstehung des Wortes zu tun hat. Sprachforscher offerieren eine ganze Reihe von absonderlichen Erklärungen für den Zusammenhang von Farbe und Betrunkensein, zum Beispiel die Redensart spiele auf die bläulichroten Nasen der Trinker an oder darauf, daß einem nach Alkoholgenuß »blau vor Augen« würde. Andere glauben, Grund sei die mittelalterliche Kleiderordnung, nach der angeblich am Feiertag ein blaues Gewand anzuziehen war. Nachdem die Handwerker vielerorts montags nicht arbeiten mußten und Handwerkerversammlungen abgehalten wurden, machten sie eben montags blau. Würde die These stimmen, müßte es auch blaue Feiertage und nicht nur Montage geben. Außerdem war auch die Arbeitskleidung vieler Handwerker, z. B. der Blaufärber, gewöhnlich blau.

Plausibler erscheint eine andere Erklärung: Im Mittelalter hatte die Blaufärberei Hochkonjunktur. Um den Farbstoff Indigo aus den Blättern des Färberwaid zu gewinnen, brauchte man sonniges Wetter und frischen Urin. Diese Zutaten waren notwendig, um das Pflanzenmaterial zu vergären und die farblose Vorstufe des Indigo entstehen zu lassen. Nach einigen Tagen konnte man die Brühe zum Färben verwenden. Die Stoffe mußten zwölf Stunden darin eingeweicht und dann ebensolange an die Luft gehängt werden. Erst durch den Zutritt von Sauerstoff entstand die blaue Farbe. Am arbeitsfreien Sonntag blieb das Färbegut länger als sonst in der Küpe, nämlich 24 Stunden. Wenn montags »blau gemacht« wurde, konnten die Burschen, während das Zeug an der Luft trocknete, mit Bier, Wein und Schnaps für ordentlich Harndrang sorgen und die nächste Färbepartie ansetzen. Kein Wunder also, daß Blau zur Farbe des Alkohols avancierte!

Quellen: L. Röhrich: Lexikon der sprichwörtlichen Redensarten. Freiburg 1973; E. Heller: Wie Farben wirken. Farbpsychologie, Farbsymbolik, kreative Farbgestaltung. Reinbek 1989; Anon.: Am Montag wurde »Blau« gemacht. Ciba-Geigy-Zeitung, Basel, 21.8. 1990, S. 5; M. Seefelder: Indigo in Kultur, Wissenschaft und Technik. Landsberg 1994

Bodenhaltung

Bodenhaltung ist allemal besser als Käfighaltung

Nein, artgerecht ist Käfighaltung gewiß nicht: 450 Quadratzentimeter, weniger als die Fläche einer DIN-A4-Seite, wird einem Batteriehuhn von der EU bislang zugestanden. Je vier teilen sich einen Käfig, der Platz reicht kaum zum Umdrehen, geschweige denn, daß die Tiere mal mit den Flügeln schlagen könnten. Aber ist mehr Platz besser?

Im französischen veterinärmedizinischen Forschungszentrum CNEVA ging man dieser Frage nach. Die Wissenschaftler teilten 900 Hühner auf verschiedene Käfiggrößen auf, die dem einzelnen Tier entweder die üblichen 450 oder aber – entsprechend einer Empfehlung der EU-Veterinär-Experten – 850 Quadratzentimeter gewährten, und beobachteten sie zwei Jahre lang. Das traurige Ergebnis läßt sich in einem Satz zusammenfassen: Größere Käfige geben den Hennen nur mehr Platz zum Kämpfen. Die Sterblichkeit in den größeren Käfigen war fast doppelt so hoch wie in den kleineren, außerdem gingen viermal soviel Eier zu Bruch. Über 80 (gegenüber 30) Prozent der Verluste waren auf Kannibalismus zurückzuführen, das heißt, die Tiere pickten und hackten sich gegenseitig zu Tode. Das Kannibalismusproblem beschränkt sich aber nicht auf die Käfighaltung. Es ist auch aus der Bodenhaltung bekannt, wo sieben Hühner pro Quadratmeter hausen, das einzelne Tier rechnerisch also dreimal mehr Platz hat als in den kleinen Käfigen. Hier kommen Hauterkrankungen, Milbenbefall und der daraus resultierende Juckreiz als aggressionsauslösende Streßfaktoren hinzu.

Generell sind Krankheiten in der Bodenhaltung häufiger und zudem schwieriger zu bekämpfen, da sich die Tiere über die Einstreu und den eigenen Kot ständig neu infizieren. Das führt dazu, daß Arzneimittel in größerer Menge und über längere Zeit gegeben werden müssen. Bedeutsam für den Verbraucher: Bei dieser Haltungsform werden auch die Medikamente über Streu und Kot von den Hühnern »recycelt«, das heißt erneut aufgenommen. Die Wartefristen, also die Zeit, die vergehen muß, bis die Eier wieder gesammelt und vermarktet werden dürfen, wurden aber an Batteriehühnern ermittelt. Damit sind sie für die Bodenhaltung viel zu kurz. Das ist vermutlich der Grund, warum trotz Einhaltung der Vorschriften bei einem beträchtlichen Teil der Eier von Hühnern aus Bodenhaltung Spuren von Antibiotika nachgewiesen werden können.

Außer den möglichen Medikamentenrückständen hat der Verbraucher bei Eiern aus Bodenhaltung auch eine stärkere Keimbelastung zu gewärtigen – selbst wenn die Eier »sauber« aussehen: Im Durchschnitt befinden sich auf der Schale von Eiern aus der Bodenhaltung 1000–10000mal mehr Keime als bei solchen aus der Legebatterie, wo sie direkt von den Gitterstäben auf das Transportband rollen. Und selbst beim Geschmackstest schneiden die Käfigeier besser ab. Die Käfighalter glauben, das käme daher, daß ihre Batteriehühner gesünder seien. Vielleicht ist den Verbrauchern aber nur der Geschmack des Batterieeies vertrauter …

Natürlich ist die Käfighaltung alles andere als tiergerecht, weil das Federvieh massiv daran gehindert wird, seine angeborenen Verhaltensweisen auszuleben. Da Hennen aber ein anderes Verhaltensrepertoire haben als Menschen (dazu gehört auch das Auskämpfen einer Hackordnung), bedeutet mehr Platz in diesem Fall noch lange keine Erleichterung. Im Gegenteil: Gutgemeinter Tierschutz kann die Qual für die Tiere sogar erhöhen.

→ **Freilandhaltung** ist gut für Mensch, Tier und Umwelt
→ **Eier** aus Legebatterien erkennt man an der blassen Dotterfarbe

Quellen: M. Gledhill: Assault in the battery. New Scientist 25.4.1998/S.13; S. Jodas: Hygienische Maßnahmen in der Geflügelhaltung. Deutsche Geflügelwirtschaft und Schweineproduktion 2000, Heft 19, S.3; AgroNews: Schweiz: Antibiotika-Spuren in elf von 20 getesteten Eiern. 28.4.2000; R. Morgenstern: Woran erkranken die Legehennen? Deutsche Geflügelwirtschaft und Schweineproduktion. Magazin 4.1.1995/S.11; M. Stein: Öko-Eier: mehr Salmonellen, Arzneimittel, Umweltbelastung. EU.L.E.nspiegel, Wissenschaftlicher Informationsdienst des Europäischen Institutes für Lebensmittel- und Ernährungswissenschaften (EU.L.E.) 1997, Heft 2, S.10

Brot

Brot und Brötchen vom Bäcker enthalten weniger Chemie als Fabrikware

Hat Ihr Bäcker um die Ecke viele verschiedene Brot- und Gebäcksorten im Angebot? Tragen die Brote wohlklingende Bezeichnungen wie Kraftkorn-, Urkorn-, Jogging-, Sovital-, Bergsteiger- oder Adventsbrot? Hängen an den Wänden bunte Plakate, die für diese Brotsorten werben? Stehen in den Auslagen sogar gedruckte Schildchen mit der Aufschrift »Aus eigener Herstellung«? Duftet es womöglich nach frischen Brötchen statt nach Hefe? – Falls Sie einige dieser Fragen mit »ja« beantworten, gehört vermutlich auch Ihr Bäcker zu den 98 Prozent der Zunft, die ihre Produktion aus Fertigmischungen bestreiten, die oft nur noch mit Hefe versetzt und mit Wasser verrührt werden müssen, bevor sie in den Ofen kommen.

»Convenience«, englisch für »Bequemlichkeit«, heißt die Devise. Und wer wollte den Menschen, mithin den Bäckern, das Streben nach Arbeitserleichterung verdenken? Doch die Entwicklung ist mittlerweile so weit fortgeschritten, daß Spötter bereits behaupten, die Arbeit in der Backstube könne man heutzutage getrost dressierten Affen überlassen. Ausbilder hingegen geraten bei der Frage in Erklärungsnotstand, warum jemand fürs Tütenaufreißen eigentlich drei Jahre lernen soll. Die Fertigmischungen sind dank der zugesetzten Feinchemikalien ziemlich idiotensicher: Sie erfordern beim Backen kaum noch handwerkliches Geschick, geschweige denn Fingerspitzengefühl oder Erfahrung.

Für die Gelinggarantie sorgen die Chemiker der Backmittelindustrie. Sie entwickelten viele kleine Helferlein für die Backstube: Mixturen aus Emulgatoren, die Teige maschinenfreundlich und voluminös machen; Schimmelpilzenzyme, die Stärke abbauen oder den Teig erweichen; Phosphate, die die Porengröße steuern; Lipoxygenasen, die Toastbrot weiß erstrahlen lassen; Färbemittel, die hellen Mehlen den Vollkorn-Look verpassen; Bräunungsvorläufer, die für knusprige Rösche sorgen, und nicht zuletzt Aromapräkursoren, die den appetitlichen Brötchenduft in die Backstube zaubern.

Und die Kundschaft? Die verdrückt bundesweit pro Jahr mit

ihrem Brot und den übrigen Backwaren mal locker 250000 Tonnen Backmittel und Convenience-Produkte samt Zusatzstoffen im Wert von drei Milliarden Mark. Wesentlichen Anteil an dieser unersprießlichen Situation trägt das deutsche Lebensmittelrecht, denn es befreite die Bäcker von der Deklarationspflicht nahezu aller Zusätze. Mittlerweile versucht die EU zaghaft, ein wenig Licht in das Dunkel deutscher Backstuben zu bringen. Um ihn nicht zu überfordern, verlangt sie, daß der Bäcker wenigstens ein Schildchen mit einem pauschalen Hinweis auf Zusatzstoffgruppen neben der Ware anbringt oder hinter der Theke eine Liste aufbewahrt, die er dem Kunden auf Verlangen zeigt. Diese Liste muß einen kleinen Teil der zahlreichen Feinchemikalien namentlich benennen, das meiste (wie die Mehlbehandlungsmittel) darf weiterhin verschwiegen werden. Und wer weiß schon, ob das, was hinter der Theke im Verborgenen schlummert, auch immer seine Richtigkeit hat.

Etwas anders liegen die Dinge bei den Brotfabriken. Kurioserweise fahren Sie unter Umständen mit Ware aus der industriellen Fertigung – zumindest was Backmittel und Zusatzstoffe angeht – sogar besser: Da die Ware gewöhnlich vorverpackt ist, muß sie eine Zutatenliste tragen. Auch wenn nach dem Lebensmittelrecht (LMKV §5, Abs. 2, Ziffer 2) all die Stoffe nicht aufgeführt werden müssen, die die maschinelle Verarbeitung erleichtern – und das sind immer noch einige –, hatte die Zutatenliste doch einen positiven, »erzieherischen« Wert. Da der Kunde Zusatzstoffe ablehnt, bemühten sich viele Brotfabriken, ihre Etiketten »verbraucherfreundlicher« zu gestalten und verzichteten auf unnötige Additive.

Dabei kam den Großbäckern entgegen, daß es sich für Fabriken »rechnet«, bei den für die Massenproduktion benötigten Mengen an Grundstoffen das eine oder andere Backmittel wegzulassen. Da die Teige, die in einer industriellen Backstraße verarbeitet werden, nicht auf die Maschinen, Gegebenheiten und Eventualitäten von zigtausend unterschiedlichen Backstuben vorbereitet sein müssen, können sie deutlich weniger »Nothelfer« enthalten. Und noch etwas: In vielen Fällen ist die klassische Methode (zum Beispiel Sauerteig) immer noch am billigsten. So tat in diesem Falle auch der Preisdruck das Seine zur Senkung des Backmitteleinsatzes, denn Brotfabriken, die an die Handelsketten liefern, müssen billiger produzieren als Bäcker.

Natürlich kommt aus den Brotfabriken kein »klassisches« handwerkliches Brot. Aber diese Produkte enthalten im Durchschnitt weniger Chemie als die vom »kleinen Bäcker um die Ecke«. Wenn Sie allerdings auf »richtiges«, traditionell Gebackenes Wert legen, bleibt Ihnen nur, nach den zwei Prozent Stecknadeln im Heuhaufen zu suchen.

→ Das **Etikett** verrät, was in Lebensmitteln drin ist
→ Alle **Zusatzstoffe** sind einzeln zugelassen
→ Alle **Zusatzstoffe** sind gesundheitlich geprüft

Quellen: M. Schneider: Die Crux mit den Zusatzstoffen: Jetzt europaweit. Back Journal 1998, Heft 1, S. 44; Anon.: Gemischte Gefühle. brot und backwaren 1999, Heft 7+ 8, S.15; U. Pollmer, W. Wirtz: Brot in Not. Chancen 1988, Heft 2, S.30; Verordnung über die Kennzeichnung von Lebensmitteln (LMKV) idF v. 6. 9. 1984 (BGBl I S.1221) zuletzt geändert am 29. 1. 1998 (BGBl I S.310) BGBl III/FNA 2125-40-25; Verordnung über die Zulassung von Zusatzstoffen zu Lebensmitteln zu technologischen Zwecken vom 29. 1. 1998 (BGBl I S.230) BGBl III/FNA 2125-40–71

Beim Bäcker ist die Ware besonders frisch

Frischer geht's doch gar nicht, oder? Vor den Augen des Kunden werden in gläsernen Backöfen knusprige Brötchen, rösche Brezeln oder leckere Apfeltaschen gebacken und noch warm in die Tüten gepackt. Die Anbieter werden nicht müde, sich allerorten als »Frische-Bäcker« anzupreisen. In vielen Fällen wäre ein wenig mehr Bescheidenheit angebracht: denn bei den Teiglingen für die Schaubäckerei handelt es sich in der Regel um vorgefertigte Tiefkühlware aus der Fabrik. Zur Herstellung benötigt man außer den üblichen Backmitteln noch weitere, spezielle Zusatzstoffe, um die Teige und Füllungen »gefrier-tau-stabil« zu bekommen – damit sie nicht schmecken »wie aufgebacken« oder damit die saftige Füllung beim Auftauen nicht den Teig aufweicht.

Aber längst bedienen sich nicht nur Brezelbuden und Croissanttheken im Bahnhofsbereich solcher Produkte. Ob Ciabatta, Plunder, Baguette, Berliner oder Körnerbrötchen – nahezu alle Kleingebäcke werden den Bäckern als Tiefkühlteiglinge angeboten – und gerne gekauft. Mindestens die Hälfte der rund 22000

Bäckereien in Deutschland setzt beispielsweise Produkte der Firma Meylip ein, eines der größten Anbieter von TK-Teiglingen – so der Geschäftsführer des Unternehmens in einem Interview. Nach Schätzungen des Branchenblatts »brot und backwaren« liegt das Umsatzvolumen des Teigling-Marktes bei 500 Millionen Mark. Tendenz steigend. Neben den klassischen Bäckereiprodukten sind warme Snacks, wie Pizzataschen und Wiener-Würstchen-Croissants, sowie die Trendware Donuts und Bagels die absoluten Renner.

Die höchsten Zuwachsraten verzeichnen dabei, so das Blatt weiter, bereits vorgegärte und vorgebackene TK-Teiglinge: »Je weiter dabei der Conveniencegrad fortgeschritten ist, desto leichter lassen sich etwaige Fehlerquellen im Herstellungsprozeß minimieren. Zudem ist die Zeitersparnis von bis zu zwei Stunden ein ganz wesentlicher Faktor.« Wie einige Hersteller berichten, werden von den Bäckern oft sogar ganz normale Brötchen als Tiefkühlware zugekauft, und sie sagen auch, warum: »die garantierte Konstanz der Qualität«. Wer weiß, ob es trotz idiotensicherer Backmischungen immer noch Probleme beim Umrühren gibt? Auf jeden Fall wird die Bequemlichkeit mit einem Verzicht auf handwerkliche Qualität erkauft, »wodurch Produkte und Geschmack sich immer weniger voneinander unterscheiden«, wie »brot und backwaren« mit einem leisen Anflug von Selbstkritik feststellt.

Quelle: Anon.: Top Secret: Der coole Boom. brot & backwaren 2000, Heft 3, S. 26

Frisches Brot macht Bauchweh – trocken Brot macht Wangen rot

Würde frisches Brot wirklich Bauchweh verursachen, dann müßte sich die halbe Republik vor Schmerzen krümmen. Wer ißt denn noch altes Brot? Und so manch eine Brotsorte, wie das echte französische Baguette, schmeckt eben nur frisch aus dem Backofen. Mit den roten Wangen, dem Symbol kerniger Gesundheit, durch den Verzehr von altem Brot hat sich die Wissenschaft bis heute nicht abgegeben. Wozu auch? Eine naheliegende Erklärung für diesen alten »Verbrauchertip« liefert ein drittes Sprichwort: »Gut Schmeckchen macht Bettelsäckchen«.

Frisches Brot schmeckt gut – so gut, daß man mit dem Essen gar

B

nicht aufhören mag, auch wenn man eigentlich schon satt ist. Von altem Brot dagegen hat man schnell genug. Diese Erfahrung dürfte den Menschen in knapperen Zeiten nicht entgangen sein. Folgerichtig ermahnten die Eltern ihre Kinder, sich nicht mit dem duftenden frischen Brot »den Magen zu verderben«, damit sie nicht gleich wieder neues kaufen mußten. Andererseits mußte das unbeliebtere altbackene Brot ja mit irgendeinem Vorteil schmackhaft gemacht werden: Es wurde für gesund erklärt. Zu diesem Behufe wurde kurzerhand ein anderes Sprichwort zweckentfremdet: »Salz und Brot macht Wangen rot«, denn wer beides ausreichend besaß, litt keinen Mangel. In besseren Zeiten hat sich natürlich der Volksmund auf die durchsichtigen pädagogischen Ermahnungen seinen frivolen Reim gemacht: »In der Not schmeckt die Wurst auch ohne Brot«.

C

Champagner

Champagner ist eine französische Erfindung

Ein solch prickelndes Vergnügen kann nach landläufiger Vorstellung nur aus dem sinnenfreudigen Frankreich stammen. Und verständlicherweise wird die Legende vom blinden Mönch Dom Pérignon, der den Champagner erfunden haben soll, dort heute mit Hingabe gepflegt. Aber es war alles ganz anders.

Im 17. Jahrhundert wurde Wein aus der Champagne faßweise nach England geliefert. Das geschah meist im Winter, deshalb kann man davon ausgehen, daß so manche noch nicht vollständig abgeschlossene Gärung durch die Kälte unterbrochen wurde. Dort angekommen, füllten die Engländer den Wein in Flaschen um, die sie mit Naturkorken verstöpselten. Wenn es nun im Frühjahr oder in der Schänke wärmer wurde, erwachte die Hefe aus ihrem »Winterschlaf« und setzte mit dem Restzucker eine Nachgärung in Gang. Die dabei entstehende Kohlensäure entwich beim Öffnen der Flasche mit einem kräftigen Plopp. Die Briten fanden an dem zischend aufbrausenden Trunk und dem Kitzeln auf der Zunge offenbar solchen Gefallen, daß sie den merkwürdig veränderten Wein nicht wegschütteten, sondern darauf sannen, die Menge an prickelnder Kohlensäure gezielt zu mehren.

Dem britischen Weinexperten Tom Stevenson zufolge reichte der Engländer Christoph Merret bereits 1662 ein Schriftstück bei der Royal Society ein, in dem beschrieben wird, wie man Wein durch Zuckerzugabe zu einer zweiten Gärung und damit zum Schäumen bringen kann. Da man allerdings den biochemischen Hintergrund der Gärung nicht verstand, waren die Zuckerzugaben eher dem Zufall überlassen, was zur Folge hatte, daß etwa ein Drittel der Flaschen vorzeitig explodierte.

Der französische Ordensmann Dom Pérignon dagegen trat sein Amt als Kellermeister der Abtei Hautvillers erst 1668 an – sechs Jahre zu spät, um den Champagner zu erfinden. Das größte Verdienst, das dem Mönch zugeschrieben wird, ist die Verwendung des Korkens. Ohne dichten Verschluß gibt es keinen Champagner. Bis zu seiner Zeit wurden in Frankreich die Weinflaschen mit einem hanfumwickelten Holzstopfen verschlossen, ungeeignet, um die entstehende Kohlensäure »einzufangen«. Die Praxis, Flaschen gasdicht zu verkorken, war in England längst zum Verschließen von Bierflaschen eingeführt. Vielleicht erfuhr der Gottesmann davon durch seine britischen Weinkunden. Vielleicht haben ihm aber auch die Handelsreisenden der Korkproduzenten aus dem Nachbarland Spanien einfach nur ein paar Stöpsel aufgeschwatzt.

Es gibt kaum einen Handgriff in der Champagnerherstellung, der nicht Dom Pérignons Idee sein soll. Aber nicht einmal die Kellertechnik, wie etwa das Rüttelpult, kann ihm ernsthaft zugerechnet werden. Sie ist wohl eine Erfindung jener deutschen Kellermeister, die in den Anfangsjahren der Champagnerproduktion, als die Technik noch entwickelt werden mußte, im Dienst der heute großen Häuser standen. Champagner war damals vor allem ein Exportprodukt. Die französischen Gourmets konnten ihm nur wenig abgewinnen, und wenn, dann tranken sie ihn als süßen Dessertwein.

Das aus kulinarischer Sicht entscheidende Verdienst kommt nun wieder Briten zu: Sie haben mit ihrer Vorliebe für den hochwertigen, nicht süßen »Brut« bzw. »Extra Brut« dafür gesorgt, daß aus dem Dessertwein echter Champagner wurde. Das europäische Gemeinschaftswerk krönten die Franzosen im nachhinein mit der hübschen Legende vom blinden Kellermeister Dom Pérignon, der so zum Nationalhelden aufstieg. 1823 – gut 100 Jahre nach dessen Tod – wurde die Abtei samt ihren Weinbergen von der Firma Moët & Chandon gekauft. Mag sein, daß die Legende von der Erfindung des Champagners in Hautvillers ein ganz klein wenig damit zu tun hat …

→ **Sekt** ist deutscher Schaumwein

Quellen: H. Dohm: Sekt. Zwischen Kult und Konsum. Neustadt an der Weinstraße 1981; T. Stevenson: Champagner. München 1987; T. Stevenson: World encyclopedia of champagne and sparkling wine. London 1998

Chateaubriand

Das Chateaubriand ist eine Kreation des gleichnamigen Dichters

Dieses Filetsteak ist heute fast das einzige, was noch an den 1848 verstorbenen Dichter Francois-René Chateaubriand erinnert. Dabei gilt es als Ironie der Geschichte, daß einem Manne irrtümlicherweise der Ruhm beschieden ist, Taufpate einer Delikatesse gewesen zu sein, der selbst nichts von gutem Essen hielt und sich von Milchspeisen nährte.

Lepelletier rühmt den Philosophen: »O Ironie, o Dank der Völker! Ein Beefsteak mit Kartoffeln ist vielleicht alles, was eines Tages übrigbleibt von einem Atlas an Gedanken, einem Archimedes der Philosophie. Eine Welt trug er in seinem gewaltigen Gehirn ... und das ganze Ergebnis: ein Name auf der Speisekarte. C'est la gloire.« Noch ungerechter handelte die Nachwelt am echten Erfinder des Gerichts, einem berühmten Koch namens Chabrillon, der aber offenbar nicht berühmt genug war, um zu verhindern, daß sein Name zu Chateaubriand verballhornt wurde.

Populärer als diese wurde eine ganz andere Darstellung und damit auch ein anderer Koch. Nach dieser Version habe Chateaubriand bei seinem kurzen Intermezzo in London seinen Leibkoch Montmirel gebeten, eine Speise zu erfinden, die das berühmte englische Steak in den Schatten stellen sollte. Es heißt, Montmirel habe ein Lendenstück genommen, das er zwischen zwei Steaks briet. Dabei durchtränkten die Steaks mit ihrem Saft die Rinderlende, die als einziges serviert wurde. Vom Schriftsteller Chateaubriand selbst ist leider keine Zeile zum »Steak à la Chateaubriand« überliefert. Und genau das spricht gegen diese Interpretation. Denn der selbstverliebte Autor war stets um seine Berühmtheit und Bedeutung bemüht. Warum sollte er etwas verschweigen, das er selbst angeregt hatte und als eigenes Verdienst hätte ausgeben können?

Quellen: A. J. Storfer: Wörter und ihre Schicksale. Gütersloh, ohne Jahr; M. Grauls: Lord Sandwich und Mellie Melba. Wie berühmte Persönlichkeiten auf der Speisekarte landeten. München 1999

Cholesterin

Cholesterin ist schädlich

Welch seltsame Vorstellung! Wenn es Ihnen gelänge, mit Hilfe eines Zauberspruchs alles Cholesterin aus Ihrem Körper zu verbannen, bliebe von Ihnen vermutlich nicht viel mehr als ein nasses Häuflein Elend zu Füßen Ihres Skeletts. Eine Hauptaufgabe des Cholesterins ist es nämlich, die Membranen der Körperzellen zu stabilisieren, die ohne diesen Zusatz so beweglich wären wie ein Ölfilm auf dem Wasser. Cholesterin sorgt in den Membranen für das richtige Maß an Festigkeit und Elastizität: Es schützt die roten Blutkörperchen vor dem Zerfließen, es wird für den Neuaufbau von Immunzellen gebraucht, und es hält die Isolierschicht der Nervenzellen, die sogenannte Myelinscheide, zusammen, ohne die keine Übertragung von Nervensignalen möglich wäre. Es gibt kein Vitamin, das in seiner Bedeutung für den Organismus dem lebensnotwendigen Cholesterin das Wasser reichen könnte.

Manche Organe enthalten – läßt man den Wassergehalt unberücksichtigt – beträchtliche Mengen an Cholesterin: Beim gesunden Herzen macht es satte zehn Prozent aus, dennoch wurde seine Funktion dort bis heute nicht erforscht. Beim Gehirn sind es sogar 10 bis 20 Prozent. Inzwischen mehren sich die Hinweise, daß Cholesterin für die Entwicklung des kindlichen Gehirns – und der Intelligenz – große Bedeutung besitzt. Der Säugling ist noch nicht in der Lage, Cholesterin selbst zu synthetisieren, der lebenswichtige Stoff wird ihm deshalb in erheblicher Menge über die Muttermilch zugeführt. Diese Erkenntnisse sind zum Glück für die Flaschenkinder bei einem Babykosthersteller auf fruchtbaren Boden gefallen, der mittlerweile seine Produkte damit anreichert – allerdings ohne es werblich hervorzuheben.

Die Nebennieren bestehen gar zur Hälfte aus Cholesterin. Das ist für ein hormonbildendes Organ eigentlich wenig erstaunlich: Immerhin werden aus Cholesterin viele wichtige Hormone und andere »Funktionsträger« unseres Körpers hergestellt: Sexual- und Streßhormone und Vitamin D für Haut und Knochen, aber auch die Gallensäuren zur Fettverdauung und Lipoproteine für den Fetttransport im Blut.

Wegen der vielfältigen und bedeutsamen Aufgaben des Cholesterins verläßt sich der Körper nicht auf eine Zufuhr von außen, sondern produziert es selbst: bei einem gesunden Menschen zwischen 1 und 1,5 Gramm pro Tag. Leber und Dünndarm sind die wichtigsten körpereigenen Cholesterinfabriken. Von dort geht es ins Blut, wo es an Transportproteine gebunden wird. Mit deren Hilfe gelangt das Cholesterin schließlich an die Stellen, wo es gerade gebraucht wird. Wie bei einer richtigen Fabrik regelt das Angebot die Nachfrage: Ist viel Cholesterin vorhanden, etwa weil von außen welches zugeführt wird, wird die Produktion zurückgefahren. Sinkt der Blutspiegel zu weit ab, weil sich der Mensch bewußt cholesterinarm ernährt, dann wird die Produktion angekurbelt.

So sorgt der Körper dafür, daß er nicht nur ausreichend mit Cholesterin versorgt ist, sondern auch dafür, daß die Menge an Cholesterin möglichst konstant bleibt. Dabei zirkulieren gewöhnlich nur etwa zwei Prozent in der Blutbahn, der Rest »sitzt« in den Zellen und erfüllt dort seine lebenswichtigen Aufgaben. Deshalb sagt der Cholesterinspiegel im Blut herzlich wenig über das Cholesterin im Körper aus.

→ Das **Cholesterin** aus der Nahrung erhöht den Blutwert
→ **Cholesterin** und tierische Fette sind schuld an Herz-Kreislauf-Erkrankungen
→ Besonders niedrige **Cholesterin**werte sind besonders gesund

Quellen: H. Greiling, A.M. Gressner: Lehrbuch der Klinischen Chemie und Pathobiochemie. Stuttgart 1989; S.L. Boleman et al.: Pigs fed cholesterol neonatally have increased cerebrum cholesterol as young adults. Journal of Nutrition 1998/128/S.2498; R.V. Farese, J. Herz: Cholesterol metabolism and embryogenesis. Trends in Genetics 1998/14/S.115; H. Glatzel: Sinn und Unsinn in der Diätetik. München 1978; M. Accad, R. Farese: Cholesterol homeostasis: a role for oxysterols. Current Biology 1998/8/S.R601; EU.L.E.nspiegel, Wissenschaftlicher Informationsdienst des Europäischen Institutes für Lebensmittel- und Ernährungswissenschaften (EU.L.E.) 1999, Heft 7, S.4

C

Das gute und das böse Cholesterin

Fette und fettähnliche Substanzen – mithin auch das Cholesterin – lösen sich nicht in Wasser. Blut ist zwar ein besonderer Saft, aber trotz allem nur eine wäßrige Lösung. Damit stellt sich das Problem, wie Fette ihre Bestimmungsorte im Körper erreichen können. Die Lösung heißt »Einpacken«. Als Packmaterial dienen dabei wasserlösliche Eiweißstoffe (Proteine) und vermittelnde (emulgierende) Phospholipide (siehe Kasten auf Seite 135 f.). Mit einer solchen Verpackung können sowohl Triglyzeride (Fette im allgemeinen Sinn) aus der Nahrung als auch Cholesterin in der Blutbahn transportiert werden. Die Eiweiß-Fett-Päckchen nennt man Lipoproteine.

Was das alles mit gutem und bösem Cholesterin zu tun hat? Nun, das »gute« HDL-Cholesterin ist das Cholesterin in den »high density lipoproteins«. Das »böse« LDL-Cholesterin dagegen stammt aus »low density lipoproteins«. In beiden Transporteinheiten ist das Cholesterin exakt das gleiche. Wenn überhaupt, dann müßte man die Lipoproteine und nicht das Cholesterin als »gut« und »böse« bezeichnen.

Bei biologischen Vorgängen, die der Regulation des Stoffwechsels dienen, sollte man auf solche wertenden Titulierungen allerdings besser ganz verzichten. Zumal die Einteilung in LDL oder HDL willkürlich erfolgte: Sie hängt vom Verhalten der Lipoproteine in Laborgeräten ab, der Ultrazentrifuge und dem Elektrophorese-Gerät. Später suchte man nach einem Zusammenhang zwischen der Häufigkeit von Herz-Kreislauf-Erkrankungen und den verschiedenen Lipoproteintypen. Dabei fand man, daß das LDL manchmal oxidiertes Cholesterin aus der Nahrung anreichert und dann Arteriosklerose begünstigen kann (das oxidierte Cholesterin entsteht gewöhnlich bei bestimmten Verarbeitungsverfahren wie der Gewinnung von Eipulver). Daher rührt der Begriff »böses« Cholesterin.

Das HDL wird als »gutes« Cholesterin bezeichnet, weil Herz-Kreislauf-Erkrankungen um so seltener sind und die

Menschen um so älter werden, je höher ihr HDL ist. Fettstoffwechselstörungen (wie die familiäre Hyperalphalipoproteinämie) mit hohen HDL-Spiegeln sind mit einer hohen Lebenserwartung verbunden. Studien am Menschen haben gezeigt, daß bereits ein mäßiger Anstieg des HDL im Blut die Häufigkeit von Herzkrankheiten deutlich senkt. Gentechnologen versuchen deshalb, gezielt den HDL-Cholesteringehalt im Blut zu erhöhen. Seit Tierversuche gezeigt haben, daß sich dadurch auch die Arteriosklerose erfolgreich heilen läßt, sind viele Forscher überzeugt, daß das Cholesterin im HDL einen entscheidenden Schutzfaktor vor Herz-Kreislauf-Erkrankungen darstellt.

Quellen: D. J. Rader, C. Maugeais: Genes influencing HDL metabolism: new perspectives and implications for atherosclerosis prevention. Molecular Medicine Today 2000/6/S. 170; H. Greiling, A.M. Gressner: Lehrbuch der Klinischen Chemie und Pathobiochemie. Stuttgart 1989: P.L. Yeagle: Biology of Cholesterol. Boca Raton 1988; M.C. Linder: Nutrional biochemistry and metabolism: with clinical applications. New York 1991; J. Gordon, B.M. Rifkind: High-density lipoproteins – the clinical implications of recent studies. New England Journal of Medicine 1989/321/S. 1311; N. Kumar, O.P. Singhal: Cholesterol oxides and atherosclerosis: a review. Journal of the Science of Food and Agriculture 1991/55/S. 497

C

Das Cholesterin aus der Nahrung erhöht den Blutwert

Cholesterin ist für unseren Körper ein so wichtiger Werkstoff, daß er sich lieber nicht auf Einfuhren verläßt, sondern ihn selbst herstellt (siehe »Cholesterin ist schädlich«). Zwischen 1000 und 1500 Milligramm beträgt die Tagesproduktion, je nach Erfordernissen. Dazu kommen aus der Nahrung noch einmal 500 bis 800 Milligramm hinzu. Bei allzu üppiger Versorgung verhängt der Körper einen Importstopp: Selbst bei einer massiven Zufuhr kann er die Aufnahme auf 300 Milligramm drosseln. Bleibt die Zufuhr von außen jedoch unter dem Limit, dann wird die Eigenproduktion angekurbelt.

Wie weit diese Regulationsfähigkeit in Anpassung an die jeweiligen Ernährungsbedingungen gehen kann, demonstrieren anschaulich Gesellschaften, in denen überwiegend Fleisch, Fett und andere tierische Produkte verzehrt werden. Die Bewohner der

Polarregion, die Inuit, ernähren sich fast ausschließlich von Fisch und dem tranreichen Wal- und Robbenfleisch. Sie führen sich mit der Nahrung fast doppelt soviel Cholesterin zu wie die Europäer, und trotzdem liegt ihr Cholesterinspiegel niedriger. Auch die Massai, ein afrikanisches Hirtenvolk, leben vorwiegend von tierischen Produkten: Außer bis zu fünf Litern Milch täglich nehmen sie noch Fleisch und Blut ihrer Rinder zu sich. Tierisches Fett macht zwei Drittel ihrer Gesamtkalorienmenge aus, sie verzehren täglich zwischen 600 und 2000 Milligramm Cholesterin – und trotzdem liegen ihre Serumcholesterinwerte unter denen von Amerikanern oder Europäern.

Obwohl es genügt hätte, ein einschlägiges Lehrbuch zu konsultieren, um von Zweifeln an der Cholesterinhypothese erfüllt zu sein, machten sich deutsche Ernährungsexperten dennoch die Mühe herauszufinden, ob das, was für alle Menschen auf dem Globus gilt, auch hierzulande seine Richtigkeit hat. Seither kann man den peniblen Tabellen der Verbundstudie Ernährungserhebung und Risikofaktoren Analytik, abgekürzt VERA, entnehmen, daß die untersuchten knapp 2000 Personen, gleichgültig, ob sie wenig, durchschnittlich, viel oder sehr viel Cholesterin mit der Nahrung aufgenommen hatten, alle im Schnitt denselben Gesamtcholesterinwert aufwiesen.

Dieses Gleichgewicht zwischen Zufuhr von außen und körpereigener Produktion nennt man Homöostase. Und deshalb lassen sich die Cholesterinwerte bei den meisten Menschen nicht – oder höchstens kurzfristig – mit Messer und Gabel beeinflussen. Unser Körper versucht, auf lange Sicht den von ihm erwünschten Mittelwert zu halten. Aus diesem Grund sind in der Vergangenheit die meisten Versuche gescheitert, durch »herzfreundliche Ernährung« den Cholesterinspiegel zu senken.

→ **Fettarm:** Mit fettarmer Diät läßt sich der Cholesterinspiegel effektiv senken

Quellen: M. Kohlmeier et al.: Verbreitung von klinisch-chemischen Risikoindikatoren in der Bundesrepublik Deutschland. VERA-Schriftenreihe Band VII, Niederkleen 1993; M. Kestin et al.: Effect of dietary cholesterol in normolipidemic subjects is not modified by nature and amount of dietary fat. American Journal of Clinical Nutrition 1989/50/S.528; W.E. Stehbens: Diet and atherogenesis. Nutrition Reviews 1989/47/S.1

Männer	Gruppe 1	Gruppe 2	Gruppe 3	Gruppe 4
Nahrungscholesterin in Milligramm pro Tag	bis 379	379–487	487–631	über 631
Gesamt-Cholesterin (Median) in Milligramm pro Deziliter	209,0	209,0	208,0	208,0
über 200 mg/dL Gesamt-Cholesterin hatten	57,3 %	58,2 %	55,6 %	54,2 %
über 250 mg/dL Gesamt-Cholesterin hatten	19,4 %	21,6 %	16,4 %	14,6 %

Frauen	Gruppe 1	Gruppe 2	Gruppe 3	Gruppe 4
Nahrungscholesterin in Milligramm pro Tag	bis 313	313–410	410–529	über 529
Gesamt-Cholesterin (Median) in Milligramm pro Deziliter	208,0	214,0	210,0	209,0
über 200 mg/dL Gesamt-Cholesterin hatten	56,0 %	61,9 %	55,8 %	58,9 %
über 250 mg/dL Gesamt-Cholesterin hatten	22,5 %	23,8 %	21,5 %	22,2 %

Cholesterin und tierische Fette sind schuld an Arteriosklerose und Herzinfarkt

Urheber der kollektiven Cholesterinhysterie der westlichen Welt sind russische Wissenschaftler (James Bond läßt grüßen), die Ende des 19. Jahrhunderts ihre Versuchskaninchen so lange mit Eigelb und Hirn fütterten, bis sie Arteriosklerose entwickelten. Daß die armen Tierchen üblicherweise ganz andere Kost bevorzugen und demzufolge verdauungsmäßig nicht für den Verzehr von Schädelinhalt gerüstet sind, kam damals niemandem in den Sinn. Nein, die Freude war groß, endlich ein Modell für die Entstehung der Arteriosklerose beim Menschen gefunden zu haben. Diese Freude wurde auch nicht wesentlich getrübt, als sich herausstellte, daß die Kaninchen-Arteriosklerose, wenn sie überhaupt mit irgendwas vergleichbar sein sollte, eher einer menschlichen Fettspeicherkrankheit ähnelt als der »normalen« Arteriosklerose.

Den nächsten Schub erhielt die Fett-und-Cholesterin-Hypothese in den fünfziger Jahren mit der inzwischen zu zweifelhaftem Ruhm gekommenen Sieben-Länder-Studie, die feststellte, daß um so mehr Menschen in einem Land an koronaren Herzerkrankungen sterben, je mehr Fett dort konsumiert wird. Das brachte eine nie dagewesene Ernährungspropaganda-Lawine ins Rollen, obwohl schon früh Kritik am Studienaufbau und der Interpretation ihrer Ergebnisse laut wurde. Zum Beispiel, daß sich die Lebensbedingungen in den untersuchten Ländern und Bevölkerungsgruppen in vielerlei Hinsicht unterschieden, vor allem aber im Wohlstand. Hätte man die Herzinfarktrate an Fernsehern oder Autos festgemacht, wäre mit ziemlicher Sicherheit dasselbe herausgekommen.

Unter den zahlreichen Staaten und Regionen dieser Welt findet man immer einige, die sich in eine beliebige Hypothese einordnen lassen. Deshalb gilt ein solcher Zusammenhang erst dann als plausibel, wenn er sich auch innerhalb der einzelnen Länder zeigt. Die Stunde der Wahrheit schlägt, wenn man Menschen mit hohem bzw. niedrigem Fettkonsum bei ansonsten gleichen Umweltbedingungen vergleicht. Und genau da liegt der Hase im Pfeffer, denn bei diesen Untersuchungen löste sich die Theorie in Wohlgefallen auf. Maria C. Linder von der California State University resümiert in ihrem Lehrbuch »Nutritional Biochemistry and Metabolism«: »Die [gefundene] Korrelation zwischen koronaren Herzerkrankungen und Blutcholesterin ist nur signifikant, wenn Gruppen (oder ganze Bevölkerungen) verglichen werden, nicht jedoch auf der Ebene des Individuums. Aus dem Fehlen der individuellen Korrelation kann man schließen, daß die entscheidende Variable noch nicht identifiziert wurde.«

Es ist kaum möglich, alle Ungereimtheiten aufzulisten, die für sich allein bereits die ganze Fett-und-Cholesterin-Hypothese in Frage stellen. Einige zählt die Autorin des genannten Lehrbuchs für Ernährungswissenschaftler auf. Wir zitieren sie stellvertretend für andere Kritiker und Besitzer gesunden Menschenverstands. Frau Linder weist vor allem auf die besondere Problematik der Interpretation epidemiologischer Daten hin:

- »Die Schwachstellen von Ernährungserhebungen sind in der von Land zu Land unterschiedlichen Verfügbarkeit und der tatsächlichen Verzehrshäufigkeit eines Nahrungsmittels zu sehen. Dazu kommt, daß nicht alle Menschen gleich viel von einem Lebensmittel essen und daß sich die Befragten häufig nicht mehr genau an die verzehrten Mengen erinnern. Statistiken, die auf den Antworten von Einzelpersonen (im Gegensatz zu Gruppenerhebungen) beruhen, zeigen oft nur schwache Korrelationen zwischen dem Verzehr bestimmter Nahrungsmittel und dem Auftreten von Arteriosklerose oder bestimmten Blutwerten.«

- »Ein weiterer Widerspruch ist beispielsweise, daß man für den Tod durch Schlaganfall eine negative Korrelation zu Fett und Cholesterin findet – und zwar in den gleichen Gruppen, in denen man für die Koronarsterblichkeit eine positive Korrelation ermittelt hat. Beide Krankheiten sollen jedoch auf Arteriosklerose zurückgehen. Damit scheidet Cholesterin als Risikofaktor aus.«
- »Eine Diskrepanz gibt es auch bei der Entwicklung der Herzinfarktsterblichkeit von Frauen im Vergleich zu Männern: Die der Frauen sank im Lauf der Jahre, die der Männer stieg. Das legt nahe, daß die Ernährung nichts damit zu tun hat.«

All diesen ihrer These widersprechenden Befunden zum Trotz zeigten sich Ärzteverbände und Regierungen beseelt vom Gedanken, die Menschheit von der Geißel des Herztodes zu befreien. »Prävention« stand auf den Fahnen des Kreuzzuges gegen Fett und Cholesterin, und es dauerte nicht lange, da stellten sich auch Pharmaunternehmen und Nahrungsmittelkonzerne in den Dienst der »guten Sache«. Eilfertig entwickelten sie fettarme Wurst, cholesterinfreie Rühreier und lipidsenkende Medikamente. Es braucht nicht betont zu werden, daß sich für alle Kreuzritter der missionarische Eifer gelohnt hat, mit dem die frohe Botschaft vom nahen Sieg über den Herzinfarkt unters erwartungsvoll aufschauende Volk gebracht wurde.

Zu ihrer Rechtfertigung zogen die Experten vor allem zwei Studien heran, die Framingham-Studie und die Nordkarelien-Studie, die stets als Beleg für die Cholesterin-Hypothese herhalten müssen. Pikanterweise sind beide Studien mittlerweile als Musterbeispiele für Fälschung und Betrug in die Fachliteratur eingegangen. Nachauswertungen und zusammenfassende Analysen (Meta-Analysen) verschiedener Studien finden keinen Zusammenhang zwischen Cholesterin- und Fettverzehr, Blutchole-

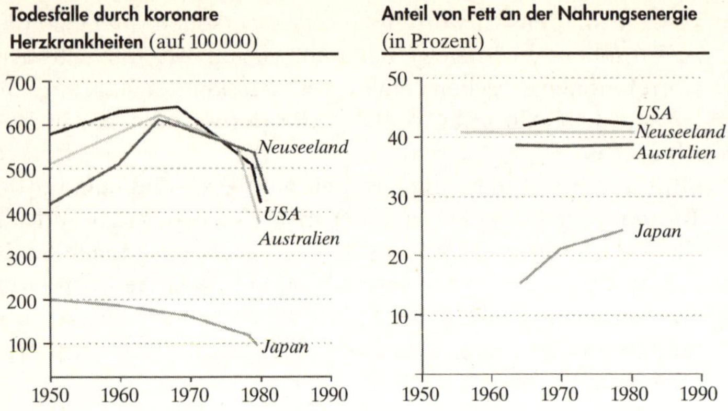

Die Zahl der Todesfälle durch koronare Herzkrankheiten geht in Australien, Neuseeland und den USA seit Mitte der sechziger Jahre stark zurück. In Japan fällt die Mortalitätsrate kontinuierlich seit den fünfziger Jahren.

Der Fettanteil in der Nahrung ist in Australien, Neuseeland und den USA gleich geblieben, in Japan dagegen hat er zugenommen.

sterinspiegeln und koronarer Herzkrankheit. Nicht einmal die Obduktion von verstorbenen Probanden konnte belegen, daß arteriosklerotische Gefäßschäden auf die verzehrten Fettmengen zurückzuführen sind.

Dafür, daß seit Mitte der sechziger Jahre in den westlichen Ländern weniger Menschen an Herzinfarkt sterben, ist wohl eher die bessere medizinische Versorgung und der Rückgang des Rauchens verantwortlich als die Prävention – der Anteil an Fett in der Nahrung ist in denselben Ländern nämlich gleich geblieben (siehe oben).

Besonders auffallend: Die schon immer niedrige Herzinfarktrate in Japan fällt noch weiter, obwohl sich der Fettkonsum dort zwischen 1960 und 1985 gut verdoppelt hat. An den Fettsäurearten (gesättigt/ungesättigt) liegt's auch nicht (siehe »Pflanzliche Fette sind besser als tierische«).

Zum guten Schluß noch ein Zitat: »Der vielfach als ein gesundheitspolitisches Lamento beklagte Anstieg der Herz-Kreislauf-Erkrankungen zur Todesursache Nummer 1 in den sog. Industrieländern ist die unausweichliche Folge der Verdoppelung der Lebenserwartung in den letzten 100 Jahren, einer der spektakulärsten Erfolge unserer Gesellschaft. So stellen die Herz-Kreislauf-Erkrankungen heutzutage typische Todesursachen im Greisenalter dar: Das mittlere Sterbealter der Menschen, für die ein Tod an Herz-Kreislauf-Erkrankungen attestiert wird, liegt deutlich über der mittleren Lebenserwartung. Diese Erkrankungen als ernährungsabhängig und damit als durch eine Umstellung des Ernährungsverhaltens der Bevölkerung präventierbar hinzustellen, muß als grotesk anmuten.« Das sagt Professor Michael Berger, Fachmann für Stoffwechselkrankheiten und Ernährung von der Universität Düsseldorf.

C

→ Wer seinen **Cholesterin**spiegel senkt, senkt sein Herzinfarktrisiko
→ **Japan** beweist, daß fettarme Ernährung vor Herzinfarkt schützt

Quellen: M.C. Linder: Nutrional biochemistry and metabolism: with clinical applications. New York 1991; W.E. Stehbens: Diet and atherogenesis. Nutrition Reviews 1989/47/S.1; M. Gurr: The facts behind the dietary fatty acids and heart disease controversy. 4. Trends do not support a major role for saturated fatty acids in CHD development or prevention. Lipid Technology 1994/6/S.143; U. Ravnskov: The questionable role of saturated and polyansaturated fatty acids in cardiovascular disease. Journal of Clinical Epidemiology 1998/51/S.454; M. Berger: Kosten ernährungsbedingter Krankheiten in Deutschland. Lebensmittelchemie 1994/48/S.39; W.E.M. Lands et al.: Changing dietary patterns. American Journal of Clinical Nutrition 1990/51/S.991

Wer seinen Cholesterinspiegel senkt, senkt sein Herzinfarktrisiko

Es gibt Menschen, die wollen es ganz genau wissen – zum Beispiel, ob cholesterinsenkende Maßnahmen tatsächlich vor Herzinfarkt schützen. Der schwedische Wissenschaftler Uffe Ravnskov ist so jemand. Was also tat er? Er analysierte die Ergebnisse von Studien, die den Zweck hatten, diesen Zusammenhang nachzuweisen, und bei denen es auch gelungen war, den Cholesterinspiegel zu senken. Diese Bedingung ist wichtig, denn das ist gar nicht so einfach (siehe »Mit fettarmer Diät läßt sich der Cholesterinspiegel effektiv senken«). Erfolg oder Mißerfolg der Intervention, also der Cholesterinsenkung, wurden daran bemessen, ob die Zahl der tödlichen und nichttödlichen Infarkte in der Behandlungsgruppe im Vergleich zur Kontrollgruppe auch wie erwartet abnahm. Außerdem mußte die Gesamtsterblichkeit, also die Rate der Todesfälle gleich welcher Ursache, angegeben sein.

Nach langem Rechnen ein einfaches Resultat: Etwa die Hälfte der Studien fand eine geringfügige Verringerung der Infarkte, die anderen dagegen eine geringfügige Zunahme. Im ganzen gesehen hatten die cholesterinsenkenden Maßnahmen auf die Gesamtsterblichkeit einen Einfluß von plus/minus Null. Das legt nahe, daß es den seit Jahrzehnten gepredigten Zusammenhang zwischen Cholesterin und Herzinfarkt überhaupt nicht gibt (siehe Seite 79).

C

Da fragt sich der unbedarfte Leser natürlich, warum das nicht vorher schon jemandem aufgefallen ist. Die Antwort liefert Uffe Ravnskov gleich mit. Er hatte den Verdacht, daß wissenschaftliche Veröffentlichungen, die eine gängige Fett-Hypothese unterstützen, öfter von Fachkollegen zitiert werden als solche, die nicht ins Bild passen. Und wer nicht zitiert wird, verschwindet aus der Welt der Wissenschaft mitsamt seinen Ergebnissen und seiner Meinung in der Versenkung. Deshalb ist es wichtig, zitiert zu werden, und aus diesem Grund gibt es den »Science Citation Index«. Darin ist fein säuberlich festgehalten, welche wissenschaftliche Arbeit wie oft von den Kollegen erwähnt wurde.

Der wißbegierige Schwede stellte nun fest, daß Artikel, die die beliebte These »Cholesterinsenkung bewirkt Rückgang der Herzinfarktrate« unterstützten, bis zu sechsmal häufiger zitiert wurden als Arbeiten, in denen das Gegenteil gefunden wurde. Abweichende Ergebnisse und Meinungen hatten es außerdem schwerer, überhaupt gedruckt zu werden. Offenbar gilt auch in der Medizin das Motto: Oft gehört, gern geglaubt.

→ Wer seine **Risikofaktoren** senkt, beugt Krankheiten vor

Quelle: U. Ravnskov: Cholesterol lowering trials in coronary heart disease: frequency of citation and outcome. British Medical Journal 1992/305/S.15

Zeugen der Anklage (I) – Die Framingham-Studie

Die Framingham-Studie ist ein echter Klassiker, sie gilt als »Urmutter« der prospektiven Studien, und das ist gewiß ihr größtes Verdienst. Prospektive Studien sind Forschungsprojekte, die eine nach bestimmten Kriterien ausgewählte Gruppe von Probanden über längere Zeit begleiten und dabei immer wieder Daten zu einer vorher formulierten Fragestellung sammeln. In diesem Fall wurde ein Bevölkerungsquerschnitt der amerikanischen Kleinstadt Framingham, etwa 5000 Personen, seit 1948 auf der Grundlage der Frage »Was sind die Risikofaktoren für Herz-Kreislauf-Erkrankungen?« immer wieder untersucht und befragt. Die Studie läuft immer noch, 1971 wurden weitere 5000 Personen, die Kindergeneration, einbezogen, und die Enkelgeneration soll bald folgen. So weit, so gut. Eigentlich ein phantastisches Projekt. – Nur war bereits 1960 (!) klar, daß es zwischen Cholesterin und Arteriosklerose keinen Zusammenhang gibt. Warum wurde das Gegenteil behauptet, und warum hat niemand die Fälschung bemerkt?

In den meisten wissenschaftlichen Arbeiten werden wohlweislich nicht die Originaldaten, sondern in der Regel nur zusammengefaßte Werte von ausgewählten Teilgruppen oder Teilfragestellungen publiziert. Damit ist es sehr schwierig, den Wahrheitsgehalt der Schlußfolgerungen zu überprüfen. Weil die Framingham-Studie mit staatlichen Geldern gefördert wurde, mußten ihre Originaldaten jedoch in der Bücherei des Kongresses aufbewahrt werden. Das nahm Professor Herbert Immich zum Anlaß, einmal selbst Einblick in die erhobenen Daten zu nehmen. In seiner Analyse schreibt er:

»Bei den Männern der jüngsten Kohorte (30–34 Jahre) [eine Kohorte ist eine definierte Untergruppe, hier die Altersklasse] betrug der Median [ein statistisch bearbeiteter Durchschnitt] unter Koronarsklerose 250 mg/dl [Cholesterinwert: Milligramm pro Deziliter Blut], unter Gesunden 240 mg/dl. Bei den Männern der ältesten Klasse (60–62) betrug der Median unter Koronarsklerose 235 mg/dl, unter

C

C

den Gesunden 242 mg/dl. In den übrigen 5 Männer- und in allen 7 Frauenkohorten überlappten sich die Cholesterinverteilungen unter Koronarsklerose und unter Gesunden vollständig.« Diese Verteilung erlaubt nur einen Schluß: »Die Doktrin findet also in den Originaldaten keine Stütze; ein überhöhter Cholesterinspiegel erhöht die Inzidenz [die Häufigkeit] der Koronarsklerose nicht.«

Bei der gleichen Gelegenheit fand Immich auch des Rätsels Lösung für eine Ungereimtheit in einer wissenschaftlichen Arbeit, die die Cholesterin-Hypothese seinerzeit im deutschsprachigen Raum bekannt gemacht hatte. In dem Aufsatz, der 1964 in der »Schweizerischen Medizinischen Wochenschrift« erschien, ist eine Abbildung zu sehen, die zeigt, daß die Häufigkeit von Koronarsklerose mit steigenden Cholesterinwerten zunimmt. In der Bildüberschrift heißt es, dies seien die Daten von 2123 Männern und Frauen. Immich wurde stutzig, weil zu diesem Zeitpunkt mehr als doppelt so viele Personen an der Framingham-Studie teilnahmen. Die Originaldaten brachten eine Mogelei ans Licht: Die Graphik zeigte nur die Werte von Männern! Für Frauen konnte überhaupt kein Zusammenhang zwischen Cholesterin und Koronarsklerose gefunden werden.

Gewiß wäre es ein leichtes, über »Dichtung und Wahrheit« in der Medizin zu scherzen. Aber die Sache ist bitterernst. Schließlich wurden aufgrund solcher unverantwortlichen Manipulationen Millionen von Menschen zu Kranken abgestempelt und unnötigerweise mit Diäten und/oder Medikamenten traktiert. Ganz zu schweigen von den Nebenwirkungen solcher Maßnahmen (siehe »Wer abnimmt, tut seiner Gesundheit etwas Gutes«, »Wer abnimmt, lebt länger«, »Fettarme Diäten sind ideal zum Abnehmen«). – Und warum das alles? Die Organisatoren des Projekts wurden berühmt, und nicht wenige von ihnen erhielten später großzügige Forschungsgelder aus der Industrie.

Quelle: H. Immich: Cholesterin und Koronarsklerose. Versicherungsmedizin 1997/49/S. 86

Zeugen der Anklage (II) – Die Nordkarelien-Studie

Anfang der siebziger Jahre hatte Finnland weltweit die höchste Herzinfarktrate. Innerhalb des Landes nahm die Provinz Nordkarelien die traurige Spitzenposition ein. Um dem abzuhelfen und gleichzeitig zu demonstrieren, daß durch Vermindern von Risikofaktoren die Sterblichkeit aufgrund von koronaren Herzkrankheiten gesenkt werden kann, startete die finnische Regierung im Jahr 1972 eine sogenannte Interventionsstudie. So werden Studien genannt, bei denen man die Teilnehmer nicht einfach nur beobachtet, sondern einen Teil davon mit Maßnahmen – hier einem gigantischen Aufklärungs- und »Umerziehungs«-Programm – behandelt, um herauszufinden, ob dabei bestimmte erwünschte Wirkungen eintreten.

Die nordkarelischen Probanden beiderlei Geschlechts sollten möglichst mit dem Rauchen aufhören, Margarine statt Butter essen und ihre Blutdruck- und Cholesterinwerte senken. Darin wurden sie durch die Kampagne mit Rat und Tat unterstützt. Als Kontrolle diente eine etwa gleich große Gruppe von Menschen aus der Nachbarprovinz Kuopio, die von dem Präventionsprogramm verschont blieb. Alle fünf Jahre wurden die insgesamt 10000 Teilnehmer in beiden Provinzen nach ihren Rauchgewohnheiten befragt, Cholesterin- und Blutdruckwerte wurden bestimmt, Herzinfarkt- und Todesfälle aus den jeweiligen Registern ermittelt.

Das Programm wurde ein voller Erfolg: In der nordkarelischen Gruppe sanken die Raucherzahlen sowie Cholesterin- und Blutdruckwerte binnen fünf Jahren höchst eindrucksvoll. Über alle zahlenmäßigen Einzelheiten wurde und wird in vielen Artikeln berichtet. Es lebe die Prävention! Doch was die meisten Artikel verschweigen: In Kuopio sank die Herzinfarktrate – ganz ohne Umerziehung – stärker als in Nordkarelien: bei Männern um 25 Prozent (18 Prozent in Nordkarelien), bei Frauen um 36 Prozent (gegenüber 32 Prozent). Aber auch bei der Gesamtsterblichkeit schnitt Kuopio besser ab: Bei Männern sank sie zwar in beiden Provinzen

C

gleichermaßen um 16 Prozent, bei Frauen in Kuopio aber um 24 Prozent gegenüber 19 Prozent in Nordkarelien. Die einzig vernünftige Schlußfolgerung, daß ganz andere Faktoren als die immer behaupteten für die koronare Herzkrankheit verantwortlich sein müssen, wird aber weiterhin hartnäckig ignoriert.

Quellen: J. McCormick, P. Skrabanek: Coronary heart disease is not preventable by population interventions. Lancet 1988/II/S.839; E. Vartiainen et al.: Twenty-year trends in coronary risk factors in North Karelia and in other areas of Finland. International Journal of Epidemiology 1994/23/S.495

Besonders niedrige Cholesterinspiegel sind besonders gesund

Auch wenn der ursächliche Zusammenhang zwischen Cholesterin und Herzinfarkt mehr als fraglich ist, so können doch Statistiken leicht diesen Eindruck erwecken. Da beispielsweise der Cholesterinspiegel mit dem Alter steigt, steigt damit gleichzeitig die Sterblichkeit – genauso wie die Falten im Gesicht ebenfalls mit der Mortalität korrelieren. Frauen sterben vor der Menopause seltener an Herz-Kreislauf-Erkrankungen als Männer; gleichzeitig haben sie vor dem Klimakterium niedrigere Cholesterinspiegel. Damit ist auch hier eine Korrelation vorprogrammiert. Über die Ursache sagen derartige Korrelationen freilich nichts aus.

»Cholesterinwerte über 180 mg/dl vor dem 30. Lebensjahr und über 200 mg/dl nach dem 30. Lebensjahr bedürfen der ärztlichen Aufmerksamkeit«, so schrieb das »Deutsche Ärzteblatt« anno 1990 zum Start seiner »Nationalen Cholesterin-Initiative« und fuhr fort: »Deutliche Erhöhungen … erfordern sehr oft eine zusätzliche medikamentöse Therapie.«

Wenn erhöhte Blutcholesterinwerte für Arteriosklerose und koronare Herzerkrankungen, einschließlich Herzinfarkt, verantwortlich wären, dann sollten Menschen mit niedrigen Cholesterinspiegeln gesünder sein und länger leben. Oder? – Falsch! Das Versprechen derer, die zur Cholesterinsenkung raten, gilt nicht für die Lebenserwartung insgesamt, sondern bezieht sich nur auf Erkrankungen des Herzens und des Kreislaufs. Die entschei-

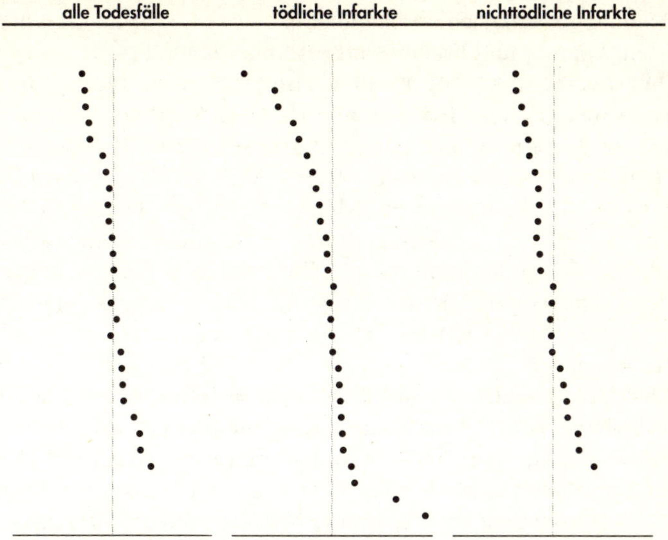

Jeder Punkt in dieser Abbildung steht für eine Studie, in der es gelang, den Cholesterinspiegel der Probanden zu senken. Liegt der Punkt links von der Mittelachse, starben in der Behandlungsgruppe weniger Personen als in der Kontrollgruppe. Liegt der Punkt rechts von der Achse, war das Verhältnis umgekehrt.
Wie man sieht, halten sich Erfolg und Mißerfolg die Waage – oder anders herum: Die mit großem Aufwand betriebenen Cholesterinsenkungen bringen im Schnitt – nichts.

dende Frage »Leben Menschen, denen es gelingt, ihr Herzinfarktrisiko zu senken, länger als solche, die sich nicht darum bemühen?« wird nicht beantwortet. Und vor allem: Woran stirbt man denn, wenn man nicht durch einen Infarkt das Zeitliche segnet? Vielleicht schützt ein niedriger Cholesterinspiegel vor Herzinfarkt und erhöht im Gegenzug das Risiko, an einer anderen Krankheit zu sterben?

Genau das zeichnet sich als »Abfallprodukt« der vielen in den letzten 30 bis 40 Jahren durchgeführten Cholesterin-Herz-Studien ab. Das amerikanische National Heart, Lung and Blood-Institute ließ 19 Studien analysieren, um den gesundheitlichen Nutzen der Cholesterinsenkung zu belegen. Diese sogenannte Meta-Analyse erfaßte insgesamt 650000 Menschen und 70000 Todesfälle. Die Ergebnisse lassen sich anschaulich in vier Graphiken zusammenfassen. Männer und Frauen sind getrennt aufgeführt.

Bild 1 zeigt, welchen Einfluß der Blutcholesterinspiegel auf das Risiko hat, an einer Erkrankung des Herz-Kreislauf-Systems zu sterben. Um einen Maßstab zu haben, setzt man das Risiko bei einem Cholesterinwert von 160–199 Milligramm pro Deziliter Blut willkürlich als 1 fest. Für Männer wächst das Herztod-Risiko zwischen 200 und 240 Milligramm pro Deziliter deutlich an, bei mehr als 240 Milligramm pro Deziliter hat es sich um 50 Prozent erhöht. Das Herztod-Risiko bleibt für Frauen in dem dargestellten Ausschnitt von 160–240 Milligramm Cholesterin pro Deziliter Blut fast gleich.

C

Bild 2 zeigt, welchen Einfluß der Blutcholesterinspiegel auf das Risiko hat, an einer Krebserkrankung zu sterben. Wieder liegt das relative Risiko 1 bei 160–199 Milligramm Cholesterin pro Deziliter Blut. Was sehen wir? Bei Werten unter 160 steigt das Krebstod-Risiko deutlich an, während es bei Werten über 200 ganz langsam abfällt.

Bild 3 zeigt, welchen Einfluß der Blutcholesterinspiegel auf das Risiko hat, aus einem anderen Grund zu sterben (also alle Todesursachen außer Krebs und Erkrankungen des Herz-Kreislauf-Systems). Das relative Risiko 1 ist wieder willkürlich auf 160–199 Milligramm Cholesterin pro Deziliter Blut festgelegt. Hier ist das Ergebnis noch klarer: Sowohl bei Männern wie auch bei Frauen sinkt das »Tod-anderer-Ursachen«-Risiko über 160 deutlich ab, während es unter 160 steil ansteigt.

Bild 4 schließlich zeigt, welchen Einfluß der Blutcholesterinspiegel auf das Sterberisiko insgesamt hat (also alle Todesfälle aller Todesursachen zusammengenommen). Bei Frauen ergibt sich gar kein Zusammenhang zwischen Gesamtcholesterin und Sterblichkeit. Und für Männer ist das Sterberisiko bei Werten unter 160 Milligramm Cholesterin pro Deziliter Blut genauso hoch wie bei Werten über 240.

Auch andere Meta-Analysen kamen zu diesem Ergebnis. Eine fand neben einem leichten Rückgang der Todesfälle durch koronare Herzerkrankungen eine Zunahme der Krebs-Todesfälle um 43 Prozent – und eine Zunahme der Unfälle und Selbstmorde um

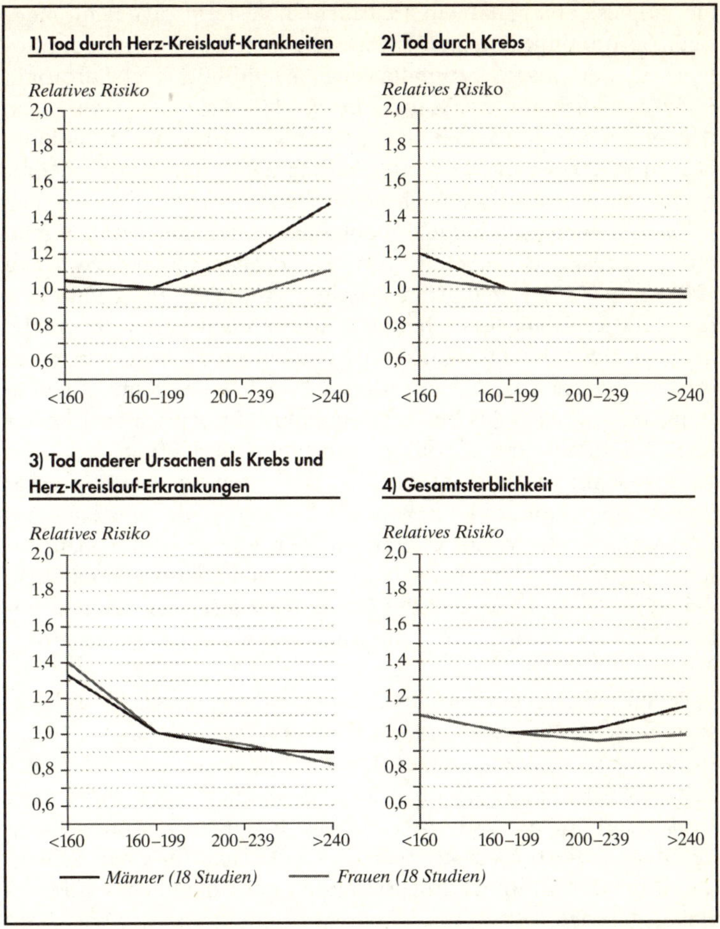

76 Prozent! Dieser auf den ersten Blick merkwürdige Effekt ist statistisch signifikant, das heißt, er ist wohl kaum ein Zufallsergebnis. In Anbetracht der wichtigen Funktion des Cholesterins für das Nervensystem (siehe »Cholesterin ist schädlich«) ist er jedoch plausibel.

Bestätigt wird dieser mögliche Zusammenhang durch eine großangelegte holländische Untersuchung mit 30000 Teilnehmern. Diese ergab, daß ein niedriger Cholesterinspiegel mit niedrigen Serotoninpegeln im Gehirn einhergeht. Serotonin ist ein Botenstoff, der unsere Stimmungslage beeinflußt. Viel Serotonin wirkt ausgleichend, ein Mangel macht depressiv bzw. verhindert, daß aggressives Verhalten unterdrückt wird. Eine starke Senkung des Cholesterinspiegels könnte also aggressive und selbstzerstörerische Verhaltensweisen nach sich ziehen.

Zu diesem Schluß kamen unabhängig voneinander italienische und französische Forscher. Von den Probanden, die zwischen 1967 und 1972 an einer französischen Studie zu Risikofaktoren für Herz-Kreislauf-Krankheiten teilgenommen hatten, begingen bis 1994 fünf Prozent Selbstmord! Die Selbstmordrate war damit in dieser speziellen Gruppe dreimal so hoch wie im Bevölkerungsdurchschnitt. Als besonders gefährdet erwiesen sich Personen, bei denen der Cholesterinspiegel innerhalb kurzer Zeit stark gesenkt worden war. Umgekehrt hatten die Ärzte in einer italienischen Notfallklinik von 331 Patienten, die wegen eines Selbstmordversuchs eingeliefert worden waren, Blutproben untersucht und sie mit denen von anderen Patienten verglichen. Dabei entdeckten sie, daß die Cholesterinwerte der Selbstmordkandidaten hochsignifikant niedriger lagen als die der Kontrollgruppe.

Einen weiteren eindeutigen Zusammenhang fanden amerikanische Forscher bei Patienten mit Bluthochdruck (definiert als diastolischer Wert über 90 mmHg). Sie hatten im Rahmen der sogenannten MRFIT-Studie über 350000 Männer sechs Jahre lang beobachtet und die Todesfälle, die sich in diesem Zeitraum ereigneten, analysiert: Es zeigte sich, daß das Risiko für einen Schlaganfall bei den Bluthochdruckpatienten mit sinkendem Cholesterinspiegel *stieg*.

Was lehrt uns das alles? Erhöhte Cholesterinspiegel korrelieren allenfalls bei Männern mit dem Risiko, an einer Erkrankung des Herz-Kreislauf-Systems zu sterben. Dagegen steigt bei niedrigen Cholesterinspiegeln ganz klar das Risiko, wegen Krebs, Schlaganfall oder anderer Todesursachen das Zeitliche zu segnen. Sie können sich's also aussuchen.

→ Wer seine **Risikofaktoren** senkt, beugt Krankheiten vor

Quellen: G. Assmann: Nationale Cholesterin-Initiative. Ein Strategiepapier zur Erkennung und Behandlung von Hypertipidämien. Deutsches Ärzteblatt 1990/87/S.1358; D. Jacobs et al.: Report of the conference on low blood cholesterol: mortality associations. Circulation 1992/86/S.1046; S.B. Hulley et al.: Health policy on blood cholesterol: time to change directions. Circulation 1992/86/S.1416; M.F. Muldoon et al.: Lowering cholesterol concentrations and mortality: a quantitative review of primary prevention trials. British Medical Journal 1990/301/S.309; D. Borgers: Cholesterin: Das Scheitern eines Dogmas. Berlin, ohne Jahr; D. Borgers, M. Berger: Cholesterin – Risiko für die Prävention und Gesundheitspolitik. Berlin 1995; H. Iso et al.: Serum cholesterol levels and six-year mortality from stroke in 350977 men screened for the multiple risk factor intervention trial. New England Journal of Medicine 1989/320/S.904; M. Zureik et al.: Serum cholesterol concentration and death from suicide in men: Paris prospective study I. British Medical Journal 1996/313/S.649; M. Gallerani et al.: Serum cholesterol concentrations in parasuicide. British Medical Journal 1995/310/S.1632.; P.H.A. Steegmans et al.: Low serum cholesterol concentration and serotonin metabolism in men. British Medical Journal 1996/312/S.221; C.G. Isles et al.: Plasma cholesterol, coronary heart disease, and cancer in the Renfrew and Paisley survey. British Medical Journal 1989/298/S.920; R.D. Eastham, J. Jancar: Serum cholesterol in mental retardation. British Journal of Psychiatry 1969/115/S.1013; G. Wannamethee et al.: Low serum total cholesterol concentrations and mortality in middle aged British men. British Medical Journal 1995/311/S.409; Y. Beigel et al.: Effects of hypocholesterolemic dietary and drug therapy on measures of dysphoric emotions. European Psychiatry 1998/13/S.288; A.G. Dyker et al.: Influence of cholesterol on survival after stroke: retrospective study. British Medical Journal 1997/314/S.1584; A.W.E. Weverling-Rijnsburger et al.: Total cholesterol and risk of mortality in the oldest old. Lancet 1997/350/S.1119; M. Eichholzer et al.: Association of low plasma cholesterol with mortality for cancer at various sites in men: 17-y follow-up of the prospective Basel study. American Journal of Clinical Nutrition 2000/71/S.569

Cola

Das Cola-Rezept ist streng geheim

Nur so viel ist bekannt: Es trägt den Namen »Formel 7x100« und liegt in einem Banktresor in Atlanta. Und weil es so geheim ist, muß Supermann jede Nacht dreimal um den Globus zischen, um die Abfüllanlagen in aller Herren Länder mit einem Spritzer des kostbaren Geheimnisses zu versorgen. Wie sonst könnten Tag für Tag Abermillionen Liter der braunen Brause abgefüllt und unter die Menschheit gebracht werden, wenn doch niemand weiß, wie's gemacht wird?

Der Mythos von der Geheimformel verwundert, schließlich wird zur Herstellung der ungeheuren Mengen an Cola-Sirup einiges Personal benötigt: Einkäufer für die Rohstoffe, Experten für die Qualitätsprüfung, Spezialisten für das Mixen der Ingredienzen, Forscher, die die Rezeptur an den technischen Fortschritt anpassen. Und keiner der zahllosen Spezialisten weiß, was er tut, nur weil im Tresor ein Rezept vor sich hindämmert? Ratlos stehen die analytischen Chemiker in ihren High-Tech-Labors vor einer koffeinhaltigen Limonade und haben plötzlich vergessen, wie man Aromen analysiert.

Natürlich ist das Unsinn. Auch wenn die Geheimniskrämerei in den Gründerjahren wichtig gewesen sein mag, so ist das Rezept für unsere modernen Cola-Getränke etwa genauso »geheim« wie das für Leberwurst (siehe Seite 85f. und »Kalbsleberwurst enthält Kalbsleber«). Aber warum wohl hat das Unternehmen selbst nach Kräften zur Legendenbildung beigetragen? Vielleicht wollten gewitzte Produktmanager mit dem Märchen vom Geheimrezept ihre braungefärbte Brause mit einem Mythos umfloren, der ihr magische Eigenschaften verleiht, so wie der Zaubertrank dem Asterix übermenschliche Kräfte. Ein intelligenter Marketing-Gag wäre es auf jeden Fall. Vielleicht aber enthält die Mixtur tatsächlich ein (offenes) Geheimnis, das die Beliebtheit des Getränks erklären hilft …

Quellen: J.E. Karg: Zur Erstellung von Coca und Cola Aromen. Riechstoffe, Aromen, Kosmetica 1978/28/S.146; M. Bomio: Magic Ingredients. International Food Ingredients 1994, Heft 3, S.37; A.J. Mitchell: Formulation and production of carbonated soft drinks. New York 1990; EU.L.E.nspiegel, Wissenschaftlicher Informationsdienst des Europäischen Institutes für Lebensmittel- und Ernährungswissenschaften (EU.L.E.) 1998, Heft 6

Coca-Cola hatte nie etwas mit Kokain zu tun

Das aus den Blättern des südamerikanischen Coca-Strauches gewonnene Kokain stand ganz sicher Pate an der Wiege des Erfolgs. Die spanischen Eroberer hatten beobachtet, daß die Indios Coca-Blätter kauten, um Hunger zu dämpfen und Müdigkeit zu überwinden. Diese Erkenntnis nutzte Mitte des 19. Jahrhunderts ein französischer Apotheker und mischte Coca-Extrakt in Wein. Der nach ihm benannte »Vin Mariani« erfreute sich schon bald größter Beliebtheit.

Dieser potenten Droge sprachen damals Émile Zola, Jules Verne und Henrik Ibsen ebenso begeistert zu wie der Komponist Charles Gounod oder die Schauspielerin Sarah Bernhardt. Vom »Vin Mariani« ließ sich Thomas Edison inspirieren, ihn genossen die Queen, der Zar und drei Päpste in vollen Zügen. Einer von ihnen, Papst Leo XIII., war von der Kokain-Alkohol-Mixtur so angetan, daß er Mariani eine Goldmedaille verlieh. In Deutschland wurde sogar das Militär hellhörig. 1886 empfahl die »Allgemeine Militär-Zeitung« den Coca-Wein als »neues Verpflegungsmittel im diesjährigen Manöver«.

Und wie jedes erfolgreiche Produkt fand auch der »Vin Mariani« kurze Zeit später einen Nachahmer: Der Amerikaner John Stith Pemberton, ein morphiumabhängiger Pharmazeut, stellte um 1880 eine ähnliche Mixtur her und verkaufte sie als »Pemberton's French Wine Coca«. Das weinhaltige Produkt stieß alsbald auf den wachsenden Widerstand der amerikanischen Abstinenzler-Bewegung. Das Kokain jedoch stand damals in gutem Ruf, es sollte vor allem Alkoholismus heilen. So ließ Pemberton den umstrittenen Alkohol weg, kreierte einen Kokain-Drink ohne Wein und nannte ihn »Coca-Cola«. Er bewarb seine Kreation konsequent als »Functional food«: Coca-Cola sei eine »wertvolle Hirnnahrung, die alle möglichen nervösen Symptome: nervöse Kopfschmerzen, Neuralgien, Hysterie und Melancholie, zur Heilung bringen« könne.

Der wichtigste Inhaltsstoff von Coca-Cola war damals tatsächlich das Kokain. Kaum verwunderlich, daß das Unternehmen bald viele treue Kunden besaß, die sehnsüchtig auf die nächste Lieferung ihres Stärkungsmittels warteten. Von den koffeinhaltigen Cola-Nüssen, die den zweiten Teil des Produktnamens bilden, war dagegen vermutlich gar nichts drin, doch mit ihnen ließ sich gut werben, da man ihnen ähnlich positive Effekte auf die Gesundheit nachsagte wie heute den Multivitaminsäften. Das Koffein bezog der Hersteller lieber vom Darmstädter Pharmakonzern Merck.

Als Kokain verboten wurde, schien das Aus für Coca-Cola, den Gesundheitstrank, gekommen. Um den Geschmack nicht zu ändern, nahm man ab 1903 Coca-Blätter, denen jedoch zuvor das Kokain entzogen worden war. Doch damit brach die alte Zielgruppe weg und man brauchte dringend eine neue. Nun nahm die Werbung Jugendliche ins Visier, die sich vom anhaltenden Ruch des Verbotenen, der Coca-Cola umgab, angezogen fühlten. Das war die Geburtsstunde eines Erfrischungsgetränks, das auch ohne Alkohol und Kokain ein Welterfolg wurde.

Quelle: M. Pendergast: For god, country and Coca-Cola: The unauthorized history of the world's most popular soft drink. London 1994

C

Heute machen wir uns unsere Cola selber

Für 10 Liter braune Brause nehme man:

8,8	Liter	Wasser
1070	Gramm	Zucker
90	Gramm	Kohlendioxid (E 290)
18	Gramm	Zuckerkulör (E 150d)
5	Gramm	Orthophosphorsäure (E 338)
3	Gramm	Zitronensäure (E 330)
2	Gramm	Saccharoseacetatisobutyrat (SAIB)
2	Gramm	Koffein und Theobromin
10	Gramm	Aromamix

Der Aromamix ist das Kernstück des »Cola-Geheimnisses«. Er besteht aus:

34,5	%	Colasamenextrakt
15	%	Limetten-Destillat
10	%	Zitronenschalen-Destillat
8,5	%	Kakao-Destillat
7	%	Kaffee-Destillat
5	%	Mate-Destillat
4	%	Mandarinenblätter-Tinktur
3	%	Johannisbrot-Tinktur
3	%	Bittere-Orangen-Tinktur
2	%	Kokainfreie Cocablätter-Tinktur
1,7	%	Ingwer-Tinktur
1	%	Zitwer-Destillat
1	%	Holunderblüten-Tinktur
1	%	Mazisblüten-Tinktur
1	%	Kalmus-Tinktur
1	%	Mimosenbaumrindenextrakt
0,5	%	Ysopkraut-Tinktur
0,5	%	Zimtextrakt
0,3	%	Vanilleextrakt

Diese Rezeptur kann durch folgende Mischung ätherischer Öle verstärkt werden:

50 %	Zimtöl
15 %	destilliertes Limettenöl
15 %	Zitronenöl
10 %	Orangenöl
5 %	Ingweröl
5 %	Korianderöl

Der Aromamix enthält neben den Aromen noch Lösungsvermittler wie Propylenglykol oder Glycerin, Verdickungsmittel wie Xanthan, Gerbstoffe wie Tannine, die als Fixateure wirken, und Konservierungsmittel wie Natriumbenzoat, so daß der eigentliche Gehalt an ätherischen Ölen nur einen Teil der Mischung ausmacht.

Anbieter von Marken-Colas beliefern ihre Abfüllbetriebe gewöhnlich mit Zwei-Komponenten-Systemen, die erst bei der Sirupherstellung vermischt und mit Wasser verdünnt werden. Die eine Komponente enthält vor allem die Aromatopnote und die Lösungsvermittler, die andere die Säure-Phosphatlösung mit Farbstoff, Gerbstoffen und Restaroma.

Cola verdankt seinen Erfolg dem guten Marketing

Die Werbemanager von Coca-Cola sind überzeugt, der Erfolg der braunen Brause sei ihr Verdienst. Psychologen hingegen sind davon überzeugt, daß uns Cola nur deshalb so begehrenswert erscheint, weil es ein »verbotenes« Getränk war. Aber vielleicht liegt es doch am Rezept: Außer Zucker und Koffein – beide erhöhen den Pegel des Botenstoffs Serotonin im Gehirn und wirken damit stimmungsaufhellend (siehe »Kaffee macht süchtig«) – enthält Cola eine komplexe Mischung von Aromastoffen, darunter einen Extrakt aus der Muskatnuß mit den Wirkstoffen Myristicin und Elemicin. Diese Substanzen werden in der Leber in Amphetamine wie MMDA umgewandelt, die chemisch mit der Modedroge Ecstasy (MDMA) eng verwandt sind.

Nach Angaben des amerikanischen Amphetamin-Spezialisten

Professor Alexander Shulgin wirkt MMDA ähnlich wie Cannabis oder Psilocybin. MMDA entspannt und vermittelt – im Gegensatz zu Ecstasy – ein wohliges »Sonntagnachmittags-Gefühl, bei dem man sich zurücklehnen und das Leben genießen möchte«. Im Grunde ist das alles nichts Neues: Schon die Nonne Hildegard von Bingen schwärmte um das Jahr 1100 für die psychotropen Wirkungen von Muskat: Er »öffnet sein Herz [das des Essers] und reinigt seinen Sinn und bringt ihm einen guten Verstand«. Insbesondere Muskatplätzchen machen »seinen Geist fröhlich«.

So verwundert die Beliebtheit des Produkts kaum. Der Welterfolg von Cola hat also auch eine pharmakologische Basis. Die Marketingstrategen können sich aber zugute halten, daß ihre Ideen mit darüber entscheiden, wie groß der Anteil der umworbenen Marke am Cola-Markt ist.

Quellen: K. Randerath et al.: Flavor constituents in cola drinks induce hepatic DNA adducts in adult and fetal mice. Biochemical and Biophysical Research Communications 1993/192/S. 61; H. von Bingen: Heilmittel, Buch 1, Von den Pflanzen. Übers. L. M. Portmann. Basel 1982; A. Shulgin, A. Shulgin: Pihkal – a chemical love story. Berkeley 1992; U. Braun, D. A. Kalbhen: Nachweis der Bildung psychotroper Amphetamin-Derivate aus Inhaltsstoffen der Muskatnuß. Deutsche Medizinische Wochenschrift 1972/97/S. 1614

Cola und Salzstangen helfen gegen Durchfall

Welche Medizin – und Hausmittel im weitesten Sinne zählen ja auch zur Medizin – ist bei Kindern schon beliebt? Die berühmte Kombination »Cola mit Salzstangen« gegen Durchfall stellt hier die große Ausnahme dar. Allerdings wäre der Durchfall oftmals schneller überstanden, wenn die Eltern auf dieses Mittelchen verzichten würden.

Bei Durchfall findet ein erheblicher Verlust an Flüssigkeit statt, der außerdem von einem Verlust an Mineralsalzen wie Kalium begleitet ist. Cola enthält jede Menge Zucker, und Zucker verstärkt die Wasserausscheidung durch den Darm. Das Koffein in der Cola regt die Nieren zusätzlich an, Kalium auszuscheiden. Und daß Cola besonders viel nützliches Kalium enthalten würde, ist ein Märchen. Es wurden sogar schon akute Kaliummangelzustände bei Verbrauchern beschrieben, die allzuviel Cola konsumierten.

Wenn Sie es mit der Cola-Salzstangen-Therapie versuchen wollen, dann höchstens mit einer verdünnten Brause. Geben Sie zu einem Teil Cola mindestens ebensoviel, besser jedoch die doppelte Menge Mineralwasser. Dadurch werden zumindest die unerwünscht hohen Zucker- und Koffeinkonzentrationen vermindert. »Pure« Cola jedenfalls ist alles andere als ein probates Mittel gegen den Durchfall.

Quellen: J.P. Guignard: Potassium in Coca-Cola. Lancet 1983/I/S.474; K. Matsunami et al.: Hypokalemia in a pregnant woman with long-term heavy cola consumption. International Journal of Gynecology and Obstetrics 1994/44/S.283; P. Porz: Im Cola-Rausch. EU.L.E.nspiegel – Wissenschaftlicher Informationsdienst des Europäischen Institutes für Lebensmittel- und Ernährungswissenschaften (EU.L.E.) 1998, Heft 6, S.6; H. Chr. Dominick: Behandlung von Durchfall bei Kindern. Deutsche Medizinische Wochenschrift 2001/126/S.383

Cola löst Fleisch auf

Abgesehen davon, daß es inzwischen genügend Selbstversuche passionierter Cola-Trinker gibt, um diese Behauptung ein für allemal zu widerlegen, wurden Anfang der sechziger Jahre ernsthaft wissenschaftliche Studien durchgeführt, um dieser Frage auf den Grund zu gehen: Kleingeschnittenes rohes Rind- und Schweinefleisch, gekochtes und gebratenes Schweinefleisch, gekochtes Kalbfleisch und gekochte Eier wurden in Wein-, Zitronen-, Essig-, Salz- und Phosphorsäure eingelegt. Trotz aufwendiger Analytik ermittelten die Lebensmittelchemiker letztendlich nicht mehr, als ein interessierter Verbraucher in der eigenen Küche herausfinden könnte: Die Fleischstücke waren lediglich etwas aufgequollen. Keine Spur von Auflösungserscheinungen.

Die Mär von der »Fleischauflösung« wurde in den fünfziger Jahren von einem »Koordinationsbüro« aus Brauern, Winzern und Limonadenabfüllern in Umlauf gebracht. Sie wollten damit den Erfolg des amerikanischen Konkurrenten bremsen. Dazu gehörte auch ein Pamphlet, dem zufolge nicht die Religion, sondern Coca-Cola »Opium fürs Volk« sei.

Quellen: R. Grau, A. Böhm: Über die Wirkung verschiedener Cola- und Fruchtsaftgetränke sowie einiger Genußsäuren und von Leitungswasser auf rohes und zubereitetes Fleisch. Schriftenreihe des Bundes für Lebensmittelrecht und Lebensmittelkunde, Heft 29. Hamburg 1960 ; M. Pendergast: For god, country and Coca-Cola: The unauthorized history of the world's most popular soft drink. London 1994

Croissant

Das Croissant ist eine französische Erfindung

Das Frühstückshörnchen, Symbol des Savoir-vivre der Franzosen, stammt aus Wien, genauer, aus dem 17. Jahrhundert, als die Türken die Hauptstadt der Habsburger belagerten. Ihr Feldzeichen war der türkische Halbmond. Nachdem die Türken geschlagen und abgezogen waren, formten findige Bäcker die feindlichen Feldzeichen aus feinem Blätterteig nach. Seither tauchen die Österreicher jeden Morgen das Symbol der Besiegten als Hörnchen in ihren Kaffee – den sie von den Türken erbeuteten und zunächst für Kamelfutter hielten. »Auch Völkerfeindschaft und Chauvinismus«, meint dazu Gert von Paczensky, »können wie Liebe durch den Magen gehen.«

→ **Leipziger Allerley** ist ein Eintopf aus Sachsen

Quelle: G. von Paczensky, A. Dünnebier: Leere Töpfe, volle Töpfe. Die Kulturgeschichte des Essens und Trinkens. München 1994

D

Diäten

Diäten machen schlank

Die gute Nachricht ist: Es liegt nicht an der fehlenden Willenskraft, wenn der Zeiger der Waage nach der Diät wieder nach oben wandert. Und die schlechte: Alle Versuche, das Gewicht dauerhaft absenken zu wollen, sind bei einem gesunden Körper zum Scheitern verurteilt.

Abnehmen ist evolutionsmäßig unerwünscht. Mutter Natur und im Einklang mit ihr der liebe Gott gaben nämlich die Devise aus: »Wachset und mehret euch!« Unterhalb eines gewissen Gewichts klappt es mit der Vermehrung nicht mehr – gut zu beobachten bei vielen Hochleistungssportlerinnen, Magersüchtigen und Rohköstlerinnen, die keine Menstruation mehr haben (siehe »Rohkost ist gesünder als totgekochtes«). Außerdem kann auch der Tüchtigste nur überleben, wenn er in der Lage ist, Notzeiten zu überbrücken, und danach möglichst rasch wieder in den Vollbesitz seiner Kräfte kommt. Deshalb ist das Festklammern an jedem erworbenen Gramm Körpergewicht eine unverzichtbare Überlebensstrategie. Die moderne Überflußgesellschaft existiert noch nicht einmal 100 Jahre – und selbst das nur für einen kleinen Prozentsatz der Erdenbewohner. Aus evolutionärer Sicht noch kein Anlaß, die bewährte Strategie zu ändern.

Unbeeindruckt vom gerade angesagten Schönheitsideal interpretiert der Körper eine sinkende Kalorienzufuhr als Notfall der Alarmstufe rot. Deshalb trifft er, ohne lange zu fackeln, Vorkehrungen, um das Schlimmste zu verhindern. Erstens: Er senkt den Grundumsatz, also den Energieverbrauch im Ruhezustand, das spart Kalorien-Brennstoff. Zweitens: Er nutzt jedes bißchen Nahrung bis zum letzten aus, um auch wirklich keine der rar gewordenen Kalorien zu verschwenden. Drittens: Er steigert die Eßlust, damit sich der Mensch gefälligst drum kümmert, den Schwund wieder auszugleichen. Ein Grund, weshalb sich bei Diäthaltenden und Eßgestörten alle Gedanken um das Essen drehen.

Menschen können durchaus längere Zeit mit sehr wenig Nahrung auskommen und auf diese Weise deutlich an Gewicht verlieren. Allerdings behält der Körper die optimierte Verwertungsstrategie für Nahrung in weiser Voraussicht auch dann noch bei, wenn die Not bzw. die Diät längst ein Ende hat und wieder mehr Kalorieneinnahmen verbucht werden. Weiß er denn, wann die nächste Mißernte oder Hungersnot ins Haus steht? Die interne Regulation ist außerdem so eingestellt, daß mindestens das Ausgangsgewicht wieder erreicht wird. Im Wiederholungsfalle wird es jedesmal sogar ein bißchen mehr, damit man beim nächsten Mal mehr zuzusetzen hat. Die Konsequenz trägt den schönen Namen »Jo-Jo«-Effekt und bedeutet »Diät macht dick«, ob Sie wollen oder nicht.

Quellen: M.W. Schwartz, J.D. Brunzell: Regulation of body adiposity and the problem of obesity. Arteriosclerosis, Thrombosis, and Vascular Biology 1997/17/S.233; R.L. Leibel et al.: Changes in energy expenditure resulting from altered body weight. New England Journal of Medicine 1995/332/S.621; M. Korkeila et al.: Weight-loss attempts and risk of major weight gain: a prospective study in Finish adults. American Journal of Clinical Nutrition 1999/70/S.965; J. Flier, E. Maratos-Flier: Energy homeostasis and body weight. Current Biology 2000/10/S.R215

Eiweißdiäten bauen Fett ab und Muskeln auf

Zahlreiche Eiweißdiäten und Stärkungsmittel auf Proteinbasis werden in Frauenzeitschriften den Abnehmwilligen und in Fitneßstudios den eher Schmächtigen offeriert. Mangelt es an Eiweiß, so belehrt eine Broschüre den Sportfreund, »beginnt der Körper seine eigene Eiweißsubstanz aufzuzehren. Dieser Zustand bedeutet jedoch Einbuße an sportlicher Leistung.« Das ist ja furchtbar. Die Folgen lassen sich trefflich bei Hungerkatastrophen in der Sahelzone beobachten. Aber in Deutschland?

Nicht nur Sportfreunde glauben, daß ihnen Eiweißpülverchen und -drinks auf die Sprünge helfen. Auch Übergewichtige lassen sich gerne überzeugen, daß sie damit ganz nebenbei lästige Fettpölsterchen zum Schmelzen bringen. Das Geschäft lohnt. Die Rohstoffe sind Groschenartikel wie Molkenpulver oder Sojaexpeller, also Restprodukte aus Milch- und Margarinewerken, die früher regelmäßig im Futtertrog von Schweinen landeten. Aber Vorsicht: Im Gegensatz zum kurzlebigen Mastschwein, das alsbald geschlachtet wird, kommt es beim Menschen auf Dauer durch zuviel Eiweiß weniger zu Schwarzeneggerschen Bizepsen als vielmehr zu vermehrter Harnsäurebildung und in weiterer Folge zu Gicht, Leber- und Nierenschäden. Fitter wird von der Eiweißmast mit Sicherheit niemand. Aber garantiert ärmer. Denn die Anbieter lassen sich ihre billigen Pülverchen teurer bezahlen als saftige Steaks.

Genaugenommen sind die Eiweißpräparate die logische Fortsetzung der Atkins-Diät, die ihrerseits bereits 1863 von dem Briten William Banting in seinen »Briefen über die Korpulenz« propagiert wurde. Die ursprüngliche Idee stammte von dem Pariser Arzt Claude Bernard. Atkins empfiehlt eine eiweißreiche Ernährung bei völligem Verzicht auf Kohlenhydrate. Begründung: Der Körper kann zwar Kohlenhydrate in Fettdepots ablagern, verfügt jedoch über keine Möglichkeit, Eiweiß zu speichern. Deshalb könne man sich mit Steaks satt essen, ohne davon dicker zu werden. Auf die eigenwillige Idee von Bodybuilder-Zeitschriften, der Körper würde Nahrungseiweiß umgehend in Muskelmasse umwandeln, war Atkins wohl noch nicht gekommen.

Mit seiner Diät hat Atkins unfreiwillig im Massenexperiment gezeigt, daß neben den üblichen Folgen von Diäten wie Übergewicht und Osteoporose vor allem schwere Depressionen auftreten. Der Körper rebelliert gegen den Mangel an Kohlenhydraten und bildet weniger Serotonin. Damit sinkt die Laune auf den Tiefpunkt, und ein kaum bezwingbarer Heißhunger auf Süßes stellt die Diätwilligen auf eine harte Probe. Da wenigstens reichlich Fett gegessen werden darf, bleibt die Kundschaft zum Ausgleich von Gallenkoliken verschont, die bei den sonst üblichen fettarmen Diäten beobachtet werden. Wie immer schaffen es nur die wenigsten, diese fragwürdige Diät durchzuhalten und damit kurzfristig abzunehmen.

→ **Abnehmen:** Wer abnimmt, tut seiner Gesundheit etwas Gutes
→ **Diäten** machen schlank
→ **Fettarm:** Fettarme Diäten sind ideal zum Abnehmen

Quellen: S.D. Beltz, P.L. Doering: Efficiacy of nutritional supplements used by athletes. Clinical Pharmacy 1993/12/S.900; S.M. Gergely: Diät – Aber wie? München 1984; R. Atkins: Ernährungswende – Essen Sie sich gesund. Frankfurt am Main 1982

Dicke

D

Dicke essen mehr als Dünne

Nein, das tun sie nicht. Die meisten Dicken essen im Durchschnitt sogar weniger als dünne Zeitgenossen. Das ist das immer wieder überraschende Ergebnis zahlreicher Studien. Hier eine kleine Übersicht:

Autoren der Studie		pro Tag verzehrte Kalorien
Beaudoin und Mayer	58 schlanke Frauen	2198
	59 übergewichtige Frauen	1964
Lincoln	98 schlanke Männer u. Frauen	3319
	101 übergewichtige Männer u. Frauen	3144
Baecke et al.	47 schlanke Männer	3070
	27 übergewichtige Männer	2983
	50 schlanke Frauen	2280
	45 übergewichtige Frauen	2045
Kromhout	202 schlanke Männer	3149
	202 übergewichtige Männer	2916
Braitmann et al.	708 schlanke Männer	2389
	79 übergewichtige Männer	2411
	1246 schlanke Frauen	1689
	245 übergewichtige Frauen	1525
Romieu et al.	45 schlanke Frauen	1684
	47 übergewichtige Frauen	1635

Aber weshalb sind die Dicken dann dick, wenn sie doch weniger essen, und warum nehmen sie nicht ab? Ernährungsexperten haben eine ganz eigene Erklärung entwickelt. Damit ihre Theorien nicht ins Wanken geraten, haben sie dafür den Begriff des »Underreporting« eingeführt. Demnach essen Dicke mehr, aber sie verheimlichen es im Gegensatz zu den Schlanken, die angeblich stets genau wissen, was sie gespeist haben, und darüber kaloriengenau Auskunft geben. Das mag im Einzelfall zutreffen, kann aber obige Befunde kaum erklären. Biochemische Untersuchungen des Stoffwechsels legen eine ganz andere Interpretation nahe.

Offenbar gibt es so etwas wie eine Grundeinstellung für die »Futterverwertung«. Der Tagesbedarf an Kalorien, den der Körper sozusagen zur Besitzstandswahrung braucht, heißt Grundumsatz. Der Grundumsatz ist jedoch keine feste Größe und schon gar nicht bei allen Menschen gleich, sondern schwankt in einem weiten Bereich – etwa so wie die Schuhgröße. Der Volksmund spricht nicht umsonst von den »guten« und »schlechten Futterverwertern«: Der eine ißt wie ein Scheunendrescher und kriegt trotzdem nichts auf die Rippen, der andere spart sich die Kalorien vom Mund ab und hat Mühe, sein Gewicht zu halten.

D

Dem Phänomen der Viel- und der Wenigesser gingen Wissenschaftler der Universität von Quebec (Kanada) nach. Dort wurden 80 Frauen minuziös untersucht. 40 davon stuften sich selbst als »Wenigesserinnen« ein, die anderen 40 bezeichneten sich als »Vielesserinnen«. Alle diese Frauen waren gesund, rauchten nicht, hatten seit langem ein stabiles Gewicht, ohne »Diät« zu halten, und waren körperlich nicht außergewöhnlich aktiv. Ergebnis der Untersuchung: Obwohl die »Vielesserinnen« täglich 900 Kilokalorien mehr zu sich nahmen und sich nicht mehr als die anderen bewegten, waren sie im Schnitt um 4,5 Kilogramm leichter als ihre Kolleginnen. Ihr Körperfettanteil betrug gut 28 Prozent im Vergleich zu fast 33 Prozent bei den »Wenigesserinnen«.

Bei der Grundeinstellung der Futterverwertung spielt das Erbgut eine wichtige Rolle. In manchen Regionen der Erde kommen viele Menschen mit einer Neigung zur Fettsucht zur Welt. So auf einigen Inseln in der Südsee. Dort herrschten früher regelmäßig schwere Hungersnöte. Die besten Überlebenschancen besaß, wer über eine ungewöhnlich gute »Futterverwertung« verfügte, das heißt, aus dem geringen Nahrungsangebot das meiste herausholen konnte. Inzwischen weiß man, daß dies zur Selektion eines speziellen Futterverwertungsgens geführt hat. Der Preis für dieses einst überlebenswichtige Gen ist eine starke Neigung zum Diabetes. Dort erkranken bis zu 60 Prozent der Bevölkerung daran. Das fragliche Gen ist übrigens das gleiche, das den auch hier bekannten Schwangerschaftsdiabetes auslöst. Ein Grund, weshalb Übergewicht und Diabetes häufig korrelieren: Beides kann die gleiche Ursache haben.

Aber nicht nur die Gene haben ein Wörtchen mitzureden. Bereits im Mutterleib werden Futterverbrauch und späteres Körpergewicht justiert. So fördern Diäten während der Schwangerschaft das spätere Dickwerden des Kindes. Offenbar eine biologische Antwort auf das knappe Nahrungsangebot vor der Geburt, damit das Kind später für magere Zeiten gewappnet ist.

Die hormonelle Regulation ist eine weitere Möglichkeit des Organismus, die Futterverwertung zu beeinflussen. In der Tiermast nutzt man diesen Tatbestand und dopt das Vieh mit Sexualhormonen. Durch die verbesserte Futterverwertung läßt sich ein Masteffekt von bis zu zehn Prozent erzielen. Dieses Phänomen kennen viele Frauen aus eigener Erfahrung: Mit Einnahme der Antibabypille erhöht sich das Gewicht gewöhnlich um ein paar Kilo.

Die wirksamste Methode, den Grundumsatz zu senken und dabei gleichzeitig die Nahrungsauswertung zu steigern, sind jedoch Maßnahmen zur Gewichtskontrolle. In einer prospektiven Studie im US-Bundesstaat North Carolina wurde die Gewichtsentwicklung von fast 600 Gymnasiastinnen verfolgt, die sich bewußt darum bemühten, ihr Gewicht unter Kontrolle zu halten. Innerhalb von nur vier Jahren wurde jede zehnte übergewichtig, während es bei der Vergleichsgruppe der unkontrollierten Esserinnen nur jede dreißigste war. Die häufigsten Maßnahmen, die Übergewicht förderten, waren Diäten und Sport (!). Am meisten nahmen die Mädchen zu, die Appetitzügler (!) und Abführmittel einnahmen.

Offenbar reagiert der Stoffwechsel auf jede chronische Verknappung der Nahrungszufuhr mit einer besseren Futterverwertung. Da die meisten Dicken bereits zahlreiche Abspeckaktionen hinter sich haben, ist ihr Grundumsatz so heruntergeschraubt, daß ihr Körper mit sehr wenig Nahrung auskommt. Und alles, was darüber hinausgeht, wird als eiserne Reserve für den nächsten Angriff auf das Körperfett gebunkert.

Quellen: S. Robinson, D.G. Johnston: Advantage of diabetes? Nature 1995/375/S.640; G.P. Ravelli et al.: Obesity in young men after famine exposure in utero and early infancy. New England Journal of Medicine 1976/295/S.349; V. George et al.: Further evidence for the presence of »small eaters« and »large eaters« among women. American Journal of Clinical Nutrition 1991/53/S.425; E. Stice et al.: Naturalistic weight-reduction efforts prospectively predict growth in relative weight and onset of obesity among female adolescents. Journal of Consulting and Clinical Psychology 1999/67/S.967; G.A. Bray: Obesity. In: M.L. Brown (Ed): Present knowledge in nutrition. Washington 1990, S.23

E

Eier

Eier erhöhen den Cholesterinspiegel und das Infarktrisiko

E

Vor einigen Jahren erlangte ein alter Herr medizinische Berühmtheit. Sein Fall fand nicht nur in die Fachblätter, sondern auch in viele Tageszeitungen Eingang: Der gute Mann hatte nachweislich 15 Jahre lang jeden Tag zwei Dutzend Eier verspeist. Allen medizinischen Theorien zum Possen lag sein Cholesterinspiegel aber unter 200 Milligramm pro Deziliter Blut. Natürlich kann eine solche Anekdote ein wissenschaftliches Dogma nicht anfechten, da muß schon statistisches Geschütz aufgefahren werden.

Wahr ist, daß Eier viel Cholesterin enthalten: um die 200 Milligramm pro Ei. Kein Wunder, daß Eier ganz oben auf den Index gesetzt wurden, nachdem die Ernährungsexperten Fett und insbesondere Cholesterin als die Hauptschuldigen für die koronaren Herzerkrankungen ausgemacht hatten. Glaubten sie doch offenbar, daß das Cholesterin schnurstracks aus dem Ei in die Blutbahn wandert und dort den Cholesterinspiegel unvermeidlich um diese Menge erhöht. Wie immer gab es auch hier ein paar Unverdrossene, die der unbequemen Frage nachgingen: »Stimmt das überhaupt?«

Eine Forschungsgruppe an der University of Missouri-Columbia ließ über 100 Testpersonen drei Monate lang jeden Tag zwei Eier essen. Vor und nach diesem Versuchsabschnitt waren Eier für jeweils drei Monate vom Speiseplan gestrichen. Ansonsten aßen die Probanden, was sie normalerweise auch aßen. Ergebnis: Die Forscher fanden bei ihren Testessern nur geringfügige (statistisch nicht signifikante) Unterschiede in den Cholesterinspiegeln.

Nicht einmal die berühmte Framingham-Studie, Kronzeugin der Anklage, vermochte einen Zusammenhang zwischen Eiern,

Eier und Cholesterin

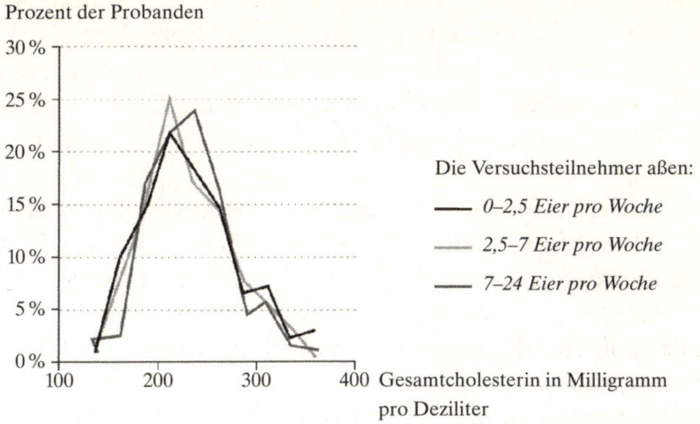

Die Verteilung der Cholesterinwerte ist gleich, unabhängig von der Menge der verzehrten Eier: In jeder Gruppe gibt es Menschen mit hohem oder niedrigem Cholesterinspiegel.

Blutcholesterin und dem Tod durch Herz-Kreislauf-Erkrankungen herzustellen. Eine Teilgruppe von fast 1000 Personen hatte hier detailliert ihre jeweiligen Ernährungsgewohnheiten zu Protokoll gegeben. Dabei schwankte der Eierkonsum zwischen 0 und 24 Eiern pro Woche, meist lag er aber zwischen 2,5 und 7 Eiern pro Woche. Als man nach einigen Jahren die ermittelten Ernährungsgewohnheiten mit den Todesursachen und den Sterblichkeitsraten der Studienteilnehmer abglich, fand man keine Korrelation zwischen dem Eierkonsum und koronaren Herzkrankheiten bzw. Herzinfarkt. Aber so leicht sind Experten nicht vom Gegenteil dessen zu überzeugen, was sie felsenfest behaupten.

Vielleicht gelingt es mit der geballten Kraft von zwei prospektiven Studien mit großen Teilnehmerzahlen … An der Health-Professionals-Follow-Up-Studie nahmen über 50000 Männer teil, die sämtlich in Gesundheitsberufen tätig waren. Die zweite Studie umfaßte mehr als 120000 Krankenschwestern und ging deshalb als Nurses-Health-Studie in die Medizingeschichte ein. Die Teilnehmer beider Studien mußten über 8 bzw. 14 Jahre regelmäßig einen ausführlichen Fragebogen ausfüllen und über ihre

Ernährungsgewohnheiten, ihren Lebensstil und ihre Krankheiten Auskunft geben. Da die Menge der verzehrten Eier abgefragt worden war, konnte ermittelt werden, ob der Eierkonsum mit der Häufigkeit von Herzinfarkt und Schlaganfall in Zusammenhang zu bringen ist. Die Antwort lautet ganz klar: nein. Selbst Teilnehmer, die jeden Tag mindestens ein Ei aßen, hatten kein erhöhtes Risiko, einen Schlaganfall oder einen Herzinfarkt zu erleiden.

Wenn Sie also nächsten Sonntag Ihr Frühstücksei köpfen, können Sie frohen Mutes an die Ernährungsexperten denken. Es sei Ihnen gegönnt.

E

→ **Cholesterin** und tierische Fette sind schuld an Arteriosklerose und Herzinfarkt
→ Das **Cholesterin** aus der Nahrung erhöht den Blutwert

Quellen: F. Kern: Normal plasma cholesterol in an 88-year-old man who eats 25 eggs a day. New England Journal of Medicine 1991/324/S. 896; M. A. Flynn et al.: Effect of dietary egg on human serum cholesterol and triglycerides. American Journal of Clinical Nutrition 1979/32/S. 1051; T. R. Dawber et al.: Eggs, serum cholesterol, and coronary heart disease. American Journal of Clinical Nutrition 1982/36/S. 617; F. B. Hu et al.: A prospective study of egg consumption and risk of cardiovascular disease in men and women. Journal of the American Medical Association 1999/281/S. 1387

Braune Eier sind besser als weiße

Weshalb eigentlich? Vermutlich ein Fehlschluß in dem Versuch, ökologisch korrekt zu denken: Wenn brauner Zucker »besser« ist als weißer, und graues Papier »besser« ist als weißes, dann müssen zwangsläufig auch braune Eier »besser« sein als weiße. Die Farbe Weiß ist zum Inbegriff der unnatürlichen Verfeinerung geworden.

Den Hühnern allerdings geht solch feinsinniges Unterscheiden im wahrsten Sinne des Wortes am A… vorbei: Sie legen die Eier – unabhängig von der gerade vorherrschenden Ideologie – in der Farbe, die in ihrem Erbgut festgeschrieben ist. Je nach Rasse kann die Schale alle Schattierungen von Weiß bis Dunkelbraun annehmen. Aber die meisten Hühner legen nun mal weiße Eier. »Braunleger« sind nicht nur seltener, sondern auch weniger produktiv und damit für Hühnerfarmen nicht so interessant. Ihre Haltung lohnt sich nur, wenn die Eier einen höheren Preis erzielen – und das tun sie aufgrund der irrationalen Preisbewilligungsbereitschaft der Kunden.

Die Farbe der Schale bringt noch ein besonderes Problem mit sich. Eier werden vor dem Verkauf durchleuchtet. Damit will man unappetitliche Beigaben erkennen, wie zum Beispiel Bluteinschlüsse, die beim Kunden Widerwillen auslösen können. Bei braunen Eiern sind solche Zugaben schwerer zu erkennen als bei weißen, so daß sie häufiger »durchrutschen« und doch auf dem Frühstückstisch landen.

Sind braune Eier wirklich besser im Geschmack? Unter anderem dieses Kriterium wurde während einer landwirtschaftlichen Ausstellung getestet (siehe »Frische Eier schmecken besser«). Ergebnis: Einem Drittel der Befragten schmeckten die braunen Eier besser, ein Drittel bevorzugte die weißen, die übrigen waren unentschieden. Ansonsten hängt der Eiergeschmack im wesentlichen vom Gesundheitszustand und vom Futter der Hühner ab. Doch erfahrungsgemäß werden vom Kunden Lebensmittel mit kräftigerer Farbe auch als intensiver schmeckend empfunden.

Quelle: E. Kallweit et al.: Qualität tierischer Nahrungsmittel. Stuttgart 1988

Eier aus Legebatterien erkennt man an der blassen Dotterfarbe

Früher, als alle Hühner noch glücklich waren, hatten ihre Eier im Winter blaßgelbe, im Sommer goldgelbe Dotter. Die Eidotterfarbe hängt vor allem von den im Futter enthaltenen Carotinoiden ab; das sind gelbe und rote Farbstoffe, die außer in Mais, Karotten und Paprika auch in Gras vorkommen. Im Winter erhielten die Hühner den sogenannten Abputz aus den Mühlen, also jene Getreide-Unkraut-Mischung, die bei der Reinigung des Getreides anfällt. Dieser hatte einen geringen Carotingehalt, und so legten die Hühner Eier mit hellen Dottern. Im Sommer suchten sie sich auf der grünen Wiese ihr Futter selbst und produzierten goldgelbe bis rotbraune Dotter – je nachdem, ob sie lieber Grünzeug oder Maikäfer fraßen. Das ideale Landei – der Traum eines jeden Verbrauchers – wurde von einem glücklichen Huhn gelegt und trägt die Sommersonne in sich.

Aber heute spielt die Jahreszeit bei der Dotterfarbe keine Rolle mehr. Die Eierbarone wissen um die romantischen Vorstellungen und helfen gern ein bißchen nach, um dem Kundenwunsch zu entsprechen. So lesen wir in einem Fachbuch rund ums Ei: »Da die Farbe den Nährwert nicht beeinflußt, handelt es sich um ein rein ›kosmetisches‹ Problem … Mit einem Farbfächer wird die Farbtiefe der Dotter ermittelt und dann der fehlende Pigmentgehalt bis zum Erreichen des gewünschten ›Goldgelb‹ durch Carotinoide dem Futter zugesetzt. Die Farbänderung tritt relativ schnell ein, innerhalb von 14 Tagen kann man die Dotter komplett ›umfärben‹.«

Gelbe Farbpigmente sind beispielsweise in Gelbmais und Luzernegrünmehl enthalten, rote in Platamais und Paprika. Solche natürlichen Rohstoffe haben allerdings den entscheidenden Nachteil, daß Menge und Qualität ihrer Bestandteile nicht immer genau gleich ausfallen. Deshalb mischt man sicherheitshalber zusätzlich synthetische Carotinoide ins Futter, damit die Eidotter wirklich sommers wie winters gleich aussehen. Nicht zuletzt gehört auch noch ein wenig Fingerspitzengefühl bei der Komposition der Futtermittel dazu, denn die Wunschfarbe Goldgelb muß aus roten und gelben Farbstoffen gemischt werden. Wird die Farbgebung zu abrupt geändert, kann es im gekochten Ei schon mal zu zweifarbigen Dottern kommen. Oder mischt man nicht das richtige Gelb in der richtigen Menge ein, schlägt die Farbe im Endprodukt – zum Beispiel bei Eiernudeln oder Eierlikör – in ein wenig verkaufsförderndes Graugrün um.

Das Dotterfärben ist schon eine Kunst für sich: Außer den Pigmenten spielen nämlich noch andere Komponenten im Futter eine Rolle, etwa die zur Stabilisierung eingesetzten Antioxidanzien, der Gersteanteil oder Schimmelpilzgifte. Und nicht zu vergessen das Huhn! Sowohl Erkrankungen wie auch Medikamente oder die Haltungsbedingungen (mit oder ohne Tageslicht) wirken sich auf die Dotterfarbe aus. Aber zum Glück läßt sich das ja alles regeln.

Ehrfürchtiges Staunen über die Wunder der Natur und das Geschick des Eierfabrikanten soll Sie ergreifen, wenn Sie das nächste Mal Ihr Frühstücksei köpfen und Ihnen das Dotter entgegenlacht wie die helle Sonne! Oder glauben Sie etwa, das sei nicht das Gelbe vom Ei?

→ **Bodenhaltung** ist allemal besser als Käfighaltung
→ **Freilandhaltung** ist gut für Mensch, Tier und Natur

Quellen: M. Seemann: Faktoren mit Einfluß auf die Pigmentierung. Lohmann Information 1999, Heft 1, S. 9; W. Ternes et al. (Eds.): Ei und Eiprodukte. Berlin 1994; E. Kallweit et al.: Qualität tierischer Nahrungsmittel. Stuttgart 1988

Wenn Eier nach Fisch schmecken, war Fischmehl im Hühnerfutter

Das kann sein, muß aber nicht. In aller Regel verlangen die Handelsketten von ihren Lieferanten einen Verzicht auf Fischmehl bzw. erlauben nur die Fütterung von Mengen, die geschmacklich nicht mehr wahrnehmbar sind. Wesentlich häufiger sind Erkrankungen der Hühner schuld: bakterielle Infektionen oder Parasiten in den Eileitern. Der Fischgeschmack und -geruch geht auf Trimethylamin zurück, eine Substanz, die beim Abbau stickstoffreicher Eiweißverbindungen entsteht.

Bei manchen Hühnerrassen kann auch die Fütterung mit Raps zu »Riech-eiern« führen, dies trifft vor allem auf »Braunleger« zu, wie es in einer Firmenschrift für die Branche heißt. Ungünstigen Einfluß auf den Geschmack der Eier haben weiterhin »größere Mengen Eicheln, Maikäfer, frische Zwiebeln und Knoblauchschalen … Steckrüben und Kohl« sowie Baumwollsaaten, Bohnen, Hirse und Roggen, die allenfalls in begrenztem Umfang und möglichst »getoastet«, das heißt mit Hitze vorbehandelt, verwendet werden sollten. Soweit die Empfehlungen der Fachpresse. Bleibt zu hoffen, daß sich Ihr Eiermann daran hält. Guten Appetit.

Quellen: E. Kallweit et al.: Qualität tierischer Nahrungsmittel. Stuttgart 1988; S. Scholtyssek: Fütterung und innere Eiqualität. Deutsche Geflügelwirtschaft und Schweineproduktion 1988, Heft 5, S. 131

Frische Eier schmecken besser

Sie kennen diesen Test sicher: Legt man ein frisches Ei in eine mit Wasser gefüllte Schüssel, bleibt es gerade am Boden liegen. Bei einem älteren Ei hebt sich der stumpfe Pol, da es eine größere Luftkammer besitzt. So weit, so gut. Nur: Nicht alle Eier mit einer kleinen Luftkammer sind frisch … Denn natürlich wissen auch die Eierproduzenten um dieses Phänomen, schließlich versucht die

Lebensmittelüberwachung durch Messung der Luftkammergröße das Alter der Eier zu ermitteln. Entsprechend trachten die Eierexperten danach, die Luftkammer durch geschickte Steuerung der Lagerungsbedingungen klein zu halten. Dies gelingt, indem man Zusammensetzung, Temperatur und Feuchtigkeit der Lagerungsatmosphäre manipuliert.

Sicherer lassen sich frische von alten Eiern beim Aufschlagen unterscheiden: Ein frisches Ei besitzt ein deutlich gewölbtes Eidotter mit einer festen Membran und ein Eiklar mit zwei verschiedenen Zonen. Bei einem alten Ei läuft das Eiklar weit auseinander, ohne daß man unterschiedliche Partien erkennen könnte, das Eidotter ist flach und platzt schnell auf.

Aber schmeckt denn ein frisches Ei nun tatsächlich besser? – Nach Meinung von Fachleuten braucht ein Ei zehn Tage, um sein volles Aroma zu entwickeln. Eine billige Ausrede, um Zeit zu schinden? Offenbar nicht: Bei einer landwirtschaftlichen Ausstellung durften Besucher hartgekochte Eier verkosten und angeben, welche ihnen am besten schmeckten. Was sie nicht wußten: Die Eier waren 3, 14 oder 21 Tage alt.

Die Auswertung der Antworten von 3000 Testessern ergab, daß den meisten Menschen die 14 Tage alten Eier am besten schmeckten. Auf Platz 2 rangierten die drei Tage alten Eier, das Schlußlicht bildeten die 21-Tage-Eier. Gewohnheit kommt als Erklärung weniger in Frage, denn dann müßten die 21-Tage-Eier deutlich vor den 3-Tage-Eiern liegen …

Quellen: W. Ternes et al. (Eds.): Ei und Eiprodukte. Berlin 1994; E. Kallweit et al.: Qualität tierischer Nahrungsmittel. Stuttgart 1988

Eisbein

Eisbein hat nichts mit Frost und Eis zu tun

Einem populären Irrtum zufolge hat das Eisbein, auch »Schweinshaxe« genannt, seinen Namen von den Hüftknochen des Tieres, die im Dänischen »isben« hießen. Daraus sei das Deutsche »Isbein« hervorgegangen. Diese Ableitung ist ziemlich gekünstelt, da »Eisbein« nun mal nicht die Hüfte des Schweines meint, sondern das Fleisch um das Schienbein. Eine andere Erklärung ist viel naheliegender: Aus den gespaltenen Röhrenknochen wurden seit germanischer Zeit Schlittschuhe hergestellt. »Eisbein« bedeutet demnach »zum Eislauf geeigneter Knochen«.

→ Der **Bismarckhering** hat nichts mit dem Kanzler Bismarck zu tun

→ Das **Chateaubriand** ist eine Kreation des gleichnamigen Dichters

Quellen: A.J. Storfer: Wörter und ihre Schicksale. Gütersloh, ohne Jahr; G. Drosdowski et al.: Duden Etymologie. Das Herkunftswörterbuch der deutschen Sprache. Mannheim 1963

Enzyme

Enzyme

Enzyme sind Mutter Naturs kleine Helfer für alle Lebenslagen. Die Eiweißmoleküle sorgen dafür, daß die zahllosen Aufbau-, Umbau- und Abbau-Prozesse in Pflanzen, Tieren und Mikroben rasch und geordnet ablaufen. Viele chemische Umsetzungen in unserem Körper würden ohne die Vermittlung von Enzymen gar nicht oder nur sehr langsam stattfinden. Typisch für diese Bio-Katalysatoren ist, daß sie dabei nicht verbraucht werden und daß sie häufig nur ganz bestimmte Reaktionen mit genau definierten Reaktionspartnern – die sogenannten »Substrate« – unterstützen.

Früher bezeichnete man Enzyme auch als »Fermente«. Das wohl bekannteste Ferment ist das Lab aus dem Kälbermagen, das zur Käseherstellung gebraucht wird. Ein anderes, vielleicht nicht namentlich, aber aufgrund seiner Aktivität bekanntes Enzym ist die Alkoholdehydrogenase. Sie sorgt dafür, daß der Alkohol im Blut abgebaut wird. Pepsin und Trypsin arbeiten bei der Verdauung von Fleisch mit. Amylasen spalten im Speisebrei die Stärke und Lipasen die Fette.

Bei der Lebensmittelproduktion bedient man sich heute gerne und reichlich dieser biochemischen Spezialwerkzeuge. Aufgrund der Fortschritte der Biotechnologie werden die meisten Enzyme inzwischen gentechnisch aus Mikroorganismen hergestellt. Eine kleine Übersicht:

Alkalasen entfernen die rote Farbe aus dem Blut. Damit läßt sich Blut, das in großen Mengen auf den Schlachthöfen anfällt, als farbloses Plasma unbemerkt anderen Lebensmitteln beimengen.

Amylasen halten Brötchen länger frisch.

Amyloglucosidasen verwandeln Altbrot in ein Süßungsmittel für die Herstellung von süßen Teilchen.

Chlorogensäure-Esterasen machen den Kaffee magenfreundlich

Chymosin – Käse wurde früher mit dem enzymreichen Magensaft (Lab) von Kälbern dickgelegt, in den siebziger Jahren folgten Enzymextrakte aus Mikroorganismen, und seit 1990 wird sogar ein Kälbermagen-Enzym mittels Mikroben gentechnisch hergestellt.

Collagenasen aus den inneren Organen von Krabben helfen, die Kaviarkörner unverletzt aus dem klebrigen Bindegewebe herauszulösen.

Dextranasen erleichtern die Herstellung von Kristallzucker aus Zuckerrüben.

Glucoseisomerasen wandeln Traubenzucker in Fruchtzucker um.

Glucoseoxidasen entfernen Sauerstoff aus dem Kopfraum von Flaschen und Gläschen und verzögern so den Verderb. Außerdem verhindern sie Verfärbungen bei der Gewinnung von Trocken-Ei.

Hemicellulasen erhöhen die Ausbeute beim Kaltpressen von Olivenöl.

Lipasen spalten nicht nur im Verdauungstrakt die Fette, sie sind auch ideal zur Produktion von natürlichen Käse- und Fischaromen aus Käse- und Fischabfällen.

Lipoxygenasen stammen meistens aus Sojamehl und werden gerne zur Bleichung von Mehl für Toastbrot verwendet.

Lysozym erhöht die Haltbarkeit von Emmentaler und Konfekt. Es verbessert außerdem den Geschmack von Erbsen in Fertiggerichten.

Papain ist der Wirkstoff in »Fleischzartmachern«; er wird aus der Papaya gewonnen.

Pectinasen erhöhen durch Aufspalten der Rohfaser in Obst und Gemüse die Ausbeute an Apfelsaft und Karottenbrei.

Pullulanasen erleichtern die Herstellung von Glucosesirup, einem wichtigen Süßungsmittel, aus Mais.

Sulfit-Oxidasen entfernen den Schwefel aus totgeschwefelten Weinen.

Transglutaminasen erleichtern die Herstellung von Formfleisch und von besonders cremigen Joghurts.

Xylanasen ermöglichen die Gewinnung von Alkohol aus Holz und machen Knäckebrot knuspriger.

Quellen:Fachgruppe Lebensmittelchemie und gerichtliche Chemie in der GDCh (Ed): Enzympräparate. Standards für die Verwendung in Lebensmitteln. Schriftenreihe Lebensmittelchemie, Lebensmittelqualität Bd.5. Hamburg 1983; W. Gerhartz: Enzymes in industry. Production and applications. Weinheim 1990; M. Ash, I. Ash: Handbook of food additives. An international guide to more than 7000 products by trade name, chemical, function, and manufacturer. Vermont 1995

Ernährung

Der Mensch ist, was er ißt

Der populäre Spruch, der dem Philosophen Ludwig Feuerbach (1804–1872) zugeschrieben wird, ist als Meinungsäußerung eines Intellektuellen nicht ohne Reiz, und als Argument für eine bewußte Ernährung auch nicht neu. Gesellschaften, die dem Kannibalismus frönten, war diese Idee schon lange vertraut. Sie aßen vorzugsweise die Hirne und Herzen ihrer im Kampf getöteten Feinde, um sich deren Kampfesmut oder Listenreichtum als Braten einzuverleiben.

Testen wir doch einmal Feuerbachs These und gucken den

Menschen rund um den Globus in die Töpfe: In China genießt man gemästete Skorpione, in Korea Hundebraten, in der Türkei Hammelkeule, in Indonesien Affenhirn, in Venezuela Taranteln, in Kamerun Schlangeneintopf, in Argentinien Rindersteaks, in Frankreich Schnecken, in Australien Känguruhs und in Deutschland Wildschweinragout. Was verrät uns das wohl in Hinblick auf Körper, Geist und Charakter der Menschen, denen angesichts solcher Leckerbissen das Wasser im Mund zusammenläuft? Wissen wir jetzt, wer die größten Sprünge macht, die schweinischsten Gedanken pflegt oder sich durchs Leben schleimt? Die einzige Schlußfolgerung, die die Eßgewohnheiten der Menschen zulassen, ist die Erkenntnis, daß der Mensch ein Allesfresser ist – und dabei bestens gedeiht.

60 Prozent aller Krankheiten sind ernährungsbedingt

Falsche Ernährung gilt landläufig als eine der wichtigsten Krankheitsursachen. Das offizielle Organ der Deutschen Gesellschaft für Ernährung (DGE), die »Ernährungs-Umschau«, beziffert die volkswirtschaftlichen Verluste aufgrund von Krankheitskosten auf jährlich über 100 Milliarden Mark. Es ist aber der Auffassung, daß »intensive Bemühungen um eine echte Prävention« nicht nur einen beträchtlichen Teil der Kosten einsparen helfen könnten, sie seien auch »die aussichtsreichsten Maßnahmen, um dem einzelnen viel Leid zu ersparen«.

Die DGE stützt sich bei dieser Einschätzung auf die Studie »Ernährungsabhängige Krankheiten und ihre Kosten«. Darin finden sich säuberlich aufgelistet nach Krankheitsbildern die Gesamtausgaben für Behandlungen, Reha-Maßnahmen usw. So weit, so gut. Der springende Punkt dabei: Wann ist eine Krankheit »ernährungsbedingt«? In dieser Studie wurden beispielsweise alle Fälle von Herz-Kreislauf-Versagen – also auch die von über Neunzigjährigen – als vermeidbare Folge falscher Ernährung eingestuft! Dazu kommen zahlreiche weitere Leiden, bei denen eine Verbindung zur Ernährung vermutet wird, wie Osteoporose oder verschiedene Arten von Krebs. Sie wurden ebenfalls komplett und nicht etwa nur anteilig als Ernährungsfehler gewertet. Wohl ist einsichtig, daß die Kosten für Karies dazuzählen, aber dürfen gleich alle Zahn- und Kieferbehandlungen plus sämtliche Kosten für alle denkbaren Magen- und Darmkrankheiten in denselben Topf geworfen werden? Sogar eine Erbkrankheit, die Phenylketonurie, wurde in das Zahlenwerk geschmuggelt. Addiert man dann noch Autoimmunkrankheiten wie Diabetes Typ 1 dazu, kommt man ganz leicht über die magische Grenze von 100 Milliarden Mark.

Andere Einflüsse, wie die genetische Veranlagung, wurden bei der Berechnung erst gar nicht berücksichtigt. Dafür wird beispielsweise behauptet, daß bei täglichem Karottenkonsum 65 Prozent aller Lungenkrebsfälle verhütbar gewesen wären; daneben verblaßt sogar der Einfluß des Rauchens … Mehr als peinlich überdies, daß sich die Autoren regelmäßig bei der Prozentrechnung vertan haben. Da kommt es schon mal vor, daß die Ernährung zu mehr als 100 Prozent an einer Erkrankung schuld ist. Professor Harald Förster von der Universität Frankfurt hat für solch höheren Blödsinn nur noch Ironie übrig: »Es kann als gesichert angesehen werden, und dazu bedarf es keiner Aufklärung: Ernährung ist tödlich! Denn jeder, der sich lange genug ernährt hat, ist bislang gestorben. Wer hingegen aufhört, sich zu ernähren, kann zumindest nicht an den Folgen der Ernährung sterben.«

Zweifel bestehen nicht nur am Anteil der Ernährung an Krankheiten, sondern auch an der Richtigkeit der Diagnose. Wenn über Neunzigjährige aus Altersschwäche das Zeitliche segnen, wird für den Totenschein mühelos auf »Arteriosklerose« erkannt. Viele Angaben auf Totenscheinen sind Verlegenheitsdiagnosen, unter anderem, weil Patienten, die an den Folgen einer Operation gestorben sind, eher unter »Herzversagen« als unter »Operationskomplikation« gebucht werden. Und wenn die Ernährungsexperten diese Erkrankung für ernährungsbedingt halten, hätten die Patienten rein statistisch gesehen mit Vollkornbrot, Radieschen und Magerquark bis zum Jüngsten Gericht fröhlich weiterleben können.

Basis des Irrtums ist eine stillschweigende Vereinbarung: Eine Krankheit gilt dann als ernährungsabhängig, wenn die Mehrzahl der Experten, die auf der Grundlage der behaupteten Zusammenhänge ihr Geld verdienen, diese Ansicht teilen. Aus demselben Grunde herrscht auf Kongressen von Psychologen Einigkeit darüber, daß die Mehrzahl aller Krankheiten psychisch bedingt ist, auf Veranstaltungen von Mikrobiologen hört man, daß nicht nur Grippe und Aids, sondern auch Diabetes, Arteriosklerose und Herzinfarkt die Folge von Infekten sind, während die Umweltmediziner überzeugt verkünden, eine wachsende Zahl von Krankheiten sei umweltbedingt. Dabei werden von allen besonders gern Leiden vereinnahmt, die als Zivilisations- oder Wohlstandskrankheiten gelten.

Wohlstand bedeutet aber nicht nur mehr und »besseres« Essen, längeres Leben und andere Krankheitsbilder. Fast alle typischen Merkmale des Wohlstands lassen sich mit ein bißchen Mathematik mit den sogenannten Zivilisationskrankheiten korrelieren: die Dichte der Verkehrsschilder und der Arztpraxen, die Menge an verkauftem Hundefutter, Farbfernsehern und Gartenzwergen, die Zahl der Studienabbrecher oder der Hygienestandard, der Benzinverbrauch, das Müllaufkommen und der Umfang des Steuerrechts. Doch das bleibt bei Ernährungsstudien fast immer außen vor. Der Zeitgeist hat sich auf der Suche nach einer Ursache anders entschieden: Schuld am Infarkt (oder was auch immer) ist ein Mangel im Überfluß. Haben wir womöglich unterschwellig ein schlechtes Gewissen, weil es uns – zumindest in den Industrienationen – heute besser geht als allen vorangegangenen Generationen? Suchen wir selbstquälerisch nach einem Haken im Glück? Essen bedeutet immer auch Lustgewinn, und das Versagen von Lust ist eine harte Strafe – die Strafe für das unverdiente Glück Wohlstand?

Wenn Brustkrebs oder Schlaganfall statistisch zunehmen (aber tun sie das wirklich? Werden sie vielleicht nur sicherer diagnostiziert? Oder werden wir heute schlicht alt genug, um diese Krankheiten zu bekommen, während die Menschen früherer Jahrhunderte wegen aus heutiger Sicht relativ banaler Infektionskrankheiten im jugendlichen Alter das Zeitliche segneten?), hat das etwas Beängstigendes. Es erinnert uns an unsere eigene Sterblichkeit. Entschlossen sagen wir den modernen Todesursachen den Kampf an. Ein »Sieg« könnte uns die Angst vor Infarkt, Alzheimer oder Krebs nehmen. Zumindest so lange, bis uns die Experten mit der »beängstigenden Zunahme« einer neuen Todesart konfrontieren, logischerweise einer weiteren

Folge unseres modernen Lebens. Jede Krankheit, die »besiegt« ist, zieht eine neue und absolut tödliche nach sich. – Darauf können Sie Gift nehmen.

Quellen: L. Kohlmeier et al.: Ernährungsabhängige Krankheiten und ihre Kosten. Schriftenreihe des Bundesministeriums für Gesundheit, Band 27, Baden-Baden 1993; H. Förster: Ernährungsabhängige Krankheiten und ihre Kosten: Kritische Bewertung. Schriftenreihe des Bundes für Lebensmittelrecht und Lebensmittelkunde, Heft 120, Bonn 1995; S. Fankhänel: Ernährung und Gesundheit. Ernährungs-Umschau 1994/41/S.139

Wer gesund ißt, ist gesünder

Na hoffentlich! Denn wenn wir schon zugunsten von Knäckebrot, Rohkost und stillem Mineralwasser auf Knödel, Braten und Bier vom Faß verzichten, dann soll es wenigstens für einen guten Zweck sein. Und bekanntlich ist die Gesundheit unser höchstes Gut. Aber lohnt es sich überhaupt, das heißt, läßt sich der versprochene Nutzen einer »bewußten Ernährung« auch beweisen? – Egal welcher Ernährungsratschlag bisher mit prospektiven Studien überprüft wurde, das Ergebnis fiel jedesmal ziemlich ernüchternd aus. So blieb den Ernährungsberatern nur noch ein letztes Argument: Nicht die einzelne Maßnahme wirke, sondern alle zusammen. Das ganze Ernährungsverhalten müsse sich ändern, nur so könne man von den Synergieeffekten profitieren.

In zwei großen US-amerikanischen Studien sollte der gesundheitliche Nutzen der offiziellen Ernährungsempfehlungen mit harten Daten belegt werden. Man untersuchte, in welchem Maße das Einhalten der »Dietary Guidelines for Americans« (siehe dazu »Die Fett-Saga«, Seite 122ff.) das Auftreten »schwerer chronischer Erkrankungen« verzögert. An der Nurses Health Study beteiligten sich seit 1976 insgesamt 120000 Krankenschwestern. Alle zwei Jahre füllten sie einen detaillierten Fragebogen zu Ernährung, Lebensgewohnheiten und Gesundheitszustand aus. Für unsere Fragestellung wurden die Angaben von fast 70000 Frauen über einen Zeitraum von acht Jahren ausgewertet. Nach dem gleichen Prinzip war die Health Professionals Follow-up Study organisiert. Hier kamen die Teilnehmer – allesamt Männer – aus Gesundheitsberufen. Fast 40000 Zahnärzte, Tierärzte und Apotheker gaben 12 Jahre lang penibel Auskunft über ihre Ernährungsgewohnheiten und sonstige gesundheitlich relevante Dinge.

Die Angaben zu den verzehrten Mengen an Getreideprodukten, Obst, Gemüse, Milch und Milchprodukten, Fleisch (Fisch, Geflügel, Eier eingeschlossen), Fett, Cholesterin usw. wurden von den Forschern mit Punkten bewertet. Dabei legten sie den sogenannten »Healthy Eating Index« zugrunde, bei dem die empfohlenen »guten« Nahrungsmittel hohe Punktzahlen erhalten und die verpönten »schlechten« niedrige. Die Ergebnisse müssen für die Wissenschaftler, die zu den prominenten Vertretern der Lehre von der gesunden Ernährung gehören, ein schwerer Schlag gewesen sein: »Wenn man das Rauchen und andere Risikofaktoren berücksichtigte, gab es bei den Frauen keinen Zusammenhang zwischen dem Maß an gesunder Ernährung und dem Risiko, eine schwere chronische Erkrankung zu bekommen.« Bei den Männern ließ sich nur ein »schwacher« Zusammenhang errechnen. Damit sind die offiziellen Ernährungsempfehlungen endgültig als Wunschdenken profilneurotischer Experten entlarvt.

Betrachtet man die »chronischen Krankheiten« im Detail, so blieb das Krebsrisiko aller Teilnehmer gleich, egal wie falsch oder richtig sie sich ernährten. Lediglich das Risiko für Herz-Kreislauf-Krankheiten sank etwas, aber nur unter den männlichen Probanden (und nicht einmal bei denen, die sich am »gesündesten« ernährten). Leider fehlt eine Auswertung, die die Gesamtsterblichkeit mit der Ernährungsweise vergleicht. Statt dessen fassen die Autoren unter der Überschrift »schwere chronische Erkrankungen« die Krebsfälle, die Herz-Kreislauf-Erkrankungen und alle natürlichen Todesarten zusammen. Wenn sich beim Lesen der Eindruck aufdrängt, daß die Ergebnisse für die Protagonisten der gesunden Ernährung sonst noch unerfreulicher ausgefallen wären, so ist das natürlich reine Spekulation.

Fazit: Selbst die »gesündeste« Ernährung ändert nichts an Ihrem Risiko, krank zu werden. Wenn Sie den Empfehlungen der Ernährungsexperten folgen, können Sie vielleicht Ihr Herzinfarkt- oder Schlaganfallrisiko ein wenig senken. Aber nur wenn Sie ein Mann sind (sorry Ladies!). Doch glauben Sie bloß nicht, daß Sie deswegen länger leben – Sie sterben nur an etwas anderem.

→ **Obst** und Gemüse schützen vor Krebs
→ **Vegetarier** leben länger

Quellen: M. L. McCullough et al.: Adherence to the Dietary Guidelines for Americans and risk of major chronic disease in women. American Journal of Clinical Nutrition 2000/72/S. 1214; M. L. McCullough et al.: Adherence to the Dietary Guidelines for Americans and risk of major chronic disease in men. American Journal of Clinical Nutrition 2000/72/S. 1223

Etikett

Das Etikett verrät, was in Lebensmitteln drin ist

Woran erkennt man den kritischen Verbraucher im Supermarkt? – Er steht vor den Regalen und studiert mit ernster Miene die Zutatenlisten auf den Verpackungen. Schließlich will man ja wissen, was drin ist. Doch weil die Verbraucher keineswegs nur im medizinischen Sinn allergisch auf E-Nummern, Konservierungsmittel und künstliche Aromen reagieren, zählt die Kreativität – auch und gerade im sprachlichen Bereich – zu den geschätztesten Tugenden in der Lebensmittelbranche.

Wollen mal sehen: Auf der Zutatenliste stehen die Zutaten. Klar, denn die müssen alle und ohne Ausnahme deklariert werden. Der Haken: Nicht auf der Zutatenliste stehen die Nichtzutaten. Was bitte ist eine »Nichtzutat«? Zunächst einmal eine pfiffige juristische Wortschöpfung. Was auf den ersten Blick so widersinnig klingt, hat eine bittere Logik: Zutaten, die keine sind, brauchen auch nicht auf der Zutatenliste zu erscheinen. Wenn alle Zutaten deklariert werden müssen, liegt es nahe, solche, die nicht deklariert werden sollen, zu »Nichtzutaten« zu machen. Und so geschah es.

Die geheimnisvolle Zauberformel der Juristen heißt »LMKV §5, Abs.2, Ziffer 2«. Dabei handelt es sich ebensowenig wie bei der »Nichtzutat« um einen Begriff aus Orwells »Neusprech«, sondern lediglich um die Abkürzung für »Lebensmittelkennzeichnungsverordnung«, gefolgt vom fraglichen Paragraphen. Und der besagt, daß nicht der verwendete Stoff darüber entscheidet, was eine Zutat und was eine Nichtzutat ist, sondern seine jeweilige Funktion im Endprodukt.

Zu den Nichtzutaten zählen etwa die vielen Substanzen, die die Maschinengängigkeit der Rezeptur gewährleisten sollen. Wenn man in der Bäckerei Emulgatoren benötigt, damit die Teige die

Hochgeschwindigkeitsmixer aushalten, dann haben diese ihre Funktion erfüllt, sobald der Mix in den Ofen kommt. Also sind es Nichtzutaten. Oder wenn die Festigkeit des Teiges mit Cystein reguliert wird, einer Aminosäure, die gewöhnlich aus asiatischem Menschenhaar gewonnen wird, hat das im Gebäck keine technologische Wirkung mehr. Die Folge: keine Deklaration. Auch die zahlreichen Enzyme – heute meistens aus gentechnischer Produktion – haben nach dem Erhitzen des Produkts keine technologische Funktion mehr – sind also Nichtzutaten und damit von der Kennzeichnungspflicht freigestellt.

E

Konservierungsmittel sind ein weiteres dankbares Kapitel im Buch der Nichtzutaten. Limonaden und andere Getränke in PET-Flaschen werden gerne mit Dimethyldicarbonat haltbar gemacht. Dieses »Kaltentkeimungsmittel« wirkt, indem es sich schnell zersetzt. Damit ist es deklarationsfrei. Oder: Die Fruchtzubereitung für einen Joghurt wurde mit einem Konservierungsmittel haltbar gemacht. Im fertigen Joghurt verwandelt es sich in eine Nichtzutat, weil die Dosis nicht ausreicht, um den einzelnen Joghurt selbst vor Verderb zu schützen. Die Deklaration lautet folgerichtig: »Ohne Zusatz von Konservierungsmitteln«.

Diese Beispiele lassen sich beliebig fortsetzen. Mit jedem Verarbeitungsschritt verflüchtigen sich Zusatzstoffe aus den Zutatenlisten. Daß Allergiker häufig schon auf geringe Substanzmengen oder vermeintlich inaktive Enzyme reagieren, stört den um die Gesundheit der Bürger besorgten Gesetzgeber offenbar wenig.

In der eingangs genannten LMKV sind noch weitere Fallstricke für den Verbraucher eingebaut. Wenn eine Zutat zu einem Produkt – bleiben wir bei der »Fruchtzubereitung« im Joghurt – ihrerseits aus Zutaten zusammengesetzt ist, müssen diese nicht deklariert werden, wenn die Kombi-Zutat (in unserem Beispiel die »Fruchtzubereitung«) weniger als 25 Prozent des Endprodukts ausmacht. Der geschätzte Kunde braucht demzufolge nichts über Stabilisatoren und häßliche Chemikalien wie Dicalciumphosphat, Trinatriumcitrat, Farb- und Aromastoffe zu lesen, sondern darf weiter an das frische Obst im Joghurt vom Lande glauben. Der Verzicht auf die Deklaration der Zutaten von Zutaten führt zu der absurden Situation, daß um so weniger auf der Zutatenliste steht, aus je mehr Komponenten ein Produkt zusammengesetzt ist. Vielleicht soll das die Nerven des Konsumenten schonen, eine schöne Variante des Fürsorgeprinzips.

Das war aber immer noch nicht alles. Technische Hilfsstoffe müssen ebenfalls nicht auf dem Etikett erscheinen. Es handelt sich um Stoffe, die zur Herstellung benötigt werden, im Endprodukt aber weitgehend verschwunden sind – oder zumindest sein sollten. Wenn Speiseöl mit Leichtbenzin extrahiert, Kaffee mit Lösungsmitteln entkoffeiniert oder Bier mit Polyvinylpolypyrrolidon stabilisiert wurde, sollten die Wundermittel, nachdem sie ihre Schuldigkeit getan haben, von der Bildfläche verschwunden sein. Davon, daß das nicht immer klappt, künden dann kleinere und größere Skandale, etwa wenn in Marmelade beträchtliche Mengen an Entschäumer gefunden werden.

Immer im Bemühen, die Etiketten übersichtlich zu halten und die Kunden zu beruhigen, arbeitet die Branche zudem hart daran, Anrüchiges aus den Zutatenlisten verschwinden zu lassen. Ohne Zusatzstoffe geht es jedoch nicht. Einen Ausweg bietet das bewährte Mittel der Umbenennung: So mutiert etwa das kritisch beäugte »Konservierungsmittel« Diacetat im Brot zum unverdächtigen »Säuerungsmittel«. Auf ähnliche Weise verschwindet der umstrittene Geschmacksverstärker Natriumglutamat (E 621) von der Fertigsuppentüte, statt dessen erscheint – Simsalabim – ein »Trockenmilcherzeugnis«. Erleichterung, denn Milch ist ja gesund. Doch dieses Produkt aus »fettfreier Milchtrockenmasse« liefert Glutamat frei Suppe. Glutamat sorgt für Speichelfluß und Appetit – und der soll schließlich nicht durch häßliche Worte auf den bunten Etiketten getrübt werden.

→ Alle **Zusatzstoffe** sind einzeln zugelassen
→ Alle **Zusatzstoffe** sind gesundheitlich geprüft
→ Natürliche **Aromen** stammen aus der Frucht, nach der sie schmecken

Quellen: Verordnung über die Kennzeichnung von Lebensmitteln (LMKV) idF v. 6.9.1984 (BGBl I S.1221), zuletzt geändert am 29.1.1998 (BGBl I S.310) BGBl III/FNA 2125-40-25; U. Pollmer et al.: Vorsicht Geschmack – Was ist drin in Lebensmitteln. Stuttgart 1998; P. Kuhnert et al.: Lebensmittelzusatzstoffe. Frankfurt am Main 1978

Was auf dem Etikett steht, muß auch drin sein

Mag ja sein, daß nicht alles auf dem Etikett steht, was in einem Nahrungsmittel drin ist. Aber umgekehrt wird doch wohl hoffentlich drin sein, was in der Zutatenliste aufgeführt ist? Typischer Fall von denkste. Denn die Niederungen unseres Lebensmittelrechts sind dicht gesäumt mit verdeckten Fußangeln für den gutgläubigen Bürger.

Weil Verbraucher hinter jedem Wort mit Ypsilon, das ein wenig chemisch klingt, einen gesundheitsgefährdenden Stoff argwöhnen und deshalb Kaufverzicht üben könnten, mußte der Gesetzgeber Mittel und Wege finden, um solche Verkaufshindernisse entweder von der Deklaration zu befreien, wie im Falle des Backmittels Cystein, oder durch unverfänglichere Bezeichnungen zu ersetzen. Andernfalls wäre eine Zulassung für die Lebensmittelwirtschaft völlig wertlos. Beispiel: Ascorbylpalmitat. Es wird gerne Wurstwaren zugesetzt, um die Haltbarkeit zu erhöhen. Auch dann, wenn eine Deklaration unumgänglich ist, sucht man die anrüchige Schreibweise vergeblich auf den Etiketten. Statt dessen prangt dort das Wort »Ascorbinsäure«, hinter dem sich das hochgeschätzte Vitamin C verbirgt. Chemisch sind die beiden Stoffe zwar miteinander verwandt, aber eben nicht dasselbe.

Beliebt und zulässig ist die Deklaration »natürlicher« Rohstoffe: Setzt der Hersteller zum Beispiel statt frischem Obst gut abgelagertes und mit Antioxidanzien stabilisiertes Fruchtpulver ein, darf er dennoch »Früchte« aufs Etikett schreiben – und diese vor allem in ihrer frischesten und appetitlichsten Form auf der Verpackung abbilden. Das erspart es ihm außerdem, das zugesetzte Wasser anzugeben. Das gleiche gilt für viele andere Verarbeitungsprodukte. Milchpulver plus Wasser heißt nach der Verarbeitung wieder »Milch«, obwohl sich der Rohstoff durch den Trocknungsvorgang in seiner Zusammensetzung deutlich verändern kann.

Und wer kommt schon auf die Idee, daß hinter einem »Trokkenmilcherzeugnis« der Geschmacksverstärker Glutamat stecken könnte? Mit ein paar technischen Kunstgriffen läßt sich aus Milchpulver tatsächlich ein Produkt erzeugen, das einen hohen Gehalt an Glutamat aufweist. Wäre es echtes Milchpulver, läge die Deklaration »Milch« viel näher. Besonders pfiffige Hersteller schaffen es sogar, einen Zucker in »Eiweiß« umzubenennen. Der Trick: Man nehme als Rohstoff Molke, die neben Milcheiweiß etwas Milchzucker enthält, erhöhe den Gehalt an Milchzucker bis auf 85 Prozent und verkaufe das Ergebnis als »Milcheiweißerzeugnis«.

→ Alle **Zusatzstoffe** sind einzeln zugelassen
→ Alle **Zusatzstoffe** sind gesundheitlich geprüft

Quellen: Verordnung über die Kennzeichnung von Lebensmitteln (LMKV) idF v. 6.9.1984 (BGBl I S.1221), zuletzt geändert am 29.1.1998 (BGBl I S.310) BGBl III/FNA 2125-40-25; Bekanntmachung der Liste der zugelassenen Lebensmittelzusatzstoffe (Fundstellenliste) mit Verzeichnis der EWG-Nummern und Zusammenstellung der wahlweise verwendbaren Bezeichnungen. Vom 10.6.1992. Banz. Nr.124a vom 10.7.1992; U. Pollmer et al.: Vorsicht Geschmack – Was ist drin in Lebensmitteln. Stuttgart 1998

EU

Die EU ist schuld, daß bei uns Chemiebier verkauft werden darf

»Das Reinheitsgebot dient dem Gesundheits- und Verbraucherschutz.« Mit diesem Argument versuchten die Vertreter der Bundesrepublik Deutschland, das Importverbot für nicht nach deutschem Recht gebraute Biere aus den anderen Ländern der europäischen Gemeinschaft zu rechtfertigen. Die Vertreter der EU-Kommission bemühten sich im Gegenzug, vor dem Europäischen Gerichtshof nachzuweisen, daß es sich um ein vorgeschobenes Argument handelt, das in Wirklichkeit die einheimischen Brauereien vor der ausländischen Konkurrenz schützen soll.

Schade, daß die Argumente der EU-Kommission in Deutschland so wenig Gehör fanden – sie hätten so manch eine überhebliche nationale Attitüde in Sachen deutscher Reinheit dämpfen können. Wenn es die deutsche Regierung mit dem Gesundheitsschutz der Bürger so ernst nimmt, fragten die Kläger, warum gibt es dann beispielsweise nur ein Reinheitsgebot für Bier, aber keines für Wein (Stichwort: Kopfschmerzspätlese) und schon gar keines für alkoholfreie Getränke wie Limo oder Cola? Dabei wären doch Kinder und Jugendliche, die Hauptkonsumenten von Erfrischungsgetränken, eine besonders schützenswerte Gruppe. Vor allem, nachdem diese Getränke reichlich umstrittene Inhaltsstoffe wie Phosphat (beeinträchtigt die Knochenbildung) oder auch Koffein (putscht auf) enthalten. Wegen des Koffeins dürfen die meisten Kinder nicht mal Kaffee trinken. Klingt irgendwie nach Doppelmoral.

Warum wohl sind nach dem deutschen Biersteuergesetz – entgegen dem Reinheitsgebot in seiner strengsten Fassung! – neben Gerste zwar andere einheimische Getreidearten, nicht jedoch Reis und Mais als Bierrohstoffe zulässig? Ganz einfach: In Bayern sollten Roggen und Weizen der Brotbereitung vorbehalten bleiben, deshalb wurde vor allem die Gerste zum Brauen genutzt. Reis und Mais konnte man dagegen getrost verbieten, da sie hierzulande als Biergrundstoffe sowieso unüblich sind. Gleichzeitig wird damit der Import solcher Biere verhindert, obwohl Reis und Mais in anderen Ländern traditionell zur Bierbereitung dienen und diese Getränke weder mehr noch weniger gesundheitsschädlich sind als ihre deutschen Pendants. Also diene diese Vorschrift ganz klar dem Schutz der Brauereien und nicht dem des Biertrinkers, argumentierte die EU-Kommission. Und überhaupt: Glaubt die Bundesregierung eigentlich, andere Staaten seien noch weniger um das Wohl ihrer Bürger besorgt?

Wenn eine deutsche Brauerei etwas produzierte, das nicht vom weitgefaßten § 9 Biersteuergesetz abgedeckt war, dann konnte der Bundesminister der Finanzen gemäß § 10 Biersteuergesetz im Einzelfall noch »Ausnahmen zulassen, soweit dadurch eine Vernichtung wertvoller Wirtschaftsgüter verhindert wird und Benachteiligungen anderer Hersteller nicht zu erwarten sind«. So durfte Pansch mit behördlicher Genehmigung zum wertvollen Wirtschaftsgut mutieren und stillschweigend unters Volk gebracht werden. Glücklicherweise hat die EU diesem merkwürdigen »Schutz des Verbrauchers« mittlerweile einen Riegel vorgeschoben.

Noch weitere Ausnahmen vom Reinheitsgebot gefällig? Für obergärige Biere kann laut Reinheitsgebot neben Gerste auch Rüben- und Rohrzucker – natürlich nur »technisch reiner« – verwendet werden. Im übrigen erlaubt das Gesetz für bestimmte Biere ausdrücklich die Verwendung des Süßstoffes Saccharin, einer Substanz, deren Wirkung auf die Gesundheit durchaus umstritten ist. Anstelle von Hopfen können auch »Hopfenauszüge« in den Kessel wandern, die oft genug unter Einsatz von Lösungsmitteln gewonnen wurden. Selbstverständlich sind Klärmittel für Würze und Bier erlaubt, wenn sie »bis auf gesundheitlich, geruchlich und geschmacklich unbedenkliche, technisch unvermeidbare Anteile wieder ausgeschieden werden«. Gibt es im Brauwesen eigentlich »geschmacklich bedenkliche Zusätze« – oder was will uns dieser Paragraph sagen?

Ein Schuß »Farbebier« darf ein Helles in ein Dunkles verwandeln. Das von Spöttern als »Reinheitsgebotsfarbe« titulierte Erzeugnis ist der Grund, warum so viele Brauereien »dunkle« Biersorten anbieten, die völlig anders schmecken als das echte Dunkle, wie es noch vor wenigen Jahrzehnten gebraut wurde. Das Malz wird mit Schwefel, das fertige Bier mit Hilfe des schier unaussprechlichen Polyvinylpolypyrrolidon haltbar gemacht. Daß sich unsere Hefen nicht gegen eine gentechnische Bearbeitung gewehrt haben, muß man wohl nicht extra betonen. Alles ganz natürlich.

Damit gerät der Vorwurf ins Schwanken, nur andernorts würde »Chemiebier« gebraut, der edle Gerstensaft also unnötigerweise mit ekelhaften Zusatzstoffen malträtiert. Mit diesem scheinheiligen Argument könnte man genausogut fordern, daß Brot wieder nur aus Roggenmehl, Sauerteig und Wasser hergestellt werden soll – auch hier sind alle anderen Zusätze eigentlich unnötig. Die Verbraucher hätten sicher nichts dagegen. Gute Gründe für die Gesundheit gäbe es auch. Und was die Zusatzstoffe angeht: Warum sollen eigentlich all die wunderbaren Substanzen, die laut Lebensmittelgesetz bei der Verwendung in Lebensmitteln gesundheitlich unbedenklich sind, auf einmal im Bier schädliche Wirkungen entfalten?

Kurz und schlecht: Die Attacken auf die Importbiere und das Werben mit dem deutschen Reinheitsgebot sind die reine Heuchelei. In Wahrheit sollen nur die Wettbewerber vom lukrativen deutschen Markt ferngehalten werden.

PS: Natürlich trinken auch wir lieber ein »reines« Bier, so wie wir lieber ein »reines« Brot essen. Das Ärgerliche an dieser Diskussion ist, daß die Argumente ganz gezielt nur für ein Produkt und eine Interessengruppe eingesetzt werden. Als mündige Verbraucher plädieren wir für eine vollständige Deklaration der Inhaltsstoffe und verfahrenstechnischen Kunstgriffe - wie die Verwendung von Glattwasser, die radioaktive Bestrahlung zur Füllhöhenkontrolle oder die Turbogärung des Bieres - auf dem Etikett bzw. bei Faßbier am Ausschank. Damit ließe sich - für den, der will - der Reis vom Weizen trennen, und jeder könnte selbst entscheiden, wie er sein Bier (gepanscht) haben möchte.

→ Das **Reinheitsgebot** garantiert seit jeher die Reinheit des deutschen Bieres

Quellen: Klageschrift der Kommission der Europäischen Gemeinschaft vom 4.7.1984 gegen die Bundesrepublik Deutschland wegen Anwendung des Reinheitsgebotes für Bier auf Einfuhren aus den anderen Mitgliedstaaten. Az. 200060, Luxemburg 9.7.84; K. Hackel-Stehr: Das Brauwesen in Bayern vom 14. bis 16. Jahrhundert, insbesondere die Entstehung und Entwicklung des Reinheitsgebotes (1516). Dissertation TU Berlin 1987; Biersteuergesetz vom 14.3.1952 (BGBl I S.148); Durchführungsbestimmungen zum Biersteuergesetz vom 14.3.1952 (BGBl I S.153); H.H. Fensterer: Das Gebot der Reinheit des Bieres. Zeitschrift für das gesamte Lebensmittelrecht 1985/12/S.301; Neumarkter Lammsbräu: Richtlinien für die Herstellung von Ökobieren. Neumarkt/Opf. 1993

F

Fast food

Fast food ist eine moderne Erfindung

Aus welcher Zeit stammt wohl der folgende Reisebericht? »Es gibt viele Köche, die draußen auf der Straße prächtige Fleischstücke kochen, in der Nacht wie am Tag, in großen Kupferkesseln. Und kein Bürger, wie reich er auch sein mag, kocht bei sich zu Hause. So halten es alle Heiden; sie lassen ihr Essen in diesen Basars holen, wie sie es nennen. Oft setzen sie sich einfach auf die Straße und essen dort.« Nun, die Schrift datiert aus dem 14. Jahrhundert. Den italienischen Augenzeugen beeindruckten die vielen Straßenimbisse in Kairo so sehr, daß er annahm, niemand koche mehr zu Hause.

Schnellimbisse gab es bereits im 6. Jahrhundert v. Chr., in Babylon ebenso wie in Hellas oder im Römischen Reich. Im Han-China konnte man auf den Märkten fertigen Keng-Eintopf kaufen, eine Art Ragout mit Reis und Hirse. Er war beliebt, weil er zu Hause zu lange gebraucht und zuviel Brennholz erfordert hätte. Manche Imbißbuden waren auf gebratene Krabben spezialisiert, andere auf eingelegten Fisch, heißen Kuchen oder gefüllte Teigtaschen.

Bei den Hellenen speiste das einfache Volk in Garküchen, die Suppen und Breie feilboten. Auch Würstchenbuden sorgten für das leibliche Wohl. Allerdings wurde die Wurst – meist aus Esel oder Hund – zuweilen mit Undefinierbarem gestreckt. Wer sichergehen wollte, konnte sich getrost einem anderen Fast-food-Stand zuwenden. Dort duftete es unverwechselbar nach mit Blut und Fett gefülltem Ziegenmagen, gegrillt auf glühender Holzkohle. Im alten Rom waren die Imbißbuden für Proletarier lebensnotwendig, weil sie in ihren winzigen Wohnungen keine Möglichkeit hatten zu kochen. Die Armen speisten vorzugsweise Schweinefleisch, vielleicht sogar Schnitzel und Hackbraten.

Gert von Paczensky rückt zurecht: »Ob in China, Rom oder anderswo, am Schnellimbiß und in den Garküchen kauften nicht nur die Armen. Die Köche boten keineswegs nur einfache und billige Nahrung an. Von den arabischen Garköchen, die ihre Läden auf den großen Märkten hatten, berichten verschiedene Quellen, wie gut das schmeckte, was sie zubereiteten ... fast alle Haushalte kauften zumindest einen Teil der Speisen schon fertig zubereitet.« Auch in Deutschland gab es zumindest im späten Mittelalter Fast food: Fahrbare Pastetenöfen boten auf der Straße heiße Leckerbissen feil.

Lediglich in einigen alten Kulturen des Orients war Essen auf dem Markt oder der Straße aus magischen Gründen verpönt – eine Denkweise, an die heute moderne Wissenschaftler mit ihrer Angst vor dem Untergang der Eßkultur anknüpfen.

→ Das Essen in **Hamburger**-Restaurants ist ungesund

Quellen: A. Homolka: Zück die Finger und iß. Frankfurt am Main 1989; R. V. Scheiper: So aßen und tranken die Griechen. H & R Contact 1999, Heft 79, S. 18; G. von Paczensky, A. Dünnebier: Leere Töpfe, volle Töpfe. Die Kulturgeschichte des Essens und Trinkens. München 1994; R. Hodges: The decline of Rome to a fast food empire. Nature 1984/309/S. 211

Fett

Die Fett-Saga

Die traurige, aber wahre Geschichte des bösen Nahrungsfetts hätte durchaus das Zeug, zu einem Vierteiler »Aufstieg und Niedergang eines Ernährungsmythos« verarbeitet zu werden. Das Drehbuch liegt weitgehend vor. Es wurde am 30. März 2001 unter dem Titel »The Soft Science of Dietary Fat« in der renommierten Zeitschrift »Science« veröffentlicht. Wir geben eine kurze Zusammenfassung:

Teil 1: Wie alles begann – das Fettgespenst erhebt sich

Der Zweite Weltkrieg war vorüber, allerorten blühte das Leben wieder auf, Wohlstand begann sich zu entwickeln. Da tauchte plötzlich wie aus dem Nichts ein neues Gespenst auf und fällte scheinbar gesunde Männer mittleren Alters. Reihenweise Herzinfarkte aus heiterem Himmel! Woher kam diese Epidemie? Zu den ersten, die das Nahrungsfett verdächtigten, gehörte der Biochemiker Ancel Keys. Er forderte auch gleich, den Fettanteil in der Ernährung auf 30 Prozent der konsumierten Kalorien zu beschränken – ohne allerdings greifbare Beweise für diesen Zusammenhang zu haben.

Als Keys in seiner 1952 durchgeführten Sieben-Länder-Studie feststellte, daß die Herzinfarktrate um so höher ist, je mehr Fett in einem Land verzehrt wird, sah er sich bestätigt. (Wie wir heute wissen, lassen sich solche Ergebnisse durch Auswahl der »richtigen« Länder nach Belieben erzeugen. Untersucht man die These dagegen innerhalb der Bevölkerung eines Landes, lösen sich die Korrelationen schnell in Luft auf.) 1961 leitete Keys aus den Daten der Framingham-Studie einen Zusammenhang zwischen der Höhe des Cholesterinspiegels und der Herzinfarktrate her (zur Fälschungstechnik siehe Seite 79). Damit schaffte er es auf die Titelseite des Time Magazine.

Doch es gab auch Gegenpositionen, zum Beispiel Edward H. Ahrens, der Grundlagenforschung zum Stoffwechsel von Fetten und Cholesterin betrieb. Er und einige Kollegen warnten 1969 in einem Bericht für das National Heart Institute davor, daß sich eine fettarme Ernährung negativ auf Nerven, Zellmembranen und Blutgerinnung auswirken könnte. Um Vor- und Nachteile einer solchen Maßnahme gegeneinander abwägen zu können, wären umfangreiche Studien mit Zehntausenden von Teilnehmern nötig, die man über Jahre hinweg beobachten müßte. Das amerikanische Gesundheitsministerium schätzte die Kosten einer solchen Untersuchung auf eine Milliarde Dollar und beschloß, für einen Bruchteil davon lieber ein paar kleinere Studien durchführen zu lassen.

Teil 2: Die Politik übernimmt die Initiative – oder wie das Leben so spielt

In dieser Situation traf es sich, daß Senator George McGovern vom Ausschuß für Ernährung und menschliche Bedürfnisse (Nutrition and Human Needs) gerade auf der Suche nach einem neuen Betätigungsfeld war. Dieser Ausschuß, der einst eingerichtet worden war, um die Unterernährung in den USA zu beseitigen, stand Mitte der siebziger Jahre kurz vor der Auflösung. McGovern wollte den Posten nur ungern aufgeben, und so widmete sich der Ausschuß dann eben der Überernährung.

McGoverns Ausschuß beauftragte den von wissenschaftlichen Kenntnissen völlig unbeleckten Journalisten Nick Mottern, die ersten Ernährungsrichtlinien für die Vereinigten Staaten zu verfassen. Dieser ließ sich zum Thema Fett von Mark Hegsted beraten, einem Ernährungswissenschaftler, der unerschütterlich an die Vorteile einer fettreduzierten Ernährung glaubte. Also schrieb Mottern, wie ihm geheißen, die Amerikaner sollten vorsorglich weniger Fett essen und vor allem tierische Fette meiden.

Als der Ausschuß Anfang 1977 seine »Dietary Goals« (Ernährungsziele) veröffentlichte, hagelte es von allen Seiten Kritik. Edward Ahrens mahnte, solche Empfehlungen seien mit einem Großversuch gleichzusetzen, bei dem die Bürger die Versuchskaninchen darstellten. Es meldeten sich auch Vertreter der Molkereien und Fleischverarbeiter zu Wort, die aus naheliegenden Gründen gegen die Richtlinien waren. Eine revidierte Ausgabe der »Dietary Goals« erschien, die Kritik blieb. Nun hätten diese ersten Ernährungsrichtlinien mit der Auflösung des McGovern-Ausschusses Ende 1977 in der Versenkung verschwinden können, wenn sich nicht zwei amerikanische Einrichtungen bemüßigt gefühlt hätten, darauf zu reagieren – allerdings völlig gegensätzlich.

Carol Tucker Foreman vom Landwirtschaftsministerium, eine aktive Verbraucherschützerin, hielt es für die Pflicht ihrer Behörde, die Empfehlungen des McGovern-Ausschusses in Politik umzusetzen. Sie wußte um die laufenden wissenschaftlichen Kontroversen, aber sie vertrat den Standpunkt: »Ich muß jeden Tag essen und meine Kinder auch. Also sagt mir, was die Datenlage hergibt.« Das hing natürlich davon ab, wen man danach fragte – und Carol Tucker Foreman fragte Mark Hegsted. Entsprechend fielen die »Dietary Guidelines for Americans« aus, die das Landwirtschaftsministerium bald darauf herausgab.

Drei Monate später hielt die Ernährungssektion der amerikanischen Akademie der Wissenschaften (NAS Food and Nutrition Board) dagegen. Diese Institution erarbeitet regelmäßig die quasi amtlichen Empfehlungen für die Nährstoffzufuhr (Recommended Dietary Allowances). In ihrem Ratgeber »Towards Healthful Diets« (etwa: Wie wir uns gesünder ernähren können) verlautbarte die Akademie, die einzige gesicherte Empfehlung, die man einem gesunden Menschen geben könne, sei die, aufs Gewicht zu achten. Alles andere, Nahrungsfett eingeschlossen, würde sich schon selbst regeln.

Dieser Rat wurde – vor allem von der Presse – äußerst ungnädig aufgenommen. »Unverantwortlich« war der Tenor der Journalisten, die zuvor den McGovern-Bericht und die »Dietary Guidelines« gelesen hatten. Als dann noch jemand aus dem Landwirtschaftsministerium bei der Presse durchblicken ließ, daß sich das Food and Nutrition Board aus Industriespenden finanzierte, gab es kein Halten mehr. Ein ungeheurer Sturm der Entrüstung brach los. Das Food and Nutrition Board hatte seine Glaubwürdigkeit verloren und die »Dietary Guidelines« von Mark Hegsted wurden zur offiziellen amerikanischen Gesundheitspolitik erhoben. Motto: »Eat less fat. Live longer!« (Iß weniger Fett und du lebst länger!)

Teil 3: Wissenschaftlermühlen mahlen langsam

Anfang der achtziger Jahre konnten die ersten sechs Langzeitstudien, die beweisen sollten, daß weniger Fett ein längeres Leben bedeutet, ausgewertet werden. Aber sie brachten nicht das erhoffte Ergebnis. In Honolulu, Puerto Rico, Chicago und Framingham hatte man die Herzinfarkte gezählt, aber nirgendwo fand sich der Beweis, daß Männer, die weniger Fett essen, tatsächlich länger lebten oder seltener einen Infarkt erlitten. In einer anderen Studie (MRFIT) waren mehrere Risikofaktoren gleichzeitig untersucht worden: Die Teilnehmer aßen weniger Fett, hörten auf zu rauchen und nahmen Medikamente gegen hohen Blutdruck. Wenn aus den Ergebnissen überhaupt etwas abzulesen war, dann, daß der Verzicht auf Fett das Leben verkürzt.

Die sechste Studie versuchte, den Cholesterinspiegel der Teilnehmer zu senken – allerdings nicht via Ernährung, sondern allein mit Pillen. Nach sieben Jahren hatte man die Wahrscheinlichkeit, an einem Herzinfarkt zu sterben, von 2,0 auf geschlagene 1,6 Prozent gesenkt. Dieses Ergebnis wurde von den Autoren der Studie als der große Durchbruch gefeiert. Daß nur Männer mit exorbitant hohen Cholesterinspiegeln an der Studie teilgenommen hatten, hinderte die Autoren nicht an der Schlußfolgerung, von solchen Maßnahmen könnten genauso Frauen und Menschen mit niedrigeren Cholesterinspiegeln profitieren. Noch ungenierter war die Folgerung durch den Leiter der Studie, Basil Rifkin, daß eine fettarme Ernährung (zur Aufklärung dieses Irrtums siehe Seite 130ff.) natürlich genauso gut sei wie Tabletten. Die Medien freuten sich über die klaren Aussagen des Professors und verbreiteten bereitwillig die Schlagzeile: »Es stimmt! Cholesterin ist wirklich ein Herzkiller.«

Doch es bröckelte auch an anderen Fronten: »Zuviel Fett löst Krebs aus« und »Fettarme Diäten sind gut zum Abnehmen« (siehe dort) waren zwei weitere beliebte Fettarien. Es dauerte 15 Jahre und kostete Hunderte Millionen an Forschungsgeldern, bis der World Cancer Research Fund zusammen mit dem American Institute for Cancer Research 1997 einen Expertenbericht mit dem Fazit veröffentlichte, es gebe weder überzeugende, ja noch nicht einmal wahrscheinliche Gründe für die Annahme, daß Nahrungsfett Krebs erzeuge. Und mehrere sorgfältig durchgeführte Abspeck-Studien kamen alle zum gleichen Ergebnis: Mit fettarmer Diät verlieren die Teilnehmer am Anfang ein paar Kilo, und nach ein, zwei Jahren ist alles wieder beim Alten.

Andererseits stießen die Forscher immer wieder auf böse Überraschungen. 1986, ein Jahr nachdem die US-Gesundheitsbehörde NIH ihr nationales Cholesterin-(Um-)Erziehungsprogramm gestartet hatte, das alle Amerikaner ab dem 2. Lebensjahr zu fettarmer Ernährung anhielt, reiste der Epidemiologe David Jacobs nach Japan. Wie er mit Erstaunen feststellte, riet man den Menschen dort, ihren Cholesterinspiegel zu erhöhen! Weil niedrige Cholesterinspiegel nämlich mit einem erhöhten Schlaganfallrisiko einhergingen. Wieder zu Hause, durchforstete Jacobs die Daten der MRFIT-Studie – und sah die Japaner bestätigt. Doch nicht nur das: Auch die Lebenserwartung von Männern mit weniger als 160 Milligramm pro Deziliter Cholesterin im Blut war deutlich verkürzt. Jacobs informierte das National Heart Lung and Blood Institute über seine Entdeckung. Auf einer Konferenz, die das NHLBI 1990 einberief, wurden 19 Studien aus aller Welt vorgelegt und diskutiert, die alle das Gleiche zeigten: Bei Frauen wird die Lebenserwartung nicht vom Cholesterin beeinflußt. Bei Männern verringern niedrige Cholesterinwerte zwar das Herzinfarktrisiko, erhöhen aber das Schlaganfallrisiko. Entscheidend: Insgesamt sinkt die Lebenserwartung (die Details finden Sie auf Seite 81). Die frühen Warnungen von Ahrens waren also berechtigt: Fettreduzierung kann sich nachteilig auswirken.

Teil 4: Das Ende vom Lied oder Wo bleibt das Happy End?

Eine Ära ist zu Ende. 50 Jahre Fett-Hysterie liegen hinter uns. Jetzt gilt es, aus den Fehlern zu lernen und Schadensbegrenzung zu betreiben. Denn folgenlos ist die gesundheitliche Umerziehung nicht an den Menschen vorübergegangen. Der größte Denkfehler war vermutlich der, zu glauben, man müsse nur die energiereichen fetten Nahrungsmittel vom Speisezettel streichen und dann würden die Menschen insgesamt weniger Kalorien aufnehmen. Aber es zeigte sich, daß sie mehr Kohlenhydrate essen, wenn sie auf Fett verzichten. Inzwischen kennt die Medizin ein neues Krankheitsbild mit Namen »Syndrom X«. Ursache ist offenbar die kohlenhydratreiche Ernährung, weil sie die Insulinresistenz fördert. Die Folge: ein stark erhöhtes Risiko für Herz-Kreislauf-Erkrankungen – also genau das, was man mit fettarmer Ernährung hatte verhindern wollen. Außerdem führt der Austausch von Fetten durch Kohlenhydrate zu einer hormonellen Fehlregulation des Hungergefühls und damit bei manchen Menschen zu Übergewicht.

Wie tröstlich, jetzt von einem der führenden Köpfe der American Heart Association (AHA) zu hören, es sei wissenschaftlich naiv zu glauben, daß eine einzige Ernährungsweise für alle Menschen gleich gesund sei. »Ob etwas so Komplexes wie die Nahrungsfette ›gut‹ oder ›schlecht‹ ist, hängt letztendlich von den individuellen Gegebenheiten ab«, sagt Ron Krauss, Vorsitzender des Komitees für Ernährungsrichtlinien bei der AHA.

Quelle: G. Taubes: The Soft Science of Dietary Fat. Science 2001/291/S. 2536

F

Fettarm

Fettarme Diäten sind ideal zum Abnehmen

»Laßt dicke Männer um mich sein!« ruft Shakespeares Cäsar aus (1. Akt, 2. Szene), wohl ahnend, daß ihm schon bald ein dürrer Hecht gefährlich werden würde. Wir wissen nicht, ob Brutus gerade eine fettarme Diät hinter sich hatte, zumindest hat er sich so benommen: gereizt, gallig und böse.

Diäten – und zwar vor allem solche mit sehr wenig Fett – verderben nämlich die Stimmung. Offenbar hängt der Serotoninspiegel im Gehirn in irgendeiner Weise mit der Menge an Cholesterin im Blut zusammen. Jedenfalls fielen bei vielen Studien zur Cholesterinsenkung die hohen Unfall- und Selbstmordraten unter den Teilnehmern auf (siehe »Besonders niedrige Cholesterinspiegel sind besonders gesund«). Um die Probe aufs Exempel zu machen, manipulierten britische Forscher (ein Schuft, wer Schlechtes dabei denkt!) den Fettgehalt von Lebensmitteln, die sie zwei Gruppen von Probanden über vier Wochen zum ausschließlichen Konsum zur Verfügung stellten. Was die Testpersonen nicht wußten: Bei den einen machte Fett 41 Prozent der Nahrungsenergie aus, bei den anderen nur 25 Prozent.

F

Mit einem speziellen psychologischen Fragebogen wurde die Seelenlage der Teilnehmer vor und nach dem Versuch ermittelt. Es zeigte sich, daß bei den Magerköstlern die Werte für depressive Stimmung etwas, die für Feindseligkeit und Wut stark gestiegen waren. Die Kollegen mit der fetteren Nahrung blieben ganz gelassen. – Vielleicht hätte Cäsar seinen Brutus einfach öfter mal zum Schweinshaxenessen einladen sollen.

Und noch ein Effekt überraschte die Forscher dieser und anderer Studien unangenehm: Während der fettarmen Diät sank nur das »gute« HDL-Cholesterin ab, Gesamt- und »böses« LDL-Cholesterin blieben gleich, und die Triglyzeride, eine weitere unerwünschte Blutfettgruppe, stiegen an. Das heißt, durch eine fettarme Diät verändern sich die berühmten Risikofaktoren für Herz-Kreislauf-Erkrankungen genau in die falsche Richtung …

Bei längerer Dauer der Diät kann es überdies zur Bildung von Gallensteinen kommen – weil die Fette fehlen, die die Leerung der Gallenblase stimulieren. Gallenkoliken gehören zu den häufigsten und schmerzhaftesten Folgen einer fettarmen oder streng kalorienreduzierten Diät. Etwa 10 bis 25 Prozent aller übergewichtigen Patienten leiden in den ersten Monaten nach einer solchen Diät unter Gallensteinen.

Ach ja, noch was: Diäten helfen sowieso nicht beim Abnehmen (siehe »Diäten machen schlank«).

→ **Abnehmen:** Wer abnimmt, tut seiner Gesundheit etwas Gutes
→ **Light**-Produkte erleichtern das Abnehmen

Quellen: M. W. Schwartz, J. D. Brunzell: Regulation of body adiposity and the problem of obesity. Arteriosclerosis, Thrombosis, and Vascular Biology 1997/17/S.233; A. S. Wells et al.: Alterations in mood after changing to a low-fat diet. British Journal of Nutrition 1998/79/S.23; H. N. Ginsberg et al.: Effects of reducing dietary saturated fatty acids on plasma lipids and lipoproteins in healthy subjects. Arteriosclerosis, Thrombosis, and Vascular Biology 1998/18/S.441; L. Berglund et al.: HDL-subpopulation patterns in response to reductions in dietary total and saturated fat intakes in healthy subjects. American Journal of Clinical Nutrition 1999/70/S.992; D. Festi et al.: Gallbladder motility and gallstone formation in obese patients following very low calorie diets. International Journal of Obesity 1998/22/S.592

F

Mit fettarmer Diät läßt sich der Cholesterinspiegel effektiv senken

Jedes Prozent Cholesterinsenkung verringert die Herzinfarktrate um 2,5 Prozent, bei 10 Prozent wären das – auf die Gesamtbevölkerung bezogen – 25 Prozent weniger Herztote, so rechnen uns die Mediziner vor. Da sie außerdem davon überzeugt sind, daß Fett und Cholesterin aus der Nahrung den Blutcholesterinspiegel beeinflussen (siehe »Das Cholesterin aus der Nahrung erhöht den Blutwert«), ist die Marschrichtung klar: Butter runter vom Brot, Eier raus aus der Sauce hollandaise, weg mit den Speckstreifen am Schinken, keine saftigen Braten mehr und statt dessen nur noch fettfreies Garen, fettarmer Käse, fettarme Wurst, Magerquark, Magerjoghurt, Margarine und so weiter und so fort.

Die American Heart Association empfiehlt zur Cholesterinsenkung eine Diät, die in Fachkreisen Step-1-Diät heißt: Sie soll pro Tag nicht mehr als 30 Prozent der Kalorien in Form von Fett zuführen, dabei weniger als 300 mg Cholesterin sowie gesättigte und ungesättigte Fettsäuren im Verhältnis 1:1 enthalten und außerdem knapp bemessen sein, damit der Patient hungert und dadurch an Gewicht verliert. Langfristig soll das den Cholesterinspiegel um 20 Prozent senken, also beispielsweise von 250 Milligramm auf 200, was in diesen Kreisen als günstiger Wert angesehen wird.

Aber das ist alles die reine Theorie. Studien belegen mittlerweile, was der gesunde (biologische) Menschenverstand immer behauptet hat: Daß es wegen der internen Regulation des Cholesterinspiegels außerordentlich schwierig ist, ihn auch nur um ein

Erfolg cholesterinsenkender Maßnahmen in verschiedenen Ländern

Studie*)	Probanden	Art	Dauer	Cholesterinsenkung
Großbritannien *(UK Heart-DPP)*	1278	Diät	5–6 Jahre	–0,9%
Europa *(WHO)*	1898	Diät	4 Jahre	–4,0%
USA *(MRFIT)*	6424	Diät	6 Jahre	–2,0%
Großbritannien *(Diet & RT)*	982	Diät	2 Jahre	–3,5%
Finnland *(Nord-Karelien)*	2535	Umerziehung	10 Jahre	–2,0%
USA *(Stanford)*	490	Umerziehung	5,5 Jahre	–0,6%
Großbritannien *(UK Heart-DPP)*	5373	Diät & Umerziehung	5–6 Jahre	+1,0%
Europa *(WHO)*	824	Diät & Umerziehung	4 Jahre	–2,1%
Schweden *(Göteborg)*	1473	Diät & Umerziehung	10 Jahre	–0,2%

*) *In Klammern die Namen der jeweiligen Studie*

F

paar Prozentchen, geschweige denn ganze 20 Prozent zu senken (um bei diesem durchaus gängigen Beispiel zu bleiben). Nach fünf bis zehn Jahren mit dieser oder ähnlichen Diäten waren die Werte bei den untersuchten Personen und Bevölkerungsgruppen im besten Fall um zwei Prozent gesunken, manchmal sogar leicht gestiegen.

Bessere Erfolge, aber immer noch keine 20 Prozent, sondern bestenfalls 15 (in fünf Jahren), wurden mit der Step-3-Diät erzielt. Die erfordert allerdings soviel Ernährungs- und Produktwissen, daß sie im Alltag ohne ständige qualifizierte Beratung als undurchführbar gilt. Und sie ist so restriktiv, daß die meisten Probanden binnen kurzem abtrünnig werden. Sie wird deshalb nicht allgemein empfohlen; ein weiterer Grund ist wahrscheinlich, daß derartige Programme erfahrungsgemäß nur um den Preis einer Eßstörung durchzuhalten sind.

→ **Fettreiche** Ernährung erhöht den Cholesterinspiegel im Blut
→ **Eier** erhöhen den Cholesterinspiegel und das Infarktrisiko
→ Wer seinen **Cholesterin**spiegel senkt, senkt sein Herzinfarktrisiko
→ Besonders niedrige **Cholesterin**spiegel sind besonders gesund

Quellen: L. E. Ramsay et al.: Dietary reduction of serum cholesterol concentration: time to think again. British Medical Journal 1991/303/S. 953; I. U. Haq et al.: The effects of dietary change on serum cholesterol. Proceedings of the Nutrition Society 1995/54/S. 601

F

Fettarme Ernährung beugt dem Herzinfarkt vor

Diese These erfreut sich ähnlicher Beliebtheit wie »Wer seinen Cholesterinspiegel senkt, senkt sein Herzinfarktrisiko« (siehe dort). In den USA wurde sie in ihrer erweiterten Form »Eat less fat. Live longer« (Iß weniger Fett und du lebst länger) zum Motto der Gesundheitspolitik.

30 Jahre intensiver aufklärerischer und erzieherischer Arbeit an der nimmersatten Öffentlichkeit mußten ins Land gehen, ehe sich eine Gruppe von Wissenschaftlern daran machte, die vorliegenden Forschungsergebnisse zum Thema »Herz und Fett« systematisch zu sichten und zusammenzuführen (das Verfahren nennt sich Meta-Analyse). Der Recherchezug durch die medizinische Fachliteratur erbrachte nicht weniger als 16821 Arbeiten, die sich dem Thema gewidmet hatten. In mehreren Durchgängen wurde dann ausgesiebt, bis gerade mal 27 Studien übrigblieben, die sowohl wissenschaftlichen Ansprüchen genügten als auch untereinander vergleichbar waren. Die wichtigsten Bedingungen, die erfüllt sein mußten: Die Studie dauerte mindestens sechs Monate, hatte eine Kontrollgruppe und enthielt Daten zu Sterblichkeit und Herz-Kreislauf-Erkrankungen.

Die Wissenschaftler prüften, ob die Verringerung der Fett-/Cholesterinzufuhr oder die Erhöhung des Anteils »gesunder« Fette mit mehrfach ungesättigten Fettsäuren das Leben insgesamt verlängert oder wenigstens das Auftreten von Herz-Kreislauf-Krankheiten verzögert. Die Antworten auf diese Fragen finden Sie in der Graphik auf der folgenden Seite, da ein Bild bekanntlich mehr als tausend Worte sagt.

Kurz und knapp: Wer sich fettarm ernährt, stirbt etwas seltener

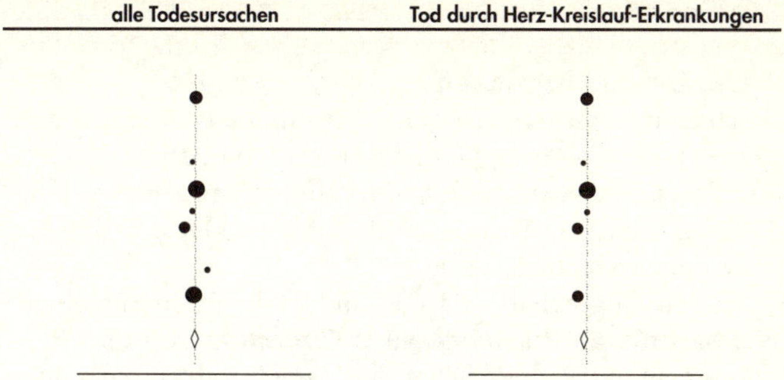

Jede ausgewertete Studie ist durch einen Kreis dargestellt. Je größer der Kreis, desto mehr Teilnehmer hatte die Studie (und desto aussagekräftiger ist sie). Liegen die Kreise links von der senkrechten Linie, war die Maßnahme erfolgreich, das heißt, die Sterblichkeit der fettarm ernährten Gruppe konnte gesenkt werden. Liegen sie rechts von der Achse, hat die Kontrollgruppe besser abgeschnitten. Die Raute am unteren Ende ist der Durchschnitt aller untersuchten Studien.

an den Folgen einer Erkrankung des Herz-Kreislauf-Systems als ein Normalesser, aber er lebt trotzdem nicht länger als dieser. Die Gesamtsterblichkeit ist in beiden Gruppen nämlich praktisch gleich.

Nur wenn mit den Mitteln der Statistik alles, was irgendwie zum Herz-Kreislauf-Bereich paßte, egal ob Krankheit, Operation oder Todesfall, zusammengefaßt wurde, sank bei fettarmer Küche das Risiko ein wenig. Doch dieser Vorteil schwand, als man die Ergebnisse einer einzigen Studie unberücksichtigt ließ, in der die Teilnehmer öfter fetten Fisch (!) gegessen hatten.

→ **Ernährung**: Wer gesund ißt, ist gesünder
→ Wer seinen **Cholesterinspiegel** senkt, senkt sein Herzinfarktrisiko
→ Besonders niedrige **Cholesterinspiegel** sind besonders gesund

Quellen: L. Hooper et al.: Dietary fat intake and prevention of cardiovascular disease: systematic review. British Medical Journal 2001/322/S. 757; G. Taubes: The Soft Science of Dietary Fat. Science 2001/291/S. 2536

Fette, Öle und Fettsäuren

»Fett schwimmt immer oben.« Mit dieser Alltagsbeobachtung ist die wichtigste Gemeinsamkeit von Fetten und fettähnlichen Substanzen (Lipide) bereits umschrieben. Sie lösen sich nicht in Wasser, sondern bilden kleine Tröpfchen bzw. eine Schicht oben drauf.

Chemisch gesehen sind Öle und Fette gleich aufgebaut: Sie haben ein »Rückgrat« aus Glyzerin, an das drei Fettsäuren gebunden sind, daher der Name *Tri*glyzeride. Länge und Struktur der Fettsäuren bestimmen die Eigenschaften eines Fettes. Bei einer gesättigten Fettsäure sind alle möglichen Bindungsplätze an den Kohlenstoffatomen von Wasserstoffatomen besetzt. Eine einfach ungesättigte Fettsäure kann noch zwei Wasserstoffatome aufnehmen, wenn sie ihre Doppelbindung »opfert«. Mehrfach ungesättigte Fettsäuren haben mehrere Doppelbindungen.

Ein Fett ist um so flüssiger, je mehr ungesättigte Bindungen es enthält. Tierische Fette setzen sich zum überwiegenden Teil aus gesättigten Fettsäuren zusammen, pflanzliche vor allem aus ungesättigten. Deshalb ist Pflanzenöl im Gegensatz zu Butter flüssig. Will man aus einem Pflanzenöl ein Streichfett – Margarine – herstellen, muß man es »härten«, also einige seiner Doppelbindungen mit Wasserstoff absättigen. Dabei können aber auch Doppelbindungen gelöst und falsch wieder zusammengefügt werden. So entstehen z. B. Transfettsäuren, die eine andere räumliche Struktur besitzen als die Ausgangsmoleküle. Außerdem können beim Härten ungesättigte Bindungen in den Fettsäuren »wandern« und an ungewöhnlichen Positionen auftauchen. Das verändert auch die physiologischen Wirkungen eines solchen Fettes. So geriet die Margarine in den Verdacht, dem Herz eher zu schaden als tierische Fette.

Cholesterin und Phospholipide wie Lecithin zählen nicht zu den Fetten, wohl aber zu den fettähnlichen Substanzen.

Phospholipide besitzen nur zwei Fettsäuren statt drei wie die Triglyzeride. An der dritten Bindungsstelle sitzt statt dessen eine Phosphorsäure-Verbindung. Weil es sie mehr zum Wasser als zum Fett hinzieht, sind Phospholipide nicht so wasserabweisend wie Triglyzeride und können als Emulgatoren dienen, als Vermittler zwischen wäßrigen und fettigen Stoffen. Lecithin wird aus diesem Grund gerne als Lebensmittelzusatzstoff verwendet.

Quellen: M. Bockisch: Nahrungsfette und -öle. Stuttgart 1993

F

Fettreich

Fettreiche Ernährung erhöht den Cholesterinspiegel im Blut

Und wenn es Ihnen Ihr Arzt noch so oft einzureden versucht: Der Einfluß von Nahrungsfett auf den Cholesterinspiegel ist bei den allermeisten Menschen ebenso gering wie der von Cholesterin selbst (siehe »Das Cholesterin aus der Nahrung erhöht den Blutwert« und »Eier erhöhen den Cholesterinspiegel und das Infarktrisiko«). Dies gilt sowohl für gesättigte Fettsäuren, die aus tierischem Fett stammen, wie auch für mehrfach ungesättigte Fettsäuren, die vor allem in pflanzlichen Fetten und Ölen enthalten sind.

Über die Fettzahlen – Verzehrsdaten wie Meßwerte – geben die Tabellen der Verbundstudie Ernährungserhebung und Risikofaktoren Analytik, abgekürzt VERA, erschöpfend Auskunft. Die Studie wurde in der Zeit von 1985 bis 1988 in der alten Bundesrepublik durchgeführt. Alle Teilnehmer (insgesamt fast 25000) protokollierten eine Woche lang, was sie aßen und was sie taten. Bei einer Auswahl von 2000 Personen wurden zusätzlich medizinische Daten und Werte erhoben, die als Risikofaktoren gelten.

Sehen wir uns für unseren Zweck nur die Angaben zum Verzehr von gesättigten und ungesättigten Fettsäuren sowie die gefundenen Cholesterinwerte an. Um zu erwartenden Einwänden vorzugreifen, nehmen wir auch gleich die Werte für das »gute« HDL- und das »böse« LDL-Cholesterin dazu.

Egal, ob viel oder wenig gesättigte oder ungesättigte Fettsäuren

Gesättigte Fettsäuren Verzehr in Milligramm pro Tag	Gruppe 1	Gruppe 2	Gruppe 3	Gruppe 4
Männer (M)	*unter 38,7*	*38,7–48,4*	*48,4–58,3*	*über 58,3*
Frauen (F)	*unter 29,2*	*29,2–37,5*	*37,5–46,8*	*über 46,8*
Gesamt-Cholesterin (Median)	*M* 209,0	*M* 210,5	*M* 209,0	*M* 205,0
in Milligramm pro Deziliter	*F* 208,0	*F* 216,0	*F* 210,0	*F* 207,0
LDL-Cholesterin	*M* 143,0	*M* 144,0	*M* 143,0	*M* 142,0
in Milligramm pro Deziliter	*F* 142,0	*F* 145,0	*F* 145,0	*F* 141,0
HDL-Cholesterin	*M* 39,0	*M* 39,0	*M* 41,0	*M* 40,0
in Milligramm pro Deziliter	*F* 46,0	*F* 46,5	*F* 46,0	*F* 47,0

Mehrfach ungesättigte Fettsäuren Verzehr in Milligramm pro Tag	Gruppe 1	Gruppe 2	Gruppe 3	Gruppe 4
Männer (M)	*bis 11,9*	*11,9–15,1*	*15,1–18,9*	*über 18,9*
Frauen (F)	*bis 9,1*	*9,1–11,7*	*11,7–15,0*	*über 15,0*
Gesamt-Cholesterin (Median)	*M* 212,0	*M* 208,5	*M* 207,0	*M* 204,0
in Milligramm pro Deziliter	*F* 210,0	*F* 214,0	*F* 209,0	*F* 209,0
LDL-Cholesterin	*M* 146,0	*M* 141,5	*M* 143,5	*M* 140,0
in Milligramm pro Deziliter	*F* 148,0	*F* 143,5	*F* 141,0	*F* 140,0
HDL-Cholesterin	*M* 39,0	*M* 40,0	*M* 39,0	*M* 41,0
in Milligramm pro Deziliter	*F* 46,0	*F* 47,0	*F* 46,0	*F* 47,0

mit der Nahrung aufgenommen werden – das Gesamt-Cholesterin verändert sich ebenso minimal wie die LDL- und die HDL-Werte. Das gilt für Männer und Frauen gleichermaßen. Wenn überhaupt etwas auffällt, dann daß Frauen (die seltener einen Herzinfarkt erleiden als Männer) eine etwas höhere Gesamt-Cholesterin-Menge aufweisen, weil sie etwas mehr »gutes« HDL im Blut haben.

Warum empfehlen Sie Ihrem Arzt nicht die VERA-Schriftenreihe zur Lektüre (siehe unten)? Davon profitieren Sie beide.

→ **Pflanzliche Fette** sind besser als tierische
→ **Cholesterin** und tierische Fette sind schuld an Arteriosklerose und Herzinfarkt
→ Besonders niedrige **Cholesterin**spiegel sind besonders gesund

Quelle: M. Kohlmeier et al.: Verbreitung von klinisch-chemischen Risikoindikatoren in der Bundesrepublik Deutschland. VERA-Schriftenreihe Band VII. Niederkleen 1993

Fettsäuren

Die Fettsäuren entscheiden über den gesundheitlichen Wert eines Fettes

Die Diskussionen darüber, welches Fett nun das gute und welches das böse sei, erscheinen mitunter recht bizarr (siehe »Pflanzliche Fette sind besser als tierische«). Einen ganz besonders peinlichen Eiertanz konnte man unlängst rund ums Olivenöl beobachten. Jahrelang wurde es aufgrund seiner Fettsäurenzusammensetzung den tierischen Fetten gleichgestellt, noch vor fünf Jahren nachdrücklich davor gewarnt. Doch als die Vorzüge der Mittelmeerkost nicht mehr zu leugnen waren, konnte man nicht mehr umhin, dem ungeliebten Olivenöl herzschützende Eigenschaften zuzuschreiben – trotz der »falschen« Fettsäuren. Pech gehabt, wer sich in der Vergangenheit auf das Urteil der Experten verlassen hatte. Und weil nach der Theorie einzig und allein die Fettsäuren über das Infarktrisiko entscheiden, wurden die bislang ungesunden Fettsäuren in Olivenöl einfach für gesund erklärt!

Aber wer weiß, vielleicht sind die einfach ungesättigten Fettsäuren gar nicht die Herzschutz-Apostel? Vielleicht liegt's schlicht daran, daß in den Mittelmeerländern kaum Diätmargarine gegessen wird … Noch plausibler erscheint ein ganz anderer Faktor: Olivenöl enthält Oleuropein. Es gehört zur Stoffklasse der Iridoide, die auch in vielen Heilkräutern vorkommen, zum Beispiel in Baldrian, Augentrost oder Enzian. Es war eine echte Sensation, als Professor V. Petkov aus Sofia im Jahr 1972 seine Forschungsergebnisse veröffentlichte: Bereits die geringe Menge von zehn Milligramm Oleuropein pro Kilogramm Körpergewicht senkte bei Versuchshunden den Blutdruck um 60 Prozent! Die Substanz fördert die Durchblutung des Herzens, erweitert die Herzkranzgefäße, beseitigt Herzrhythmusstörungen und wirkt zudem krampflösend.

Oleuropein ist eine sehr reaktive Substanz, die sich in eine ganze Palette weiterer Wirkstoffe wie Ligstrosid, Verbascosid oder Dihydroxyphenylethanol (DPE) umwandeln läßt. Letzteres gilt mittlerweile ebenfalls als Kandidat für die positiven Effekte des Olivenöls. Dennoch wurde dieser erfolgversprechende Weg nicht weiter beschritten. Wahrscheinlich beruht das Desinteresse darauf, daß sich die Wirkstoffe der Olive nicht in der üblichen Weise kommerziell nutzen lassen: Einerseits ist der Schutz des Herzens durch Olivenöl inzwischen bekannt, so daß kein Patent darauf erteilt werden könnte; andererseits finden sich diese Stoffe genaugenommen in jeder Flasche guten Olivenöls. Oleuropein- oder DPE-Tabletten wären allenfalls ein Konkurrent für den boomenden Markt teurer Herzmittel.

Aber weniger die Pharmaindustrie, eine ganz andere Interessengruppe muß diese Erkenntnisse fürchten: die Fettwirtschaft. Denn Begleitstoffe wie Oleuropein finden sich nur in traditionell hergestellten, nicht aber in raffinierten Ölen. Die Fettwirtschaft, egal, ob sie Pflanzenöle oder Margarine verkauft, ist auf raffinierte Öle angewiesen. Ohne Raffination keine Margarine – auch nicht im Reformhaus oder Bioladen. Dabei werden zwangsläufig praktisch alle Begleitstoffe entfernt. Sollten sich diese Begleitstoffe als entscheidende Modulatoren der Fettwirkung erweisen, trifft es die Fettwirtschaft am Nerv. Wer also diesen Markt behalten will, tut gut daran, das medizinische Publikum mit Fettsäure-Hypothesen abzulenken.

→ **Pflanzliche Fette** sind besser als tierische
→ Die mediterrane Küche war das Vorbild für die **Mittelmeerdiät**

Quellen: V. Petkov, P. Manolov: Pharmacological analysis of the iridoid oleuropein. Arzneimittel-Forschung 1972/22/S.1476; N. Kohyama et al.: Inhibition of arachidonate lipoxygenase activities by 2-(3,4-dihydroxyphenyl)ethanol, a phenolic compound from olives. Bioscience, Biotechnology, and Biochemistry 1997/61/S.347; N.R. Simonsen et al.: Tissue stores of individual monounsaturated fatty acids and breast cancer: the EURAMIC study. American Journal of Clinical Nutrition 1998/68/S.134; A.D. Bianco et al.: Bioactive derivates of oleuropein from olive fruits. Journal of Agricultural and Food Chemistry 1999/47/S.3531

Fingernägel

Calcium stärkt die Fingernägel

Niemand weiß so genau, aus welcher »Küche« dieses Gerücht eigentlich stammt. Aber es wird eifrig wiederholt und gerne als Verkaufsargument für Nahrungsergänzungsstoffe, kurz Supplemente, benutzt. Zehen- und Fingernägel gehören wie die Haare zu den sogenannten Hautanhangsgebilden. Ihre Festigkeit verdanken sie dem Keratin, einem stabilen und trotzdem elastischen Eiweißstoff. Was das aber mit dem Calcium zu tun haben soll, bleibt rätselhaft: Denn Nägel enthalten im Gegensatz zu den calciumreichen Knochen nur 0,03 Prozent dieses Minerals.

Doch die Mär vom Fingernägel stärkenden Calcium läßt sich nicht ausrotten, und auch Ärzte werden von ihren Patienten oft danach gefragt. Deshalb nahm ein australischer Wissenschaftler die Frage in eine Studie auf, die er im Rahmen seiner Osteoporoseforschungen durchführte. Eine Gruppe von über 600 älteren Damen erhielt ein Jahr lang ein Calciumpräparat oder ein Scheinmedikament (Placebo). Am Ende des Untersuchungszeitraums wurden die Frauen gefragt, ob sich der Zustand ihrer Finger- und Zehennägel verändert habe.

Ergebnis: 60 Prozent der Frauen, die Calcium eingenommen hatten, beobachteten keine Veränderung, 28 Prozent berichteten eine Verbesserung und 12 Prozent eine Verschlechterung. Klingt gar nicht so schlecht – aber die Frauen, die das Scheinmedikament geschluckt hatten, machten exakt dieselben Angaben ... Ein schöner Beweis dafür, daß der angebliche Zusammenhang zwischen den brüchigen Fingernägeln und dem Calciummangel mehr Wunsch als Wirklichkeit ist.

Quelle: I. R. Reid: Calcium supplements and nail quality. New England Journal of Medicine 2000/343/S. 1817

Fliegen

In der Not frißt der Teufel Fliegen

Warum eigentlich nur dann? Ernährungsphysiologisch ist der Unterschied zwischen einer Melone mit Parmaschinken und einer Schüssel wurmbewohnter Himbeeren eher unbedeutend. Aber viele unserer Zeitgenossen ekeln sich schon, wenn sie in ihrem Vollkornreis einer Mehlmotte ansichtig werden. Mit Eifer spritzen die Landwirte das Kleinvieh im Obst tot, die Bäcker haben den Kakerlaken den Kampf angesagt, und die Müslihersteller vergiften regelmäßig ihre Dörrobstmotten. Andernorts sieht man das viel unverkrampfter. Warum nicht alle Plagegeister, die einem die Nahrung wegfressen, einfach als Eiweißzulage mitverzehren?

Zum Speiseplan vieler Völker gehören nicht nur die biblischen Heuschrecken, von denen sich auch Johannes der Täufer ernährt haben soll. Am Amazonas serviert man besonders geschätzten Gästen gebratene Vogelspinnen. Junge Kambodschaner stehen auf gegrillte Taranteln, die sollen angeblich die Potenz stärken. In australischen Supermärkten lautet das Motto »Back to the roots«: Dort liegen die dicken »Witchetty grubs« abgepackt im Kühlregal, engerlingähnliche Schmetterlingsraupen, die schon die Vorväter der Ureinwohner aßen. In Ostafrika schlemmt man Kungu-Kuchen, Klopse aus Myriaden zerdrückter Mücken. In Japan stellen lizensierte Zaza-mushi-Fänger einem Mittelding zwischen Drahtwurm und Kellerassel nach, um es zu horrenden Preisen zu verkaufen.

F

»Ein Mistkäfer oder der weiche Körper einer Spinne haben«, so berichtet beispielweise der britische Käfergourmet Bristowe, »wenn geröstet, ein knuspriges Äußeres und ein weiches Inneres von der Konsistenz eines Soufflés, das keineswegs unangenehm ist.« Die Tierchen werden gesalzen, mit Kräutern und Chili gewürzt und mit Curryreis gegessen. Termiten schmecken wie Kopfsalat, die Riesenspinne Nephila erinnert an rohe Kartoffeln, und manche Wasserwanzen bestechen durch ihr Gorgonzola-Aroma. Gebratene peruanische Bockkäferlarven (engl. »Chiro worms«) sehen nicht nur aus wie kleine Bratwürste, sie duften auch so. Kurzum: Die Menschen essen Wanzen, Maden, Spinnen und Skorpione durchaus nicht nur, um dem Hungertod zu entgehen, sondern auch, weil es ihnen richtig gut schmeckt.

In klassischen Zeiten war auch Europa ein Zentrum des Insektengenusses. Dem griechischen Dichter Aristophanes (geb. 445 v.Chr.) galten Heupferde als »vierflügeliges Geflügel«. Das Universalgenie Aristoteles (geb. 384 v.Chr.) riet, bei Zikaden vor der Paarung die Männchen zu fangen, danach jedoch die Weibchen, die dann – weil voller weißer Eier – schmackhafter seien. Die Römer standen den Griechen im Genießen nicht nach, sie delektierten sich vor allem an »cossus«, vermutlich war damit die Raupe des Weidenspinners gemeint. Aus uns unbekannten Gründen ge-

Nährstoffgehalte von Insekten und anderen Nahrungsmitteln

Nahrungsmittel je 100 g	Energie (kcal)	Eiweiß (g)	Fett (g)	Kohlenhydrate (g)	Calcium (mg)	Eisen (mg)	Vit. B_1 (mg)	Vit. B_2 (mg)
Macrotermes subhyalinus (Termite)	612	38,4	46,1	8,0	40	7,5	0,13	1,1
Rhynchophorus phoenicis (Rüsselkäfer)	562	20,3	41,7	24,8	186	13,1	3,02	2,24
Passalus spec. (Zuckerkäfer)	552	26,0	44,0	27,0	n.b.	n.b.	n.b.	n.b.
Brachygastra mellifica (Honigwespe)	522	53,0	30,0	14,0	n.b.	n.b.	n.b.	n.b.
Schistocerca spec. (Heuschrecke)	427	61,0	17,0	17,0	n.b.	n.b.	n.b.	n.b.
Usta terpsichore (Pfauenspinner)	371	44,1	8,6	26,3	355	35,5	3,67	1,9
Sojabohnen	335	36,9	18,1	31,8	255	9,0	0,99	0,52
Weizenvollkorn	302	11,5	2,0	70,2	45	3,0	0,48	0,14
Schwein (mager)	111	20,9	3,0	–	3	1,0	0,9	0,23
Rindfleisch	106	22,4	1,7	–	4	2,0	0,23	0,26
Pute (Brust)	105	24,1	1,0	–	n.b.	1,0	0,05	0,08
Kabeljau	74	17,7	0,4	–	25	0,44	0,06	0,05
Karotten	26	1,0	0,2	8,3	40	2,0	0,07	0,06
Feldsalat	14	1,8	0,4	2,2	35	2,0	0,07	0,08

riet diese Art der Feinschmeckerei hierzulande mit der Zeit fast völlig in Vergessenheit.

Die Anzeichen mehren sich allerdings, daß uns eine Renaissance der Entomophagie, wie das Verspeisen von Insekten und Spinnentieren hochwissenschaftlich genannt wird, bevorsteht. Andernorts genießen dergleichen Köstlichkeiten hohes Ansehen und wachsende wirtschaftliche Bedeutung. Mexikanische Biologen entdeckten auf dem Speisezettel ihrer Landsleute immerhin 78 verschiedene Arten Holzwürmer, Wasserkäfer, Maden und Grashüpfer. 20 Tierchen haben es sogar zu Marktrelevanz gebracht und werden gehandelt wie bei uns Eier oder Kaviar.

In China werden bereits Skorpione mit industriellen Produktionsmethoden, sprich in Massentierhaltung, gezüchtet. In Nigeria denkt man über die industrielle Mast von »Mopanewürmern« nach, den Raupen einer Schmetterlingsart, die dort traditionell verzehrt werden und aufgrund ihres Eiweißgehalts Schweinefleisch vergleichbar sind (Motto: »So wertvoll wie ein kleines Steak«).

Nach den Nährwertanalysen sind Käfer und Maden »gesund« und »vollwertig«. Sie enthalten neben Vitaminen jede Menge Eiweiß, oftmals wertvoller als das von Soja oder Weizen. Und so manches Fast food, wie etwa die beliebten Termiten, können es in Sachen Fett mit unseren Pommes aufnehmen. Ganz zu schweigen von den süßen Snacks von Honigameisen mit ihren fast 80 Prozent zuckersüßen Kohlenhydraten. Dazu kommen reichlich Ballaststoffe in Form von Chitin aus dem Insektenpanzer.

Bevor Sie sich beim Gedanken an Vogelspinnen und Skorpione mit Grausen abwenden, denken Sie daran, daß wir deren nächste Verwandte durchaus mit Genuß verspeisen und uns dieses Vergnügen sogar etwas kosten lassen. Zu den Gliedertieren gehören neben Insekten und Spinnen auch Krabben, Krebse, Hummer und Langusten.

→ **Kannibalismus** ist eine seltene Ausnahmeerscheinung

Quellen: V.M. Holt: Why not eat insects? 1885, Reprint, British Museum (Ed), London 1988; P. Menzel, F. D'Aluisio: Man eating bugs. The art and science of eating insects. Berkeley 1998; J.F. Santos Oliveira et al.: The nutritional value of four species of insects consumed in Angola. Ecology of Food and Nutrition 1976/5/S.91; J. Ramos-Elorduy et al.: Nutritional value of edible insects from the state of Oaxaca, Mexiko. Journal of Food Composition and Analysis 1997/10/S.142; K.K. Kodondi et al.: Vitamin estimations of three edible species of *Attacidae* caterpillars from Zaire. International Journal of Vitamin and Nutrition Research 1987/57/S.333; M. Harris: Wohlgeschmack und Widerwillen. Die Rätsel der Nahrungstabus. Stuttgart 1988; Deutsche Forschungsanstalt für Lebensmittelchemie (Ed): Souci – Fachmann – Kraut: Die Zusammensetzung der Lebensmittel. Nährwert-Tabellen 1989/90. Stuttgart 1989; K. Ruddle: Human use of insects: examples from the Yukpa. Biotropica 1973/5/S.94; J.C. Brand: Australian indigenous foods – the commercial potential. Food Australia 1989/41/S.600; E. Bartelett: Turkey New Scientist 28.12.1996, S.558; Z. Zhang et al.: Exploring the protein resource of house fly larvae for mankind latend food. Shipin Gongye Keji 1997, H.6, S.67; Z. Yang et al.: Nutritional components of the larvae of tenebrio molitor L. and its control. Kunchong Zhishi 1989/36/ S.97; K. Milton: Comparative aspects of diet in Amazonian forest-dwellers. Philosphical Transactions of the Royal Society of London B 1991/334/S.259; H. Scherf: Insekten als Nahrungsmittel in Nigeria. Naturwissenschaftliche Rundschau 1995/48/S.59

Freilandhaltung

Freilandhaltung ist gut für Mensch, Tier und Natur

Hennen, die beschützt von einem stolzen buntgefiederten Hahn im Misthaufen scharren oder in der Sonne ein Staubbad nehmen, sind für uns ein Sinnbild für ein intaktes landwirtschaftliches Ökosystem. Welcher Unterschied zu der Quälerei in den finsteren Legebatterien! Leider sieht die Realität deutlich anders aus als die Wunschvorstellung des tierliebenden Eieressers.

Anläßlich der Mitgliederversammlung des »Wirtschaftsverbandes Eier und Geflügel Sachsen-Anhalt« berichtete Dr. Karin Böhland über ihre Erfahrungen mit verschiedenen Haltungssystemen: Bei Boden- und Käfighaltung liegen die Verlustraten mit höchstens 10 Prozent etwa gleich hoch, während die Verluste in der Freilandhaltung über 20 Prozent betragen. Krankheiten, die in der modernen Käfighaltung fast nicht mehr existieren – vor allem Parasitosen –, kommen in der Freilandhaltung jetzt wieder zum Ausbruch. Damit verringert sich der Arzneimitteleinsatz nicht etwa, sondern verlagert sich in andere Bereiche.

Selbst wenn die Hühner bei dieser Haltungsform tatsächlich »glücklicher« sein sollten (was angesichts der unnatürlich großen Herden keineswegs selbstverständlich ist), für die Umwelt stellt sie eine echte Belastung dar. Im Gegensatz zu den Käfighennen setzen die Freilandhühner ihre Kothäufchen mitten in die Landschaft. Aber während die Fäkalien aus der Käfighaltung gesammelt, getrocknet und als Dünger verwendet werden können, besteht in der Freilandhaltung keine Chance, der Exkremente wieder habhaft zu werden. Und sie wirken auch nicht als Dünger im Auslauf – dort, wo Hennen in größerer Zahl gehalten werden, wächst bestimmt kein Gras mehr, das man düngen könnte.

Der Stickstoff aus dem Hühnermist steigt zum Teil als Lachgas in die Atmosphäre. Der andere Teil wird als Nitrat vom Regen in den Boden gewaschen und belastet das Grundwasser. Arbeiter und Nachbarschaft leiden unter Geruchsbelästigung und mit dem Staub verwirbelten Pilzsporen und Bakterien. Auch sie treten bei der Freiland- und der Bodenhaltung in deutlich höheren Konzentrationen auf als bei der hygienischeren Käfighaltung. Rund um die Anlagen leiden die Anwohner vermehrt unter Allergien und Bronchitis.

Natürlich findet es jeder Mensch, dem das Wohl der Tiere am Herzen liegt, nur vernünftig, wenn die EU für Auslaufhaltungen mindestens zehn Quadratmeter pro Huhn fordert. Gäbe man jeder deutschen Legehenne diese zehn Quadratmeter, müßte man bei gleichbleibendem Eierverzehr Schleswig-Holstein, Niedersachsen, Mecklenburg-Vorpommern und Hamburg in einen einzigen Hühnerhof verwandeln. Undenkbar! Doch dieser gutgemeinte Vorschlag ist noch aus einem zweiten Grund praxisfremd: Er berücksichtigt nicht das Verhalten der Tiere. Selbst bei großen Herden verteilen sich die Hühner nämlich nicht gleichmäßig in der Landschaft, wie man es etwa bei Rindern auf der Weide sehen kann. Nein, sie hocken lieber alle beieinander – und möglichst nahe am Stall, wo's Futter und Wasser gibt.

Alle diese Argumente taugen nicht, die Käfighaltung moralisch zu legitimieren. Denn wir sollten unser Nutzvieh, das für uns lebt, so behandeln, daß wir Menschen uns dessen nicht schämen müssen. Es ist deshalb notwendig, über vollkommen neue Haltungssysteme nachzudenken – und damit auch zu experimentieren.

→ **Bodenhaltung** ist allemal besser als Käfighaltung

Quellen: W. Brade: Haltung von Legehennen, Eiqualität und Verbraucher. Tierärztliche Umschau 1999/54/S.270, S.341; M. Gledhill: Assault in the battery. New Scientist, 25.4.1998, S.13; H. Bartussek: Freilandhaltung von Nutztieren: eine unbekannte Wissenschaft und ein Umweltproblem. Ökologie & Landbau 1998, Heft 107, S.31; M. Stein: Öko-Eier: mehr Salmonellen, Arzneimittel, Umweltbelastung. EU.L.E.nspiegel, Wissenschaftlicher Informationsdienst des Europäischen Institutes für Lebensmittel- und Ernährungswissenschaften (EU.L.E.) 1997, Heft 2, S.10; M. Hirsch: Erkrankungen nehmen in der Freilandhaltung zu. Deutsche Geflügelwirtschaft und Schweineproduktion 2000, Heft 15, S.5; S. Jodas: Hygienische Maßnahmen in der Geflügelhaltung. Deutsche Geflügelwirtschaft und Schweineproduktion 2000, Heft 19, S.3

Frischkornbrei

Frischkornbrei stellt die natürliche Nahrung des Menschen dar

»Laßt unsere Nahrung so natürlich wie möglich!« lautet die Ernährungsregel Nr. 1 der Vollwertköstler. Professor Werner Kollath hatte vor 60 Jahren an Ratten gezeigt, daß die Tiere vor Krankheit und vorzeitigem Tod geschützt waren, wenn sie täglich etwas geschrotetes und eingeweichtes Getreide bekamen. Aus seinen Versuchen folgerte Kollath, daß es für den Menschen außer »Getreide und Milch wohl nichts gibt, was für sich allein auf die Dauer die Erhaltung von Leben und Gesundheit herbeizuführen vermag«. Schließlich enthält der Frischkornbrei alle Vitalstoffe in ihrer ursprünglichen Form. Seither ist er das Nonplusultra der Vollwertkost. Eine natürliche Ernährung im Zeitalter der Fertigsuppen.

Dieser Ansatz, der so einfach und pragmatisch klingt, befriedigt wohl die Sehnsucht des Großstadtmenschen nach der reinen, unverfälschten, guten Natur. Dennoch bleibt er nur ein schwärmerisches Ideal, denn die Natur besitzt keine moralischen Kategorien, sie ist nicht gut an sich. Was in der Natur für ein Lebewesen gut ist, kann für ein anderes schlecht sein. Beim Kampf ums Überleben versuchen alle Pflanzen, alle Tiere, einen kleinen Vorteil, einen kleinen Vorsprung herauszuschinden, um ihren Widersachern zu entkommen oder ihnen zumindest das Leben schwerzumachen – und sei es, indem sie ihnen den Appetit verderben oder die Verdauung behindern.

Auf diese letzte Strategie haben sich die Pflanzen verlegt, da sie ihren Feinden nicht davonlaufen können. Sie investieren deshalb sogar einen beträchtlichen Anteil ihrer Körpersubstanz, etwa fünf Prozent der Trockenmasse, in die Abwehr von hungrigen Mitgeschöpfen. Stacheln und Dornen gehören ebenso zum Arsenal wie abstoßend schmeckende oder riechende Substanzen. Die subtileren Verteidigungsmaßnahmen bestehen in der Produktion von Stoffen, die den Fraßfeinden die Futterverwertung erschweren und sie veranlassen, sich doch bitte nach einer anderen Nahrungsquelle umzusehen.

Natürlich besitzen auch die von uns Menschen als Nahrungsmittel hochgeschätzten Getreide – jahrtausendelanger Züchtung zum Trotz – einen wirksamen Selbstschutz. Am bekanntesten ist wohl das Phytin; es sitzt wie die meisten anderen Abwehrstoffe in den Randschichten des Korns. Phytin bindet Zink, Calcium oder Magnesium fest an sich. Ihm ist weder mit Einweichen über Nacht noch mit Erhitzen beizukommen.

Dieser Zusammenhang ist jedem Schweinemäster geläufig. Nicht nur, daß zuviel Getreide den Tieren schadet, erfahrene Mäster füttern Zink zu, obwohl Vollkorn reichlich davon enthält. Auch der robuste Verdauungstrakt des Schweins vermag das Getreide nur begrenzt aufzuschließen. Eine vergleichbare Erfahrung machte Kollath übrigens mit seinen Ratten. Seine Experimente funktionierten nur dann, wenn er die Nager in Zinkkäfigen hielt. »Die Verwendung dieser Käfige ist Voraussetzung für das Gelingen der Versuche«, schrieb er 1950. Der Tatbestand, daß die Experimente schon bei Verwendung anderer Käfige scheiterten, hätte Kollath davor warnen müssen, aus seinen Resultaten allgemeingültige Empfehlungen für den Menschen abzuleiten.

Neuere Untersuchungen legen außerdem den Schluß nahe, daß Ratten offenbar generell als Versuchstiere ungeeignet sind, wenn es um Fragen der Verdauung geht. So verdauen sie beispielsweise Gerstenflocken 10–20mal effektiver als Menschen. Diese Fähigkeit mancher Allesfresser wird auf die dichte Besiedelung des Dünndarms mit Mikroorganismen zurückgeführt, der beim gesunden Menschen beinahe keimfrei ist. Rinder oder Vögel, die mit Getreide bestens gedeihen, verfügen über einen spezialisierten Verdauungstrakt: Wiederkäuer beherbergen im Pansen besondere Mikroorganismen, die die Nahrung aufschließen. Körnerfressende Vögel besitzen einen Kropf, in dem sie das Getreide vorweichen, oder einen Muskelmagen, der es zerreibt.

Und der Mensch? Er erfand Mühle und Gärbottich. Damit erschließt sich der Sinn des Bäckerhandwerks und der Müllerei. Gemahlenes Korn ist besser verdaulich als geschrotetes. Die klassische Sauerteigbereitung entspricht der Vorverdauung im Pansen. In der feuchtwarmen Umgebung quellen die zerkleinerten Körner auf und bieten den zugesetzten Mikroorganismen so mehr Angriffsfläche. Sie wecken beispielsweise das Enzym Phytase aus dem Dornröschenschlaf und bauen gemeinsam mit ihr das Phytin ab. Dieser Vorgang dauert in der Backstube etwa

20 Stunden. Selbst wenn man einen gewissen Vitaminverlust beim Backen einkalkuliert, ist die Kosten-Nutzen-Bilanz für den Menschen positiv, denn ohne die aufwendige Zubereitung könnten wir die wertvollen Inhaltsstoffe des Korns nur zu einem geringen Teil nutzen.

Wen erstaunt es da eigentlich noch, daß nirgendwo sonst auf der Welt rohe Körnerbreie gegessen wurden oder werden, sondern sich die Menschen überall die Mühe machen, Getreide zu mahlen, zu darren, zu fermentieren, zu kochen und zu backen? Wenn der Frischkornbrei die Lösung unserer Gesundheitsprobleme wäre, dann hätte die Menschheit seit Jahrtausenden ungeheure Ressourcen verschwendet. Es ist nur schwer vorstellbar, daß zu Zeiten, in denen es noch keine Maschinen gab und jede Arbeitskraft und Energiequelle wichtig war, überall auf der Welt ohne Sinn und Verstand haltbares Getreide gemahlen und aufwendig zu leichtverderblichem Gebäck verarbeitet wurde.

→ **Vollwerternährung** ist ein modernes Ernährungskonzept für jedermann
→ **Kochen:** Vergiß den Kochtopf! Gekochtes ist wertlos
→ Beim Brot sollte man in jedem Fall **Vollkorn** kaufen
→ **Weißmehl** ist eine Erfindung moderner Großmühlen

Quellen: S. Fairweather-Tait, R.F. Hurrell: Bioavailability of minerals and trace elements. Nutrition Research Reviews 1996/9/S.295; W. Kollath: Der Vollwert der Nahrung, Gesamtausgabe. 2. Aufl. Heidelberg 1983; W. Kollath: Die Ordnung unserer Nahrung. Heidelberg 1977; F. Meuser, U. Meissner: Verfahrenstechnische Maßnahmen zur Verbesserung des Phytatabbaus bei der Vollkornbrotherstellung. Ernährung/Nutrition 1987/11/S.102; U. Pollmer et al.: Prost Mahlzeit – Krank durch gesunde Ernährung. Köln 1994; M. Roe et al.: Is the rat a suitable model for humans on studies of cereal digestion? European Journal of Clinical Nutrition 1996/50/S.710; M. Torre et al.: Effects of dietary fiber and phytic acid on mineral availability. Critical Reviews in Food Science and Nutrition 1991/31/S.1

Fruchtsaft

Fruchtsaft ist das ideale Getränk für groß und klein

Obst ist gesund – und demzufolge müssen auch Fruchtsäfte die höheren Nährwert-Weihen besitzen. Da kaum jemand an dieser

Ernährungsweisheit im Range eines Dogmas zweifelt, gibt es nur wenige Versuche, ihre tatsächliche Bedeutung für die Gesundheit zu überprüfen. Kritisch unter die Lupe genommen werden natürlich immer nur die vermeintlich bösen Sachen wie Fleisch, Fett und Alkohol.

Was wäre zum Beispiel, wenn nicht diese drei, sondern Orangen und Zitrussäfte für die Zunahme von Osteoporose, Arthritis, Diabetes, Krebs und Herz-Kreislauf-Erkrankungen verantwortlich wären? Für sie gilt genau die gleiche Argumentation wie für die verteufelten Nahrungsmittel: Seit Ende der vierziger Jahre hat sich die Zahl der Menschen, die regelmäßig Zitrusprodukte verzehren, vervielfacht. Parallel dazu nahmen die »Zivilisationskrankheiten« zu. Es existiert sogar eine plausible Erklärung für diesen Zusammenhang: Zitronensäure und Vitamin C erhöhen die Eisenaufnahme aus dem Darm. Mittlerweile mehren sich die Hinweise darauf, daß ein Überangebot an Eisen bei den genannten Erkrankungen eine Rolle spielt.

Da sie nicht nach einem Zusammenhang zwischen Fruchtsaft und Krankheit suchen, stolpern Forscher meistens nur versehentlich darüber. Zum Beispiel als man bei Nichtraucherinnen nach einer Verbindung zwischen Lungenkrebs und Ernährung fahndete. Überraschenderweise zeigte sich, daß das Erkrankungsrisiko um so höher war, je mehr Orangensaft und Zitrusfrüchte die Frauen konsumiert hatten. In einer anderen Studie zum Thema Nierensteine fanden die Wissenschaftler, daß nicht nur die Trinkmenge das Auftreten der Steinchen beeinflußt, sondern auch die Getränkeauswahl. Wohl dem, der sich – gegen die gängigen Empfehlungen – für Kaffee, Tee, Wein und Bier entschieden hatte: Die nämlich senkten das Risiko, im Gegensatz dazu war es bei häufigem Konsum von Apfel-, Grapefruit- und Tomatensaft deutlich erhöht.

In doppelter Hinsicht unerwartet fielen die Ergebnisse einer Osteoporose-Studie mit 65000 Frauen aus: Nicht nur daß Calcium die Teilnehmerinnen nicht vor Oberschenkelhalsbrüchen schützte, nein, die Frakturen nahmen außerdem signifikant mit der Aufnahme von Magnesium, Eisen und Vitamin C zu. Ein erhöhtes Risiko für Knochenbrüche fanden griechische Forscher auch bei Kindern, die viel Fruchtsaft trinken. Ihre Knochen waren genauso »morsch« wie die von Kindern, die reichlich Cola schlürften.

Vor allem gesundheitsbewußte Eltern drücken ihren Sprößlingen gerne eine Flasche mit verdünntem Fruchtsaft in die Hand. Milch enthält ja (i bewahre!) Fett und Cholesterin oder könnte eine Allergie verursachen. Aber viele Fruchtsäfte – vor allem Apfelsaft und Birnensaft – enthalten Sorbit, einen unverdaulichen Zuckeralkohol. Auch Fruchtzucker kann vom noch nicht ausgereiften Verdauungssystem eines Babys nur in geringem Umfang verarbeitet werden. Deshalb bekommen viele Säuglinge von Fruchtsaft Bauchweh, Blähungen und Durchfall – da mag der Saft so gut und so naturrein sein wie er will.

Wie man des Guten zuviel tun kann, entdeckten amerikanische Ärzte, als sie den Speiseplan von Kindern mit »Gedeihstörungen« untersuchten. Die Ein- bis Zweijährigen waren zu klein und zu leicht. Es zeigte sich, daß alle zuwenig Kalorien zu sich nahmen. Von diesen Kalorien stammten aber bis zu 60 Prozent (!) aus Saft. Ein paar der Knirpse schluckten fast einen Liter Apfelsaft pro Tag. Wen wundert's, daß sie dann nicht mehr viel Appetit hatten. Die Folge: In ihrer Ernährung dominierten die einfachen Zucker aus den Säften (auf die die Kinder oft genug mit Durchfall reagierten, siehe oben), Eiweiß und Fett, die sie für ihre Entwicklung brauchen, kamen dagegen zu kurz.

Aber es geht offensichtlich noch extremer: In den letzten Jahren häufen sich die Berichte über Krampfanfälle bei Säuglingen und Kleinkindern, die eindeutig mit dem übermäßigen Konsum von Fruchtsaft zusammenhängen. Die Rede ist von bis zu 2,5 Liter verdünntem Fruchtsaft pro Tag – bei Kleinkindern! Deren Mineralstoffhaushalt wird dadurch kräftig durcheinander gebracht: Weil die Getränke kein Salz enthalten, führen sie zur Hyponaträmie, einem Salzmangel im Blut. Muskelkrämpfe, Apathie, Übelkeit und Erbrechen sind dann häufig die Folge.

Um nicht mißverstanden zu werden: Wir wollen niemandem sein Gläschen Saft ausreden. Doch wir wenden uns dagegen, daß etwas ungeprüft und hemmungslos als »gesund« propagiert wird, was schon bei einem etwas genaueren Hinsehen seine Schattenseiten offenbart. Durch den massenhaften Konsum eines vermeintlich gesunden Getränks entstehen so unter Umständen genau die Gesundheitsprobleme, die man damit hatte vermeiden wollen.

→ **Obst** ist gesund
→ Eine gute Diät verzichtet auf **Salz**
→ **Milch** ist ein gesundes und nahrhaftes Getränk für alle

Quellen: R. D. Crawford: Proposed role for a combination of citric acid and ascorbic acid in the production of dietary iron overload: a fundamental cause of disease. Biochemical and Molecular Medicine 1995/54/S.1; G. C. Curhan et al.: Prospective study of beverage use and the risk of kidney stones. American Journal of Epidemiology 1996/143/S.240; K. Michaelsson et al.: Diet and hip fracture risk: a case-control-study. International Journal of Epidemiology 1995/24/S.771; E. Petridou et al.: The role of dairy products and non alcoholic beverages in bone fracture among schoolage children. Scandinavian Journal of Social Medicine 1997/2/S.119; C. R. Cole et al.: Consequence of incomplete carbohydrate absorption from fruit juice consumption in infants. Archives of Pediatrics & Adolescent Medicine 1999/153/S.1098; M. M. Smith, F. Lifshitz: Excess Fruit Juice Consumption as a Contributing Factor in Non-organic Failure to Thrive. Pediatrics 1994/93/S.438; P. Bhalla et al.: Hyponatraemic seizures and excessive intake of hypotonic fluids in young children. British Medical Journal 1999/319/S.1554

Frühstück

Iß morgens wie ein Kaiser, mittags wie ein König und abends wie ein Bettelmann

In einer Zeit, in der körperlich schwer gearbeitet wurde und oftmals nicht ausreichend zu essen da war, sicherlich ein sinnvoller Tip. Besser hungrig zu Bett gegangen als mit leerem Magen zur Arbeit. Hat die Gesellschaft ihre Lektion dann durch ständige Praxis verinnerlicht, bestätigt sie sich wie von selbst. Denn wer nicht gewohnt ist, abends viel zu essen, wird mit vollem Magen bestimmt nicht gut schlafen.

In anderen Kulturen hält man es völlig anders. Um das festzustellen, muß man gar nicht weit reisen: Bereits unsere französischen Nachbarn begnügen sich in der Regel mit einer Schale Milchkaffee zum Frühstück, allenfalls ergänzt mit einem Stückchen Baguette. Dafür speist man abends ausgiebig, und zwar oft zu recht später Stunde. Bei den meisten Völkern, behauptet Gert von Paczensky, wurde die gehaltvollste Mahlzeit am Abend eingenommen. Im Ramadan, dem Fastenmonat des Islam, ist die nächtliche

Mahlzeit den Gläubigen sogar verbindlich vorgeschrieben. Einen Monat lang dürfen sie überhaupt erst nach Einbruch der Dunkelheit essen und trinken. Selbstverständlich können die Ernährungswissenschaftler dort diesem Tun Vorteile abgewinnen – schließlich ist es in ihrer Kultur »normal« und damit logischerweise auch »gesund«.

In der westlichen Industriegesellschaft bringt das Dogma vom reichhaltigen Frühstück bei Kaisers keinen Vorteil mehr. Wenn keine schwere körperliche Arbeit mehr verrichtet werden muß, können sich auch die Eßgewohnheiten ändern. Das kraftspendende Frühstück entfällt, vielen Menschen reicht morgens eine Tasse Kaffee, dafür treffen sie sich abends gerne mit Freunden und Bekannten zum Essen. Das preiswerte künstliche Licht hat die »Wachperiode« des Menschen bis tief in die Nacht verschoben. Zugleich haben nicht wenige herausgefunden, daß sich der Abend gut für geistige Arbeit eignet. Kein Wunder, wenn die Menschen dann auch Hunger bekommen.

Quelle: G. von Paczensky, A. Dünnebier: Leere Töpfe, volle Töpfe. Die Kulturgeschichte des Essens und Trinkens. München 1994

G

Genfood

Konventionell gezüchtete Lebensmittel sind sicherer als gentechnisch veränderte

Hand aufs Herz: Würden Sie Blumenkohl, Rotkohl, Rosenkohl oder Kohlrabi kaufen, wenn Sie diese Gemüse nicht kennen und sie Ihnen erstmals im Supermarkt angeboten würden? Sind Ihnen diese bizarr aussehenden Pflanzen nicht unheimlich? Der Blumenkohl mit seinem gigantischen, unnatürlich weißen Blütenstand, der massige Rotkohl mit den intensiv gefärbten Blättern und dem weggeschrumpften Stengel, der Rosenkohl, der zwar noch einen Stengel besitzt, bei dem aber die Seitentriebe so zusammengeschnurrt sind, daß sie wie dicke Perlen in den Blattachsen sitzen, oder gar der Kohlrabi mit seiner Stengelgeschwulst! Da muß es einen doch gruseln, zumal wenn man weiß, daß der gemeinsame Urahn all dieser Pflanzen eher dem ungenießbaren Raps ähnelte. Trotzdem sind diese Gewächse keineswegs dem Genlabor entsprungen, sondern wurden – mit tatkräftiger Unterstützung des Menschen – aus Mutter Naturs Experimentierfeld herausselektioniert. Das nennen wir »Züchtung«, und heute betrachten wir die Kohlsorten als alte Kulturpflanzen.

Die züchterischen Veränderungen machten nicht bei den »Äußerlichkeiten« halt, sondern erstreckten sich auch auf die Inhaltsstoffe. Substanzen etwa, die Fraßfeinden wie Mikroben, Maden, Mäusen und Menschen den Appetit verderben sollten, mußten auf ein für den Menschen unschädliches Maß verringert werden. Ein mühsames und langwieriges Geschäft nach der Methode »Versuch und Irrtum«, denn schließlich gab es damals die modernen Apparate zur Analyse von Inhaltsstoffen noch nicht. »Versuch und Irrtum« heißt, die neuen gärtnerischen Kreationen wurden direkt am Verbraucher getestet. Schmeckte und bekam dem das Gemüse, freute sich der Züchter, wenn nicht, hatten beide Pech gehabt, und das Grünzeug wanderte auf den Komposthaufen der Geschichte.

Daß die klassische Form der Züchtung alles andere als frei von Nebenwirkungen ist, zeigt das Beispiel der Kartoffel: Die Wildform enthält viel Solanin, ein Gift, das sie vor Käfern schützt. Um sie zu kultivieren, also für den Menschen genießbar zu machen, mußte der Solaningehalt verringert werden. Das freute natürlich auch die Käfer. Je weniger Solanin in den Kartoffeln war, desto mehr Insektengift brauchte der Landwirt. Nach Anbruch des ökologischen Zeitalters wurde dann bei dem Versuch, die Kartoffeln gegen Schädlinge widerstandsfähiger zu machen (damit man nicht so viel spritzen mußte), versehentlich der Solaningehalt wieder erhöht. Als die Kunden über Übelkeit, Erbrechen, Kreislaufstörungen etc. klagten, blieb nichts anderes übrig, als die neuen Sorten vom Markt zu nehmen.

Natürlich können solche Vorkommnisse nicht dazu dienen, gentechnische Eingriffe in das Erbgut zu rechtfertigen. Aber wer neue Techniken beurteilen möchte, sollte auch die alten kennen. Und dazu gehört neben der konventionellen Züchtung, bei der Bauer, Gärtner oder Wissenschaftler eifrig kreuzen, die sogenannte Mutationszüchtung. Nie gehört? Gehen Sie mal ins Blumengeschäft oder blättern Sie einen Gartenkatalog durch. Viele der aberhundert Sorten, die in den letzten Jahrzehnten als Neuheiten auf den Markt kamen, sind so entstanden. Zentraler Punkt dieser Methode ist die Bestrahlung von Saatgut – in der Absicht, daß radioaktive Strahlen Veränderungen, lateinisch *mutationes*, am Erbmaterial der Pflanzen hervorrufen.

Aus den veränderten Pflanzen wählen die Züchter diejenigen aus, von denen sie sich Vorteile versprechen. Die Suche nach einer »nützlichen« neuen Eigenschaft gleicht der Suche einer Nadel im Heuhaufen. Ungeheure Mengen an Saatgut müssen dazu bestrahlt und anschließend »freigesetzt« werden. Diese Mutationszüchtung ist die Grundlage des züchterischen Fortschritts der letzten 30 Jahre. Ihre Ergebnisse essen wir täglich. Fehlten für irgendeinen Zweck, sei es Krankheitsresistenz oder Salztoleranz, passende Gene, war die Mutationszüchtung der einzige Weg, die

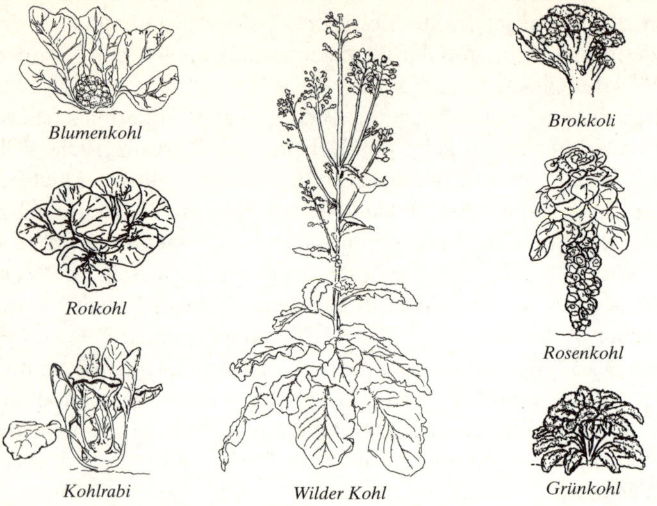

Alle Kohlgemüse wurden aus einer einzigen Wildform gezüchtet

gewünschten Eigenschaften künstlich zu erzeugen. Auf diesem Weg gewonnene Mutanten werden bis heute bei Bedarf in bestehende Sorten eingekreuzt.

Praktisch alle Getreidearten, egal ob Weizen, Reis oder Quinoa, wurden der Strahlenbehandlung – meistenteils in Atomkraftwerken – unterzogen. Gleiches gilt für Gemüse, zum Beispiel Kartoffeln, Tomaten, Soja, aber auch Obst, wie Äpfel, Pfirsiche, Zitrusfrüchte, Trauben oder Bananen. Selbst das farbenprächtige Blumensortiment der Floristen ist das Ergebnis künstlicher Gene. Wir sollten uns bewußt sein, daß Pflanzen mit künstlich veränderten Genen die Grundlage unserer heutigen Landwirtschaft sind – auch und gerade des Öko-Landbaus, der auf resistente Sorten angewiesen ist. Umweltverträglichkeitsprüfungen fanden und finden bei dieser Art der Züchtung ebensowenig statt wie toxikologische Tests.

Die Angst vor der Gentechnik beruht auf der irrigen Überzeugung, Brot, Bier oder Ketchup bestünden aus durchweg »natürlichen« Rohstoffen, die jetzt in unkontrollierter Weise manipuliert würden. Über die bisherigen Züchtungsformen und ihre ebenso wenig vorhersehbaren Risiken haben wir uns jedoch keine Gedanken gemacht. Wir haben die Produkte einfach freigesetzt und gegessen. Statt kompromißloser Ablehnung oder gedankenlosem Einsatz von Gentechnik wäre es vernünftiger, bei allen Züchtungsverfahren die gleiche Meßlatte anzulegen. Wie dieser Maßstab aussehen soll, ist die entscheidende Frage, und nicht, ob etwas »konventionell« oder »gentechnisch« produziert wurde.

Quellen: F.J. Novak, H. Brunner: Plant breeding: induced mutation technology for crop improvement. IAEA Bulletin 1992, Heft 4, S.25; B. Sigurbörnsson, P. Vose: Nuclear techniques for food and agricultural development: 1964–94. IAEA Bulletin 1994, Heft 3, S.41; Intern.Atomic Energy Agency: Plant mutation breeding for crop Improvement. Wien 1991; D.R. Smyth: Origin of the cauliflower. Current Biology 1995/5/S.361; K.-E. Hellenäs et al.: High levels of glycoalcaloids in the established Swedish potato variety Magnum Bonum. Journal of the Science of Food and Agriculture 1995/68/S.249

Gesundheit

Das deutsche Lebensmittelrecht schützt unsere Gesundheit

Tatsächlich enthält unser Lebensmittelrecht sogar einen eigenen Paragraphen, der laut Titel eigens zum »Schutz der Gesundheit« geschaffen wurde. Es ist der §8 des Lebensmittel- und Bedarfsgegenständegesetzes, kurz »LMBG«. Studieren wir den Gesetzestext:

»Es ist verboten

1. Lebensmittel für andere derart herzustellen oder zu behandeln, daß ihr Verzehr geeignet ist, die Gesundheit zu schädigen;
2. Stoffe, deren Verzehr geeignet ist, die Gesundheit zu schädigen, als Lebensmittel in den Verkehr zu bringen.«

Das klingt im ersten Moment doch sehr beruhigend. Demnach darf jeglicher »Verzehr« nicht unsere »Gesundheit« schädigen. Der Verzehr ist in §7 definiert. Es ist, wer hätte es gedacht, das »Essen« und das »Trinken«. Und nun zur Schädigung der Gesundheit: leider Fehlanzeige. Hier fand die Definitionswut des Gesetzgebers ein abruptes Ende.

Spielen wir das Definitionsproblem an einem gar nicht so seltenen Fall durch, der allen älteren Lebensmittelchemikern und -juristen bekannt ist, auch wenn er nie seinen Niederschlag in der Fachliteratur fand. Er betrifft die Köche in jenen Restaurants, die in den sechziger Jahren beinahe zum Symbol für den wachsenden Wohlstand wurden: die Hähnchenbratereien. Damals aß man noch fast den ganzen Vogel und nicht nur Brust oder Keule. Lediglich Innereien und Hals kamen nicht auf den Teller.

Die Erfindung der Kokzidiostatika hatte die Voraussetzung für eine industrielle Hähnchenmast geschaffen. Mit diesen Medikamenten konnte man endlich eine von Bakterien verursachte Hühnerkrankheit, die Kokzidiose, wirksam bekämpfen, die bis dato eine Massentierhaltung verhinderte. Außerdem wußte man, daß Kapaune nicht nur schneller an Gewicht zunehmen, sondern vor allem schmackhafteres Fleisch liefern als Hähne. Um Futter zu sparen und die Qualität zu heben, wurde das Federvieh nun auf chemischem Wege kastriert. Den stolzen Krähern verabreichte man ein Hormonpräparat mit dem vielsagenden Namen »Kapaunetten« in den Hals.

Die Hälse der »Gummiadler« wiederum blieben in der Küche. Manch ein Koch hatte sie aber in den zurückliegenden Hungerjahren als Delikatesse schätzen gelernt. Wer hier nicht widerstehen konnte, der durfte die Restwirkung der Hormondepots im eigenen Liebesleben erfahren – natürlich ohne daß er die Ursache auch nur ahnen konnte. Die Verweiblichung war sogar mit bloßem Auge zu sehen, da die Brüste der Leckermäuler deutlich anschwollen. Über die weniger weithin sichtbaren Effekte darf spekuliert werden.

Spielen wir diesen Fall einmal unter Anwendung des deutschen Lebensmittelrechts durch. Ist eine unfreiwillige und nicht ganz vollständige Geschlechtsumwandlung bereits eine Gesundheitsschädigung? Das Gesetz weiß keine Antwort. Nehmen wir an, der Richter bejaht die Frage. Dann liegt es nun am Geschädigten, die nötigen Beweise herbeizuschaffen. Wir brauchen die verspeisten Hälse! Da Nahrungsmittel bekanntlich nur dann der Gesundheit schaden können, wenn sie auch gegessen werden, befindet sich das Opfer stets in Beweisnot.

Angenommen, ein Betroffener hätte die Hähnchenhälse der Länge nach durchgeschnitten, die eine Hälfte gegessen und die andere sicher in einer Tiefkühltruhe verstaut, dann müßte er im nächsten Schritt ein Labor mit der Analyse beauftragen. Eine Maßnahme, die noch heute ziemlich teuer ist – und damals mangels Analysemethoden praktisch unmöglich war. Angenommen, das Labor findet die Hormone. Dann wäre es im Rahmen der Beweisführung erforderlich, auch den Bauern ausfindig zu machen, von dem das Hormongeflügel stammt. Wenn man ihn schon nicht auf frischer Tat ertappen kann, sollte man wenigstens einen vertrauenswürdigen Zeugen präsentieren können, der die Muße hatte, den Landwirt bei seiner Arbeit mit der Injektionsnadel im Stall zu beobachten.

Angenommen, auch das sei unserem Koch gelungen. Leider, leider würden ihm all seine Mühen nichts helfen. Denn der Mäster hätte nicht schuldhaft gehandelt, da sein Tun damals nicht verboten war. Unter Lebensmittelchemikern in den Untersuchungsämtern gilt deshalb das geflügelte Wort: Wer nach Paragraph 8 LMBG beanstanden will, sollte die »Leiche bitte beiheften«. Nur der Mageninhalt eines sofort Verstorbenen überzeugt Gerichtsmediziner wie Juristen – sofern das Tun des Angeklagten auch wirklich verboten war.

PS: Der vorsintflutliche »Verbraucherschutz« in Deutschland rief schon vor Jahren die EU auf den Plan (auch so ein Irrtum, daß diese nur Unsinn im Schilde führt). Sie erzwang die Einführung einer »Produkthaftung« in Deutschland. Das Gesetz verspricht dem Verbraucher zwar keine großen Reichtümer im Falle eines Schadens – verlangt aber eine Umkehr der Beweislast. Seither obliegt es dem Hersteller, seine Unschuld zu beweisen. Gelingt es ihm nicht, dann wird er zwar nicht bestraft, aber er muß dem Kunden den Schaden ersetzen. Und darauf kommt es an.

→ Die Profitgier der Hersteller ruiniert die **Lebensmittelqualität**

Quellen: Lebensmittel- und Bedarfsgegenständegesetz (LMBG) idF vom 9.9.1997 (BGBl. I S.2296) BGBl. III/FNA 2125-40-1-2; Gesetz über die Haftung für fehlerhafte Produkte vom 15.12.1989 (BGBl I S.2198)

Grillen

Grillen gefährdet Ihre Gesundheit

Eigentlich erstaunlich, daß man keinen Warnhinweis dieser Art auf den Holzkohlesäcken findet, die sich jedes Jahr zur Sommerzeit in den Supermärkten stapeln. Schließlich entstehen beim Grillen jede Menge gefährlicher polyzyklischer aromatischer Kohlenwasserstoffe, kurz PAKs. Auf den Zigarettenschachteln sind sie als »Kondensat« ausgewiesen, im Volksmund laufen sie schlicht unter »Teer«. Millionenfach an Ratten und Rauchern getestet, läßt sich nicht leugnen, daß PAKs Krebs verursachen. Wenn das Fett aus dem Grillgut zischend auf die Holzkohle tropft und wohlriechender Rauch aufsteigt, schlagen sich die bösen PAKs – vor allem vertreten durch Benzpyren – auf Bratwurst, Steak und Spießchen nieder. Davor und besonders vor den leicht angekohlten Stellen warnen uns Verbraucherschützer und Ernährungsberater alle Jahre wieder.

Gottlob ist bislang nicht so richtig durchgedrungen, daß generell beim Erhitzen von Eiweiß, also auch bei anderen Zubereitungsformen, noch weitere erbgutschädigende Substanzen entstehen: sogenannte HCAs oder heterozyklische Amine. Würde man die Ergebnisse von Tierversuchen unmittelbar auf den Menschen übertragen, so müßte man ihn nicht nur von Grillwürsten, sondern auch von Linsensuppe, Gulasch oder Brathering abhalten. Allenfalls mit blutigen Steaks und lebenden Austern dürfte er sein Fleischgelüst dann noch stillen. Dennoch besteht für die Verfechter von Rohkostplatten kein Anlaß, in ein triumphierendes »Hab' ich's doch immer gewußt!« auszubrechen.

Merke: Nichts wird so heiß gegessen, wie es gekocht wird. Das Gesagte ist alles richtig, und trotzdem sterben die Fleischesser nicht in Massen an Krebs oder bringen mißgebildete Kinder zur Welt. Fraglich ist auch, ob sich die Stammlinie der Affenmenschen, die das Feuer zähmte und darin die ersten Keulen brutzelte, bis heute fortgesetzt hätte, wenn solches Tun gravierende Nachteile mit sich brächte.

Das Ausbleiben der theoretisch erwarteten Wirkung im richtigen Leben ließ den irritierten Wissenschaftlern keine Ruhe. Sie begannen nach Schutzstoffen gegen all die schädlichen Substanzen zu suchen, die beim Grillen entstehen. Und sie wurden fündig. Die ersten Ergebnisse kamen aus Kanada. Erschüttert mußten die Forscher erkennen, daß sich gerade die Bestandteile als vorteilhaft erwiesen, die immer als besonders gefährlich gegolten hatten: die schwarzen Stellen am Grillgut, das Verbrannte. Kohle bindet Benzpyren, so daß es nicht vom Körper aufgenommen werden kann, und beides zusammen wird unverändert wieder ausgeschieden.

Außerdem stellten die Kanadier fest, daß die üblicherweise beim Grillen verwendeten Kräuter ebenfalls Benzpyren binden und damit unschädlich machen. Die Kräuter entpuppten sich noch in anderer Hinsicht als nützlich: Wie ein japanisches Team herausfand, blockieren bestimmte Stoffe in Oregano, Thymian und Salbei die Wirkungen der HCAs – und zwar schon in Mengen, wie sie üblicherweise in der Küche verwendet werden. Auch eine indische Arbeitsgruppe interessierte sich für die gesundheitsfördernde Wirkung von Gewürzen. Sie fand heraus, daß Senf die Schädlichkeit von Benzpyren aufhebt, und zwar bereits in kleinen Mengen. Der Klacks Senf zur Bratwurst ist also ernährungsphysiologisch ebenso sinn- wie wertvoll.

Bei den erstaunlichen Eigenschaften der Senf- und Kräuterwürze lag es nahe, auch den Einfluß von Marinaden auf die Fleischbekömmlichkeit unter die Lupe zu nehmen. Dieser Herausforderung stellten sich amerikanische Wissenschaftler und bepinselten in langen Versuchsreihen Brathähnchen mit einer Mischung aus Olivenöl, Apfelessig, Knoblauch, Zitronensaft, Senf und Salz. Und siehe da: Beim Grillen bildeten sich auf den marinierten Hähnchenteilen 80–90 Prozent weniger HCAs als bei den unbehandelten Fleischstücken.

Bekanntlich ist beim Essen vieles Geschmackssache, und wer nicht so sehr auf Olivenöl und Knoblauch steht, kann es ja mal mit der englischen Methode versuchen: Die Briten pflegen gegrilltes Fleisch mit Minzsauce zu reichen. Klingt Kontinentaleuropäern vielleicht ungewohnt, schmeckt aber lecker. Und die Minze enthält ebenso wie der Salbei Substanzen, die Schadstoffe blockieren, die beim Erhitzen von Fleisch entstehen. Aber auch die klassische deutsche Methode hilft: Ein Glas frisches Bier (alkoholfreies tut's leider nicht!), zu Haxen, Steaks oder Brathuhn getrunken, setzt die

HCAs im Körper ebenfalls außer Gefecht. Jetzt müßte doch für jeden Geschmack etwas dabeisein!

Wieder einmal zeigt es sich, daß Traditionen – gerade bei der Nahrungszubereitung – einen tieferen, oftmals bisher unverstandenen Sinn haben. Vertrauen wir ihnen und unserem Appetit. Und: Viel Spaß auch beim Grillen!

→ Das Essen in **Hamburger**-Restaurants ist ungesund

Quellen: B. Stavric, R. Klassen: Dietary effects on the uptake of benzo(a)pyrene. Food and Chemical Toxicology 1994/32/S.727; K. Polasa et al.: Effect of *Brassica nigra* on benzo(a)pyrene mutagenicity. Food and Chemical Toxicology 1994/32/S.777; C.P. Salmon et al.: Effects of marinating on heterocyclic amine carcinogen formation in grilled chicken. Food and Chemical Toxicology 1997/35/S.433; K. Kanazawa et al.: Specific desmutagens (antimutagens) in oregano against a dietary carcinogen, Trp-P-2, are galangin and quercetin. Journal of Agricultural and Food Chemistry 1995/43/S.404; S. Arimoto-Kobayashi et al.: Inhibitory effects of beer and other alcoholic beverages on mutagenesis and DNA adduct formation induced by several carcinogens. Journal of Agricultural and Food Chemistry 1999/47/S.221; K. Samejima et al.: Luteolin: a strong antimutagen against dietary carcinogen, Trp-P-2, in peppermint, sage, and thyme. Journal of Agricultural and Food Chemistry 1995/43/S.410

H

Hamburger

Das Essen in Hamburger-Restaurants ist ungesund

Warum das so sein muß, das wissen wir alle: Dieser amerikanische Schnellfraß ist pappig, fett, salzig oder quietschsüß, furchtbar eintönig und hat kaum Vitamine. Warum nicht ein natürliches Fast food probieren – einen kerngesunden Apfel zum Beispiel? Oder wer davon nicht satt wird, wenigstens eine Butterstulle, meinetwegen mit 'ner hausgemachten Frikadelle – statt Hamburger mit Pommes. Ernährungsphysiologisch ist der Unterschied zwischen den Produkten aber minimal. Ein Hamburger ist Hackfleisch mit einer »soft roll«, also einem »Weichbrötchen«; eine Frikadelle statt dessen Hackfleisch mit einem altbackenen Wecken. Beide Brötchen werden gewöhnlich mit Backmitteln hergestellt und nehmen sich in Sachen »chemische Zusätze« nichts.

Auch die Butterstulle ähnelt in ihrer Zusammensetzung den Pommes viel mehr, als den Ernährungsideologen recht sein kann. Pommes liefern durchschnittlich 36 Prozent Stärke, 15 Prozent Fett, 4 Prozent Eiweiß und 2 Prozent Mineralstoffe, der Rest ist Wasser. Ein Weizenmischbrot mit Butter bietet etwa 33 Prozent Stärke, 16 Prozent Fett, 5 Prozent Eiweiß und 1,5 Prozent Mineralstoffe. In den Kalorien besteht also kein Unterschied, im Gehalt an Vitaminen nur ein geringer. Pommes enthalten im Gegensatz zum Brot sogar Vitamin C. Lediglich beim Ballaststoffgehalt kann die Stulle etwas punkten: 3 Prozent. Pommes enthalten keine unverdaulichen Bestandteile. Mag ja sein, daß man Pommes mit Mayo (Fett!) oder Ketchup (statt roher Tomaten) ißt. Aber das Vesperbrot enthält gewöhnlich einen ebenfalls fetthaltigen Wurst- oder Käsebelag.

Auch im Verarbeitungsgrad und im Gehalt an Zusatzstoffen

bietet Brot keine Vorteile. Denn die Herstellung von Pommes ist einfacher als die von Brot, erhitzt wird beides bei hohen Temperaturen. Lediglich der Gehalt an Backhilfsmitteln ist beim handelsüblichen Bäckerbrot größer als der an Zusatzstoffen bei ordinären Fertig-Pommes.

Dennoch sind die Hamburger-Ketten bevorzugte Zielscheibe der Eßkritik. Dies ging so weit, daß sich McDonald's, hierzulande der Inbegriff des bösen Fast food, dazu genötigt sah, eine Broschüre mit dem Titel »McDonald's und die vernünftige Ernährung« herauszugeben. Darin lesen wir: »Insgesamt soll man sich generell vielseitig ernähren. Niemand ernährt sich ausschließlich von Hamburgern, und auch innerhalb des McDonald's Programms sollte der Verbraucher für Abwechslung sorgen und nicht immer nur sein Lieblingsmenü wählen.« Wie wahr! Es folgen drei Menü-Beispiele, die pflichtschuldigst illustrieren, daß sich selbst mit der eingeschränkten Fast-food-Auswahl eine ausgewogene Nährstoffzusammenstellung erreichen läßt. Die Lieblingskombination der überwiegend jugendlichen Kundschaft – Hamburger, Pommes und Cola (oder Milchshake) – ist allerdings nicht dabei und wird auch geflissentlich nicht erwähnt. In der Werbung für Super-Spar-Angebote taucht sie dafür um so häufiger auf. Aber man könnte sich ja anders entscheiden, wenn man wollte! Wie beinahe immer.

Da ist es doch gut, daß wir anderswo eine echte Auswahl auf der Speisekarte finden. Und was wird beim Wochenendausflug bestellt, wenn wir die Familie in einen netten deutschen Landgasthof schleppen? Deftiges Bauernomelette mit Bratkartoffeln und Speck und knusprige Hähnchen, äh, mit Pommes frites. Wenigstens für die Mama gibt es einen Salat, den sie stellvertretend für den Rest der Familie vertilgt. Den anderen reicht die Garnitur auf dem Teller. Und zum Nachtisch Eis mit Sahne oder heißen Himbeeren. Das ist doch was ganz anderes als dieses Hamburger-Zeug samt Milchshake – oder etwa nicht?

Natürlich sagen alle diese Überlegungen letztlich nichts über den gesundheitlichen Wert aus: Es fehlen Studien, die den Gesundheitszustand von Hamburger-Liebhabern mit dem von Gesundköstlern vergleichen, die Vollkornbrötchen mit Sojaaufstrich goutieren, oder mit dem von Otto und Lieschen Normalesser, die in der Kantine die Fertiggerichte aus der Mikrowelle auf den Teller bekommen. Die ernährungswissenschaftlichen Theorien haben sich in der Vergangenheit als ungeeignet erwiesen, vorherzusagen, wie ein Produkt auf den menschlichen Organismus wirkt. Kein Wunder, daß immer neue Modetheorien auftauchen.

Von einer solchen wurde die Zunft unlängst eiskalt erwischt. Am ernährungswissenschaftlichen Himmel geht nämlich gerade ein neuer Stern auf. Er heißt CLA, und der kommt besonders üppig in gegrillten Rinderhacksteaks vor ... CLA ist die Abkürzung für »conjugated linoleic acid«, zu deutsch »konjugierte Linolsäure«. In Hamburgern wurde dieser neuartige Schutzstoff zuerst entdeckt – Gemüse ist garantiert frei davon. Das ist wohl der Grund, warum man im gesundheitsbewußten Deutschland bisher nicht allzuviel davon gehört hat. Wer möchte sich schon dem Vorwurf aussetzen, Klopsen statt Grünzeug das Wort zu reden.

Nur der Pudding hört mein Seufzen: Wir schlagen also ein neues Kapitel im Buch mit der unendlichen Geschichte der Fettsäuren auf. Von der neu entdeckten konjugierten Linolsäure CLA sind inzwischen mehrere verschiedene Varianten, chemisch: Isomere, bekannt, die allesamt in tierischen Lebensmitteln gefunden wurden. Um genau zu sein, im Fett von Produkten, die von Wiederkäuern stammen, das heißt vor allem Rindfleisch, Milch, Käse, Joghurt, aber auch Lamm- und Kalbfleisch. Das Besondere an diesen neuen Fettsäuren: Sie schützen offenbar vor Krebs.

Mit synthetisch hergestellter CLA konnte bei Mäusen die Entstehung von chemisch provozierten Haut- und Vormagentumoren gehemmt werden. Bei Ratten nahm die Zahl von Brusttumoren ab, was insofern ungewöhnlich ist, als die normale Linolsäure die Tumorrate sonst erhöht. Außerdem gelang es, im Labor mit relativ geringen CLA-Dosen die Teilung von menschlichen Krebszellen zu unterbinden. Natürlich ist mit diesen Versuchen noch nicht bewiesen, daß die in den Lebensmitteln enthaltenen CLA-Mengen bei Menschen eine Krebsschutzwirkung entfalten. Das hindert geschäftstüchtige Mediziner aber nicht daran, schon mal laut über die gezielte Anreicherung von Margarine mit CLA nachzudenken.

Statt dessen können Sie auch öfter Hamburger essen: Beim Grillen von Rinderhacksteaks vervierfacht sich nämlich durch die

Oxidation von Linolsäure die vorhandene CLA-Menge. Das erspart Ihnen das Margarinebrötchen mit vegetarischem Aufstrich.

→ **Pflanzliche Fette** sind besser als tierische
→ **Grillen** gefährdet Ihre Gesundheit

Quellen: McDonald's Deutschland – Verbraucherservice: McDonald's und die vernünftige Ernährung: Zahlen, Fakten, Hintergründe. München 1988; M. O'Shea et al.: Conjugated linoleic acid in bovine milk fat: a food-based approach to cancer chemoprevention. Trends in Food Science and Technology 1998/9/S.192; S.F. Chin et al.: Dietary sources of conjugated dienoic isomers of linoleic acid, a newly recognized class of anticarcinogens. Journal of Food Composition and Analysis 1992/5/S.185; Deutsche Forschungsanstalt für Lebensmittelchemie (Ed): Souci – Fachmann – Kraut: Die Zusammensetzung der Lebensmittel. Nährwert-Tabellen 1989/90. Stuttgart 1989

Heilige Kuh

Würde man in Indien die heiligen Kühe schlachten, ginge es den Menschen dort besser

Die heilige Kuh hat in unserem Sprachgebrauch schon beinahe Sprichwortcharakter. Wir bezeichnen damit Sachverhalte, deren Sinn und Zweck wir nicht einsehen, an denen aber nicht gerührt werden darf. Aber nicht alles, was uns nicht sofort einleuchtet, ist deshalb unsinnig. Schon gar nicht, wenn es andere Kulturen betrifft. Denn das Schlachtverbot für Rinder hat für die Menschen in Indien erhebliche Vorteile, ja, es verbessert sogar die Versorgung mit Nahrung.

Ein solches Schlachtverbot war einst auch in Indien undenkbar, ja, ein Frevel gegen die Götter. Die Völker, die im zweiten und ersten vorchristlichen Jahrtausend nach Indien einwanderten und um 900 v.Chr. dort seßhaft wurden, waren nomadische Hirten. Nach den ältesten schriftlichen Zeugnissen Indiens, der Rigveda, gehörte das Schlachten von Rindern zu ihren religiösen Pflichten. Und während der Geist der geopferten Tiere zu den Göttern aufstieg, durfte sich das Volk an ihrem Fleisch laben. Doch je stärker die Bevölkerung wuchs, desto mehr Weideland mußte den Ackerflächen weichen, um die Menschen mit Nahrung zu versorgen. Denn es ist effektiver, gleich die pflanzliche Kost zu verspeisen, als diese Kalorien erst unter Verlusten »durch die Kuh« in Fleisch zu verwandeln. Aus diesem Grund wurden die Rinder immer weniger, was die herrschenden Kasten, die Brahmanenpriester und die Krieger, nicht von ihren traditionellen Tieropfern abhielt – allerdings reichten die Steaks dann nicht mehr für alle.

Solche Ungerechtigkeit sorgte natürlich für Unruhe im Volk. Die Situation verschärfte sich, als schlechte Zeiten – Kriege, Überschwemmungen, Hungersnöte – hinzukamen. In diese Zeit, das 6. Jahrhundert v. Chr., fiel die Entstehung des Buddhismus, der ersten Religion, die das Töten verbot und insbesondere das Tieropfer ablehnte. Kein Wunder, daß sich die einfachen Leute davon angezogen fühlten. Erst recht, als die Oberen anfingen, sich an den Tieren zu vergreifen, die die Bauern zur Bestellung der Felder brauchten. Lange rangen Buddhismus und Hinduismus in Indien um die Vormachtstellung, dann übernahmen die Brahmanen das buddhistische Tieropferverbot, erhoben sich zu Beschützern des Rindes und verzehrten bei den rituellen Handlungen Milch statt Fleisch. Damit hatten sie gewonnen, und die Kuh, von weiten Teilen des Volkes schon lange verehrt, wurde sakrosankt: heilig und unantastbar.

Neben der historischen Erklärung gibt es auch noch eine ökonomische Begründung für die »heiligen Kühe«. Die indischen Buckelrinder sind unglaublich zäh und genügsam. Sie können in allen Klimaten Indiens leben und werden mit allen Bodenarten fertig. Sie brauchen keine Weiden, sondern fressen, was auch immer sie am Wegrand finden oder ihre Besitzer ihnen an verzehrbaren Abfällen geben. Das heißt, sie sind keine Nahrungskonkurrenten für den Menschen – ein wichtiges Argument in einem armen Land mit hoher Bevölkerungsdichte. Selbst die magersten Rinder helfen den Klein- und Kleinstbauern noch beim Bestellen der Felder, so daß sie auf teure Traktoren verzichten können. Der Mist der Tiere wird zum Düngen oder als Brennmaterial verwendet. Und die Kühe liefern wenigstens ein bißchen Milch und hin und wieder ein Kalb.

Die Zebus sichern auf diese Weise vielen Menschen ein bescheidenes Auskommen. Gäbe es in Indien einen Absatzmarkt für Rindfleisch, würden zwangsläufig Anbauflächen für Viehfutter abgezogen, auf denen heute noch Getreide für Menschen steht, würde so mancher Bauer in der Not seinen Ochsen zu Geld machen und könnte dann sein Feld nicht mehr bestellen. Zu erwarten wären auch steigende Preise für Kälber. Viele, die auf Arbeitstiere angewiesen sind, könnten sie sich dann nicht mehr leisten. Das indische System mag aus unserer Sicht unlogisch und ineffektiv sein, für die Menschen in Indien sind die »heiligen Kühe« immer noch ein Segen.

→ Das **Schweinefleisch**verbot im Islam hat hygienische Gründe
→ In der Not frißt der Teufel **Fliegen**

Quelle: M. Harris: Wohlgeschmack und Widerwillen. Die Rätsel der Nahrungstabus. Stuttgart 1988

I

Idealgewicht

Das Idealgewicht ist ideal

Fragt sich nur, für wen? Die Mär vom Idealgewicht ist über die Jahre regelrecht zur fixen Idee geworden und schon so lange mit der Vorstellung von idealer Gesundheit gekoppelt, daß kaum noch jemand weiß, was hinter diesem Diktat steckt. Geschweige denn, daß einer fragt, ob es denn stimmt.

Urheberin des Massenwahns – den sie vermutlich nicht vorhergesehen hat – war eine amerikanische Versicherungsgesellschaft namens Metropolitan Life, die danach trachtete, ihr Prämiensystem zu optimieren. In den fünfziger Jahren ging die Gesellschaft nun der Frage nach, ob es eine Beziehung zwischen Gewicht und Sterblichkeit gibt und wie das Gewicht das Sterberisiko beeinflußt. Für eine Versicherung ist das die alles entscheidende Frage, nach der sie ihre Prämien festsetzt: kleines Risiko – kleine Prämie, hohes Risiko – hohe Prämie.

Mit Eifer und Akribie ließ die Metropolitan Life ihre Aktenbestände durchforsten, Aufnahmeanträge und Totenscheine analysieren. Insgesamt wurden die Daten von fünf Millionen Männern und Frauen zusammengetragen, die in der Zeit von 1935 bis 1953 bei dieser Gesellschaft eine Lebensversicherung abgeschlossen hatten. Daraus bastelten die Versicherungsmathematiker Tabellen, die – nach Männlein und Weiblein getrennt – für jede Körpergröße das »ideale Gewicht« angaben, bei dem die Sterblichkeit am niedrigsten sein sollte. An diesen Tabellen orientierten sich die Prämien. Wer mehr auf die Waage brachte als das Idealgewicht, mußte folglich mehr zahlen. Wen wundert's da noch, daß das Idealgewicht bereits beim ersten Erscheinen der Tabellen im Jahr 1959 zwischen sieben und elf Kilogramm niedriger lag als das

Durchschnittsgewicht amerikanischer Bürger? Der Versicherung dürfte dieser Schachzug in finanzieller Hinsicht gut bekommen sein.

Für die in diesen Jahren aufkeimende Ernährungsmedizin, die gerade dabei war, ihre diversen Hypothesen zur Entstehung von koronaren Herzkrankheiten zu entwickeln, stellten die Tabellen einen echten Glücksfall dar: Die taugten ja so wunderbar zum Beweis, daß Übergewicht – also alles, was über dem versicherungsmathematischen Idealgewicht lag – zum frühen Tod verurteilt! Bis prospektive Studien – allen voran die berühmte Framingham-Studie – die Fehler der Metropolitan-Life-Tabellen nachweisen konnten und damit die Schwachstellen beim Erheben der zugrundeliegenden Daten aufdeckten, gingen viele Jahre ins Land, in denen sich die Idealgewichts-Phantasie ungehindert ausbreiten konnte.

Zu den Kritikpunkten an den Metropolitan-Daten gehört, daß die Messungen oft in Kleidern und Schuhen erfolgten. Demnach können die Größen- und Gewichtsangaben eigentlich nur als grobe Schätzungen betrachtet werden. Außerdem hat es sich bei den gemessenen und gewogenen Menschen nicht um einen repräsentativen Bevölkerungsquerschnitt gehandelt, sondern um einen kleinen Ausschnitt. Wer konnte sich in der Zeit zwischen 1935 und 1953 schon eine Lebensversicherung leisten? Dann waren kaum leichtgewichtige Menschen vertreten, möglicherweise wurden sie nicht von der Versicherung akzepiert, weil man Tuberkulose oder andere auszehrende Krankheiten bei ihnen vermutete. Wenn ein Dünner damals eine Versicherungspolice wollte, mußte er offenbar kerngesund sein. Kein Wunder, daß die Dünnen dann im Rückblick besser dastanden als die Gewichtigeren.

Dazu paßt, daß eine Auswertung der Framingham-Studie aus dem Jahr 1980 ergab, daß das Sterberisiko bei Männern erst ansteigt, wenn ihr Gewicht mindestens 25 (!) Prozent über dem sogenannten Idealgewicht liegt! Erst ab 39 Prozent »Übergewicht« steigt die Sterblichkeit sicher an. Bei Frauen waren es 24 Prozent. Im gleichen Jahr veröffentlichte der amerikanische Wissenschaftler Reubin Andres eine Zusammenfassung der Ergebnisse von fast zwei Dutzend Studien und schloß: »Die großen epidemiologischen Studien zu Übergewicht und Sterblichkeit zeigen nicht, daß

Fettsucht ein größeres Risiko bedeutet. Es ist daher zu empfehlen, daß nicht nur die Ratschläge an Übergewichtige neu überdacht werden sollten, sondern daß es lohnen würde, die möglichen Vorteile maßvollen Übergewichts zu erforschen.«

Trotz aller wissenschaftlichen Studien hält sich die fixe Idee vom Idealgewicht unverändert. Hagere, oft magersüchtige Models gelten als Vorbilder für alle, die schön und fit sein wollen. »Cui bono?« – wem also nützt diese Mär vom Idealgewicht? Den – je nach Motivation – verzweifelt oder verbissen diätenden Menschen jedenfalls nicht (siehe »Wer abnimmt, lebt länger«). Schon eher denen, die ihnen versprechen, sie auf den Pfad der vorgeblichen Tugend Idealgewicht zu bringen oder sie ans verheißene Ziel zu geleiten, und damit Geld verdienen: Hersteller von Light-Produkten und Formuladiäten, Schlankkapseln und Abführmitteln, Frauenzeitschriften, Männergesundheitsmagazine, Ratgeber- und Kochbuchverlage, Fitneßstudios, private Ernährungsberatungs- und Abnehminstitute aller Art – kurz die gesamte Diätindustrie. Aber auch die Ärzteschaft profitiert nach Bedarf. Sie kann ihre Arbeitsmöglichkeiten und damit ihr Einkommen elegant durch das Verkünden neuer »Normal-« oder »Grenzwerte« für Gewicht, Cholesterinspiegel oder Eisenwerte steuern.

→ **Übergewicht** verkürzt das Leben
→ **Abnehmen:** Wer abnimmt, tut seiner Gesundheit etwas Gutes
→ **Abnehmen:** Wer abnimmt, lebt länger
→ **Diäten** machen schlank

Quellen: A. Grauer, P.F. Schlottke: Muß der Speck weg? Der Kampf ums Idealgewicht im Wandel der Schönheitsideale. München 1987; N. Worm: Diätlos glücklich – Abnehmen macht dick und krank. Bern 1998; S.M. Gergely: Diät – aber wie? München 1984; R. Andres: Effect of obesity on total mortality. International Journal of Obesity 1980/4/S.381; P. Sorlie et al.: Body build and mortality. The Framingham study. Journal of the American Medical Association 1980/243/S.1828

Immunstimulanzien

Lebensmittel, die das Immunsystem stimulieren, sind vorteilhaft

Eine gesunde Ernährung sollte das Immunsystem bei der Krankheitsabwehr unterstützen. Logisch. Aber kann der regelmäßige Verzehr sogenannter immunstimulierender Lebensmittel wirklich nützen? Zum einen ist noch weitgehend unbekannt, wie welche Nahrungsmittel bei welchem Menschen wirken, weshalb sich guten Gewissens kaum pauschale Empfehlungen aussprechen lassen. Zum anderen muß eine Aktivierung nicht zwangsläufig eine bessere Immunlage bedeuten. Jede Allergie ist Zeichen eines überaktiven, fehlregulierten Immunsystems.

Eine besondere Variante allergischer Reaktionen sind die sogenannten Autoimmunerkrankungen. So nennt man eine große Gruppe Leiden, bei denen das Immunsystem versehentlich den eigenen Körper angreift. Beispiele sind Schilddrüsenüberfunktion, rheumatische Arthritis oder Diabetes Typ I. Im Falle von Rheuma attackiert das Immunsystem Gelenke, bei der Zuckerkrankheit zerstört es die insulinproduzierenden Zellen der Bauchspeicheldrüse. Niemand hat bis heute ernsthaft untersucht, inwieweit Immunstimulanzien auch solche Krankheitsbilder fördern.

Eine Reihe von Giften wie Pestizide (z.B. Malathion oder Chlordan) oder Schimmelgifte (z.B. Trichothecene) bedrohen das Immunsystem auf paradoxe Weise: In hohen Dosen schädigen sie es unmittelbar, aber in geringer Menge stimulieren sie es. Womöglich ist dies der Grund, warum eine chronische Belastung mit solchen Giften die Entstehung von Allergien und Autoimmunerkrankungen fördert. Eine dauerhaft erhöhte Alarmbereitschaft stellt für den Körper Streß dar und kann eine allmähliche Erschöpfung der Krankheitsabwehr zur Folge haben. Es wäre unlogisch zu hoffen, solche unerwünschten Effekte seien auf Umweltgifte beschränkt. Auch bei anderen (z.B. als »Functional food« umworbenen) Immunstimulanzien ist damit zu rechnen – aber natürlich werden solche dem Geschäft sehr abträgliche Befunde in der Öffentlichkeit nicht gerade breitgetreten.

Im Gegenteil, man zaubert lieber ein paar Experimente aus

dem Hut, die den Nutzen von Immunstimulanzien zu belegen scheinen. Als biochemischer Maßstab »zur Stabilisierung der Abwehr« oder zur »Unterstützung des Immunsystems« dient den Forschern hilfsweise die Aktivierung einfach meßbarer Enzymsysteme oder Zelltypen, denen eine Rolle bei der Infektabwehr zugeschrieben wird. Doch die Krankheitsabwehr des Menschen ist in verschiedene Ebenen gestaffelt. Sobald ein Teil der Abwehr geschädigt wird, erhöht der Organismus zur Sicherheit die Aktivität der verbleibenden Systeme. Und genau die werden dann in solchen Versuchen ausgiebig gemessen. Mit der Folge, daß der vermeintlich positive Effekt um so deutlicher hervortritt, je größer der Schaden für das Immunsystem eigentlich ist. Auf diese Weise lassen sich riskante Stoffe oder gesundheitsschädliche Konzentrationen nützlicher Substanzen als wahre Gesundbrunnen darstellen. In Presse, Funk und Fernsehen erfährt der um seine Gesundheit besorgte Mensch, daß man mit dem jeweiligen Wundermittel von der Grippe bis Aids fast alle Infekte verhüten oder gar therapieren könne.

→ **Probiotika** helfen der Darmflora auf die Sprünge

Quellen: V. Herbert: Destroying immune homeostasis in normal adults with antioxidant supplements. American Journal of Clinical Nutrition 1997/65/S.1901; C.A. Janeway, P. Travers: Immunologie. Heidelberg 1995; J.H. Dean et al. (Eds): Immunotoxicology and Immunopharmacology. New York 1994

J

Japan

Japan beweist, daß eine fettarme Ernährung vor Herzinfarkt schützt

Japan gilt nach wie vor als Musterland in Sachen Ernährung: Dort soll der schon sprichwörtlich niedrige Fettkonsum Ursache der niedrigen Krankheitsraten des Herz-Kreislauf-Systems sein. Zur Freude der Japaner und zum Ärger der Experten verdoppelte sich der Fettkonsum zwischen 1960 und 1985, dennoch blieb die Herzinfarktrate unverändert niedrig bzw. sank sogar. Der früher recht häufige Hirninfarkt (Schlaganfall) nahm in diesem Zeitraum sogar deutlich ab.

Seit 1965 stieg die Lebenserwartung kontinuierlich an und hatte 1990 alle anderen Staaten überflügelt. Mit der Lebenserwartung nahmen gleichzeitig auch die Cholesterinspiegel zu, die Zahl der Menschen mit einem »krankhaft« erhöhten Cholesterinspiegel erreichte mit 30 Prozent ebenfalls einen neuen Spitzenwert. Etwas konsterniert rangen japanische Forscher, die offenbar mit den westlichen Ernährungsdogmen vertraut waren, nach Worten für ihre Ergebnisse: »Der beträchtliche Anstieg der Blutcholesterinwerte bietet keine Erklärung für die seit einiger Zeit sinkenden Mortalitätsraten aufgrund von Herz-Kreislauf-Erkrankungen in Japan.«

Die seltene Diagnose von Herzinfarkt im Gegensatz zum weit verbreiteten Hirninfarkt bei Japanern hat die westliche Ernährungsmedizin schon lange fasziniert und zu zahlreichen Spekulationen veranlaßt, welches Lebensmittel und, im besonderen, welches Fett für diesen Tatbestand verantwortlich zu machen sei. Das wichtigste wäre allerdings »Hirnschmalz« – auf seiten der Experten: Denn die unterschiedlichen Angaben auf den Totenscheinen können einen einfachen Grund haben – sozialen Druck.

Professor William E. Stehbens, Pathologe aus Neuseeland, stellte auf einer »Non-Konsensus-Konferenz« 1994 lapidar fest: »In den USA werden fast alle Herztodesfälle als Folge einer koronaren Herzkrankheit diagnostiziert, obwohl Nachprüfungen immer wieder gezeigt haben, daß nur bei etwa 65 Prozent die koronare Herzkrankheit die Haupttodesursache war. In Japan dagegen, wo nur etwa die Hälfte der Totenscheine von einem Arzt unterschrieben wird, stirbt man am Hirnschlag. Der Hirnschlag ist dort ein Statussymbol. Er zeigt, daß der Verstorbene zu einer intelligenten Familie gehörte.«

Die Japaner glauben, daß das Organ als erstes versagt, das am meisten beansprucht wird. So wird mit Rücksicht auf das Ansehen des Patienten eher Hirnschlag als z.B. Darmkrankheiten diagnostiziert. Aber selbst wenn man also davon ausgeht, daß hinter so manchem Totenschein-Hirninfarkt in Wahrheit ein Herzinfarkt – oder sogar etwas ganz anderes – steckt, die Grundbeobachtung bleibt bestehen: Trotz dramatisch erhöhtem Fettverzehr hat die Herzinfarkt- und die Hirninfarkt-Sterblichkeit in Japan in den letzten Jahrzehnten nicht zu-, sondern abgenommen.

→ **Cholesterin** und tierische Fette sind schuld an Arteriosklerose und Herzinfarkt
→ Die mediterrane Küche war das Vorbild für die **Mittelmeerdiät**

Quellen: W.E. Stehbens: Es ist nicht plausibel, daß das Cholesterin die Ursache der Arteriosklerose sein soll. Jatros Kardiologie 1994/3, Suppl./S.7; W.E.M. Lands et al.: Changing dietary patterns. American Journal of Clinical Nutrition 1990/51/S.991; A. Okayama et al.: Changes in total serum cholesterol and other risk factors for cardiovascular disease in Japan 1980–1989. International Journal of Epidemiology 1993/22/S.1038

K

Kaffee

Kaffee schadet der Gesundheit

K

Seit der Entdeckung des Kaffees im 15. Jahrhundert haben Gesundheitsapostel aller Zeiten und Länder ebenso unermüdlich wie vergeblich versucht, den Liebhabern des dunklen Gebräus ihr Laster auszutreiben. Alles getreu dem Motto: Was den Menschen Spaß macht, kann doch nicht gesund sein.

Das erste Kaffeeverbot »aus gesundheitlichen Gründen« wurde 1511 in Mekka erlassen – und mit Hilfe eines Gegengutachtens und eines kaffeebegeisterten Sultans schon bald danach wieder aufgehoben. In der Türkei drohte Kaffeetrinkern 1633 die Todesstrafe. Weil selbst das nichts half, wurde sie durch eine Steuer auf Kaffeehäuser ersetzt. Als der Orientalentrank Europa im Siegeszug einzunehmen drohte, hoben auch hier die medizinischen Gelehrten warnend den Zeigefinger. Ein Dr. Coulomb, Arzt aus Marseille, attestierte den gerösteten Bohnen im Jahr 1679 eine austrocknende Wirkung auf Nieren, Nerven und Gehirn und prophezeite, am Ende trete »allgemeine Erschlaffung ein, Paralyse und Impotenz«.

Bis in unsere Tage wird das Schreckgespenst des schädlichen Kaffees beschworen. Der Kaffee stresse die Nebenniere, er blockiere die Blutzirkulation in den Hautgefäßen. Die Nerven mache er flattrig, was man am Schweiß in den Achselhöhlen und am beschleunigten Stuhlgang merken könne, so der Präsident der Naturheilärzte Anno Domini 1995. Ach ja, und wer nichts merkt, »dessen Nervensystem ist bereits total abgebrüht und reaktionstaub geworden«. Schlimm, schlimm!

Mit den Malaisen und Befindlichkeitsstörungen, für die der Kaffee zumindest mitverantwortlich sein soll, ließe sich locker ein kleines medizinisches Lexikon füllen. Die Anklagepunkte reichen von diversen Stoffwechselstörungen über Magen-Darm- und Leberleiden, Herz- und Gefäßkrankheiten bis hin zu rheumatischen Beschwerden. Außerdem soll Kaffee – wen wundert's? – natürlich auch Krebs verursachen. Doch wo ist der Beweis?

Kein anderes Getränk – von Alkohol einmal abgesehen – wurde von der Ernährungsmedizin so oft und so genau unter die Lupe genommen wie Kaffee. Dabei wurden immer wieder Vorwürfe laut, Kaffee würde das Herzinfarktrisiko erhöhen. Vor allem eine norwegische Studie hatte eine beeindruckende Korrelation gefunden, die in Deutschland sofort in der Empfehlung gipfelte, keinen Kaffee zu trinken, obwohl Korrelationen nichts über einen ursächlichen Zusammenhang besagen. Nach sechs weiteren Jahren der Beobachtung widerriefen die norwegischen Forscher ihr Ergebnis, weil sich der rechnerische Zusammenhang inzwischen vollständig verflüchtigt hatte.

Aufgrund zahlreicher Untersuchungen läßt sich heute festhalten, daß Kaffee weder Herzinfarkt noch Schlaganfall verursacht, weder Gicht noch Diabetes. Bei Krebs kommt die Internationale Agentur für Krebsforschung (IARC) nach Auswertung aller verfügbaren Studien zu dem Ergebnis, daß Kaffee keinen Einfluß auf die Krebshäufigkeit hat. Lediglich beim Blasenkrebs wurde gelegentlich ein geringfügig erhöhtes Risiko beobachtet. Wurde jedoch das Rauchen mitberücksichtigt, schwächten sich auch hier die Korrelationen ab.

Ein anderer Effekt, der dem Verbraucher aus naheliegenden Gründen gerne verschwiegen wird, findet bei der Forschung zunehmend Interesse: Mutmaßlich schützt Kaffee die Leber vor den nachteiligen Folgen des Alkoholkonsums. Nicht nur daß Kaffeetrinker seltener an Leberzirrhose erkranken, sie haben auch bessere Leberwerte (GGT, Gammaglutamyltransferase) als Kaffeeverächter.

Bis sich die Experten zu einer Empfehlung für den Kaffee durchringen können, werden wir wohl noch das ein oder andere Täßchen schlürfen.

→ **Alkohol** ist immer noch eines der größten Gesundheitsrisiken

Quellen: I. Stensvold et al.: Cohort study of coffee intake and death from coronary heart disease over 12 years. British Medical Journal 1996/312/S.544; K. Tanaka et al.: Coffee consumption and decreased serum gamma-glutamyltransferase activities among male alcohol drinkers. International Journal of Epidemiology 1998/27/S.438; S. Garattini (Ed): Monographs of the Mario Negri Institute for Pharmacological Research: Caffeine, coffee, and health. New York 1993; G. Debry: Coffee and health. Paris 1994; R.K. Müller, O. Prokop: Geschichte der Genußgifte. In: M. Amberger-Lahrmann, D. Schmähl (Eds): Gifte: Geschichte der Toxikologie. Berlin 1988, S.253; IARC/WHO: Coffee, tea, mate, methylxanthines and methylglyoxal. Monographs on the Evaluation of Carcinogenic Risks to Humans Vol 51. Lyon 1991; I. Abele, J. Abele: Ursachen der Appetitlosigkeit. Naturarzt 1995, Heft 4

Kaffee macht süchtig

Zweifellos ruft Kaffeegenuß körperliche und geistige Wirkungen hervor. So lesen wir in einem toxikologischen Fachbuch: »Koffein ist nach heutigen Auffassungen vorwiegend durch seine Wirkung auf kortikale Strukturen des Zentralnervensystems charakterisiert, durch eine Hebung des Wachzustandes, der Konzentrations- und Assoziationsfähigkeit. ... Müdigkeit und Schlafneigung [werden] vermindert. Milde Antriebssteigerung und gesteigerter Rededrang fördern die Hinwendung zur sozialen Umwelt. Insgesamt wird ein gehobenes Lebensgefühl bis zur milden Euphorie vermittelt, so daß sich eine schwer zu entbehrende Gewohnheit – allerdings ohne ausgeprägte Suchtgefahr – einstellen kann.« Ist das nicht eine entzückende medizinische Formulierung für »Kaffee macht munter und hebt die Laune – trinkst du auch 'ne Tasse mit«?

Eine gewisse Abhängigkeit scheint Kaffee aber gleichwohl hervorzurufen. Das zeigt sich spätestens dann, wenn starke Kaffeetrinker ihren Konsum einschränken oder ganz aufgeben. Spätestens einen Tag nach ihrer letzten Tasse stellen sich Kopfschmerzen, Müdigkeit, manchmal auch leichte Übelkeit ein – ganz eindeutig Entzugserscheinungen. Die Symptome klingen jedoch nach wenigen Tagen ab.

Nicht selten ist Kaffee-Entzug für die sogenannte Wochenendmigräne verantwortlich. Die befällt Menschen, die am Arbeitsplatz regelmäßig Kaffee trinken, zu Hause aber nicht oder nur koffeinfreien. So manchem Kaffeefreund wurde wegen vermuteter familiärer Probleme (Arbeit ohne Familie und ohne Kopfschmerzen; Wochenende mit Familie und mit Kopfschmerzen)

Kaffeeverbrauch in Europa 1997

Pro-Kopf-Verbrauch an Rohkaffee in Kilogramm

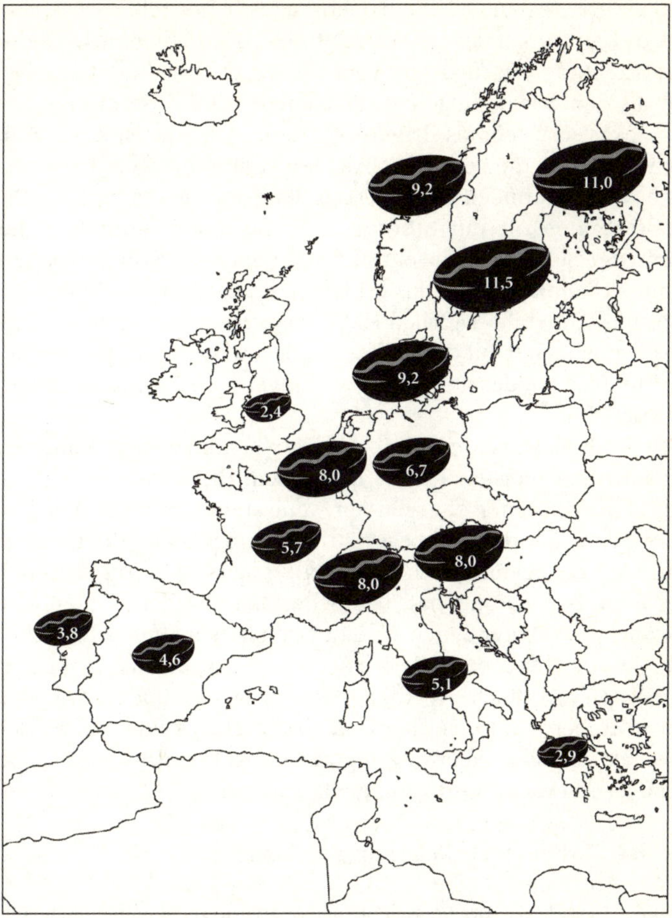

Der Kaffeekonsum in Europa unterliegt einem deutlichen Nord-Süd-Gefälle. Die Briten stellen nur scheinbar eine Ausnahme dar. Sie verbrauchen nämlich zusätzlich noch 2,4 Kilogramm Tee pro Kopf und Jahr, das entspricht im Koffeingehalt 7,8 Kilogramm Kaffee! Auf dem Kontinent dagegen ist der Teeverbrauch minimal.

schon zur Familientherapie geraten – vergeblich, wie man sich denken kann.

Aber was ist es, das die Menschen so hartnäckig an dem bitter und verbrannt schmeckenden Gebräu festhalten läßt? Ausgerechnet die teetrinkenden Japaner lüfteten das Geheimnis: Die euphorisierende Wirkung geht vom Koffein aus. Sie konnten zeigen, daß es den Serotoningehalt im Gehirn erhöht. Serotonin dient dem Nervensystem als Botenstoff; seine Aufgabe ist es – vereinfacht gesagt –, die guten Nachrichten zu überbringen. Unser seelisches Wohlbefinden ist eng an das Serotonin gekoppelt; so gehen Depressionen oft mit Störungen im Serotoninhaushalt einher: Wenn der Serotoninspiegel sinkt, sinkt auch die Stimmung. Serotonin ist lichtabhängig, das erklärt, warum viele Menschen morgens unbedingt ihr Täßchen Kaffee brauchen, um »in die Gänge« zu kommen. Und mit der Kaffeestunde am Nachmittag – wenn die Lichtmenge wieder abnimmt – verlängern wir biochemisch gesehen den Tag.

Es ist demnach kein Zufall, daß die Skandinavier von allen Europäern den meisten Kaffee aufbrühen, die sonnenverwöhnten Mittelmeeranrainer dagegen am wenigsten. Um im hellen Licht des Südens überhaupt noch eine spürbare Wirkung hervorzurufen, muß der Kaffee hoch konzentriert sein – was zur Erfindung des Espressos geführt hat. Die Schweden dagegen brauen einen schwächeren Aufguß, den sie dafür den lieben langen Tag schlürfen. Durch diese besondere Form des Spiegeltrinkens liegt ihr Pro-Kopf-Verbrauch an Rohkaffee um ein Vielfaches höher als der in Italien oder Griechenland. So gesehen sollte Kaffee doch eher als mildes, nebenwirkungsarmes Antidepressivum gelobt, denn als schwarzes Gift geschmäht werden …

→ **Tee**: Koffein regt stärker an als Thein

Quellen: Deutscher Kaffee-Verband: Daten und Hintergründe Welt, Europa und Deutschland. Kaffee-Digest 1, Hamburg 1999: R.K. Müller, O. Prokop: Geschichte der Genußgifte. In: M. Amberger-Lahrmann, D. Schmähl (Eds): Gifte: Geschichte der Toxikologie. Berlin 1988, S.253; J.F. Greden, A. Walters: Caffeine. In: J.H. Lowinson et al. (Eds): Substance abuse. A comprehensive textbook. Baltimore 1992, S.357; H. Yokogoshi, Y. Kato: Dose-dependent changes in brain 5-hydroxyindoles caused by caffeine in rats. Bioscience, Biotechnology, and Biochemistry 1992/56/S.2083

Kalbsleberwurst

Kalbsleberwurst enthält Kalbsleber

Um mit Radio Eriwan zu sprechen: Im Prinzip nein. Warum das so ist, verrät ein Handbuch der Fleischwarenherstellung: »Da vom technologischen Standpunkt aus die Kalbsleber sich schlecht eignet, andererseits die Schweineleber der Kalbsleber ernährungsphysiologisch gleich ist, bestehen keine Bedenken, bei Kalbsleberwurst lediglich Kalbfleisch zu verarbeiten, ... während auf die Verarbeitung von Kalbsleber verzichtet werden kann.«

Das heißt: In aller Regel wird Kalbsleberwurst mit Schweineleber hergestellt, die ist zudem auch billiger – was sich aber nicht unbedingt am Endprodukt bemerkbar machen muß. Schließlich erhöht das Wörtchen »Kalbsleber« die Preisbewilligungsbereitschaft des Kunden. Doch selbst Schweineleber macht nur bei »Spitzenqualität« mehr als 25 Prozent der Wurstmasse aus, in der einfachen Leberwurst darf der Lebergehalt bis auf 10 Prozent sinken. Das Kalb gelangt beispielsweise – so gestatten es die deutschen »Leitsätze für Fleisch und Fleischerzeugnisse« – in seiner betagteren Form als »grob entsehntes« Jungrindfleisch in die Leberwurst. Bereits ein Zusatz von 10 Prozent des genannten Rindfleisches reicht für das Wort »Kalbs« vor der »Leberwurst«. Die restlichen (65–) 80 Prozent der Natur- oder Kunstdarmfüllung bestehen aus grob entfettetem Schweinefleisch, fettgewebereichem Schweinefleisch, Flomen und Speck. Dazu kommen ein paar Emulgatoren, Stabilisatoren, Umröter, Geschmacksverstärker und Aromen. Und fertig ist die Leberwurst.

→ Rohmilchkäse wird aus **Rohmilch** gemacht

Quellen: E. Lienhop: Handbuch der Fleischwarenherstellung. Praxis und Wissenschaft der Fleischwarenherstellung. Braunschweig 1974; Leitsätze für Fleisch und Fleischerzeugnisse. IdF vom 31.1.1994 (GMBl 1994, S.350); U. Pollmer et al.: Vorsicht Geschmack – Was ist drin in Lebensmitteln. Stuttgart 1998

K

Kalorien

Das Schreckgespenst aller, die abnehmen wollen, ist eine Maßeinheit – wie Kilogramm, Meter oder Watt. Hinter der Kalorie, abgekürzt cal, verbirgt sich die Energiemenge, die in einem Stoff enthalten ist. Weil sie früher durch Verbrennen des Stoffes ermittelt wurde, spricht man auch von »Brennwert«; auf die Nahrungsenergie bezogen wird daraus »Nährwert«. Nach einer von mehreren möglichen Definitionen ist 1 Kalorie die Energiemenge, die aufgewendet werden muß, um 1 Gramm Wasser bei einem Luftdruck von 1060 Millibar von 14,5 auf 15,5 Grad Celsius zu erwärmen.

Eigentlich wurde die Kalorie bereits 1978 abgeschafft und durch das Joule (sprich »dschul« oder »dschaul«, die Experten sind sich selbst nicht einig) ersetzt. Doch im Sprachgebrauch und in vielen Tabellen hält sie sich noch immer. Dort findet der hungrige Leser meist allerdings nicht die Abkürzung cal, sondern kcal. Kcal bedeutet Kilokalorie, also 1000 Kalorie – so wie Kilogramm für 1000 Gramm steht. Für Joule gilt dasselbe, versteht sich: Die Abkürzungen lauten J bzw. kJ.

Falls Sie sich das Umrechnen angewöhnen wollen: 1 Kalorie entspricht 4,1868 Joule, und 1 Joule entspricht 0,238 Kalorie.

Quelle: J. Falbe, M. Regitz (Eds): Römpp Chemie Lexikon, Stuttgart 1990

Anhand von Kalorientabellen läßt sich die Energiezufuhr errechnen

Wer die Ernährungsberatung aufsucht, wird meist mit Hausaufgaben entlassen. Eine Woche lang muß man penibel über alles Buch führen, was man in diesem Zeitraum gegessen und getrunken hat. Beim nächsten Termin gibt die Beraterin die Daten in ihren Computer ein und ermittelt daraus die Kalorienzufuhr. Da kommt ein hübsches Sümmchen zusammen. Wer's nicht glaubt, kann es selbst nachrechnen. Kalorientabellen sind bekanntlich unbestechlich. Aufs Komma genau erfahren wir, wieviel Energie wir jeden Tag verputzt haben. Diese Zahlen werden nun mit den Daten einer zweiten Tabelle verglichen, aus der sich entnehmen läßt, wieviel Kalorien einem Menschen mit »mittelschwerer« Tätigkeit pro Tag reichen würden. Als nächstes folgt dann in der Regel das Aufstellen eines Kaloriensparprogramms.

Doch woher kommen diese diktatorischen Zahlen eigentlich? Wie stellt man fest, wieviel Energie ein Lebensmittel besitzt und wieviel davon es im Darm freisetzt? Schließlich sind die Verdauungsvorgänge etwas komplizierter, als das populäre Bild von einem Verbrennungsmotor vermuten läßt. Nicht alles, was brennt, liefert dem Körper auch Energie. Bestes Beispiel: Benzin. Das gibt zwar dem Auto Kraft, versagt aber kläglich, wenn es Menschen verabreicht wird.

Gemessen werden die Kalorien in einem sogenannten Bombenkalorimeter. Dabei gibt man das zu untersuchende Lebensmittel in eine Metallhülse, in der sich ein Glühdraht befindet. Nun wird der Inhalt erhitzt und verbrannt, bis er völlig verkohlt ist. Da die Metallhülse in einem Wasserbad steht, lassen sich aus der Erwärmung des Wassers die freigesetzten Kalorien errechnen. Zweifelsohne hat die Methode ihre Meriten, will man den Heizwert von Kerosin ermitteln. Im Unterschied zu einer Verbrennung, die nur Abgase oder Asche übrigläßt, eilt der Mensch als Folge einer geregelten Verdauung in gewissen Abständen aufs stille Örtchen, um sich nicht unwesentlicher Mengen seiner Stoffwechselprodukte zu entledigen. Das heißt im Klartext: Der menschliche Körper gewinnt durch die »Verbrennung« eines Lebensmittels wesentlich weniger Energie, als mit dem Bombenkalorimeter errechnet wird.

Deshalb reicht es nicht aus, nur die Kalorienaufnahme zu ermitteln, sondern natürlich müssen die Ausscheidungen von den verzehrten Kalorien abgezogen werden. Was jedem Leser auf Anhieb einleuchten dürfte, brauchte viele Jahre, um bis zu den Fachleuten durchzudringen: Nicht was gegessen wird, ist wichtig, sondern was verdaut wird. Nun bestehen unsere Ausscheidungen allerdings nicht nur aus den unverdaulichen Resten unserer Speisen. Ein beträchtlicher Teil sind abgeschilferte Darmzellen und

Darmflora; beides läßt sich kaum berechnen. Da das Verschmurgeln von Kot im Bombenkalorimeter wenig appetitlich ist, pflegt man den verdauten Kaloriengehalt in der Regel zu schätzen. Diese Schätzung erscheint dann als »physiologischer Brennwert« in den Nährwerttabellen und erhält auf diesem Weg quasi Absolutheitsanspruch.

Aber die Berechnung ist nur eine Schwachstelle im System. Es gibt noch weit mehr Probleme, als den Erbsenzählern recht sein kann: Denn die Zusammensetzung unserer Lebensmittel schwankt. Bei Überdüngung hat das Gemüse einen höheren Wassergehalt, kein Apfel ist wie der andere, und jedes Mineralwasser lobt andere Mineralstoffe aus. Für die Natur sind große Schwankungsbreiten ganz natürlich, doch den kalorienfuchsenden Ernährungsberatern wird damit das Leben erschwert. Die rechnen lieber mit dem Durchschnitt, selbst wenn sich die Vitamingehalte eines Apfels von Sorte zu Sorte um den Faktor zehn unterscheiden können.

Außerdem essen viele Menschen neben Kirschen beispielsweise auch Kirschtaschen vom Bäcker. Wie setzt man die an? Natürlich speichert der Computer im Büro der Ernährungsberatung genaue Daten für »Kirschtaschen«. Aber wie zuverlässig sind diese Zahlen? Die Teilchen vom Bäcker können ja ganz unterschiedlich ausfallen – je nachdem, wieviel er von welchem Fett dem Teig zugesetzt hat oder woraus die Füllung besteht. Hat er dafür selbstgemachte Kirschmarmelade verwendet oder lieber zu einer Fertigfüllmasse gegriffen? Sind viele Kirschen drin oder wurde die Fertigmasse mit Hydrokolloiden und Aromen gestreckt? Ist sie sehr saftig – was auf einen hohen Wassergehalt und geringeren Nährwert hindeutet –, oder schmeckt sie eher trocken? Und wie schwer war das Teilchen, das Sie heute vormittag beim Bäcker geholt haben? Wog es 75 Gramm oder 150?

Was wir hier an einer gewöhnlichen Kirschtasche durchgespielt haben, gilt für die meisten Lebensmittel, die wir im Laufe eines Tages essen, ganz genauso. Die Fertigsuppe in der Kantine hat einen anderen Nährwert als diejenige, die wir am Abend im Restaurant essen werden. Wieviel Scheiben Wurst waren auf dem Pausenbrot? Waren sie dick geschnitten – und welche Rezeptur hat die Wurstfabrik wohl benutzt? Wieviel Gramm Butter hatten

	Eiweiß (g)	Fett (g)	Kohlenhydrate (g)	Energie (kcal)
Die Nährstoffe einer Mahlzeit				
1. Berechnung der ausgegebenen Portion	53,8	20,1	98,5	809
2. Berechnung der ausgegebenen Portion	54,0	17,3	90,3	730
Laboranalyse der ausgegebenen Portion	36,3	12,1	68,3	598
Tatsächlicher Verzehr *(= ausgegebene Portion minus Reste auf dem Teller)*	30,4	10,4	59,4	588
Unterschied zwischen Laboranalyse und Berechnung				
Differenz zur 1. Berechnung	48 %	66 %	44 %	35 %
Differenz zur 2. Berechnung	49 %	43 %	32 %	22 %
Unterschied zwischen tatsächlichem Verzehr und Berechnung				
Differenz zur 1. Berechnung	74 %	93 %	66 %	38 %
Differenz zur 2. Berechnung	75 %	66 %	52 %	24 %

Sie draufgeschmiert? Für die Ernährungsberater ist das alles kein Problem. Ihr Nährwertprogramm, ihre Nährwerttabelle hat exakte Zahlen – ob sie stimmen oder nicht. Jetzt wird gerechnet. Und wenn der Kunde nicht weiß, wieviel Gramm der Berliner vom Bäcker hatte – der Computer weiß es. Da ist eine Zahl drin, die als Portionsgröße bezeichnet wird – und genauso viel und nicht mehr oder weniger hat sich der Ratsuchende einverleibt. Übrigens: Wieviel Gramm Soße haben Sie heute in der Kantine wieder zurückgehen lassen? Das wissen Sie nicht mehr?

Macht nichts! Der Computer schafft es, alle Kalorien der letzten Woche bis auf die zweite Stelle hinterm Komma exakt zu berechnen. Daß die Zahl stimmt, ist so wahrscheinlich wie ein Sechser im Lotto. Es wäre zwar vorstellbar, wenn die Lebensmittel genau definiert und die verzehrten Mengen bekannt wären – aber: Genau das wurde in einer Klinik an Kindern ausprobiert. Die dort gewählte Methode hat zwar immer noch einige Schwächen, ist aber der Technik, die Ernährungsberater üblicherweise anwenden, haushoch überlegen. In diesem Falle waren die Kinder gemäß ärztlicher Anweisung auf »Diät« gesetzt. Zwei

Diätassistentinnen ermittelten anhand von zwei verschiedenen Kalorientabellen die Zufuhr an Kohlenhydraten, Fetten und Kalorien.

Natürlich unterschieden sich die Resultate, je nachdem welche Tabelle als Berechnungsgrundlage verwendet wurde. Viel wichtiger war aber der nächste Schritt: Die Portionen der Kinder wurden von einem Labor nach dem gleichen Verfahren analysiert, nach der ansonsten die Werte in den Kalorientabellen zustande kommen. Das Ergebnis war vernichtend.

Die berechneten Nährwerte für die Essensportion lagen zwischen 22 und 66 Prozent *über* den im Labor ermittelten. Die Kinder hatten jedoch gar nicht alles aufgegessen. Der tatsächliche Verzehr lag also noch niedriger: Die berechneten Zahlen geben zwischen 24 und 93 Prozent mehr an, als die Kinder wirklich zu sich genommen hatten! Aber selbst der tatsächliche Verzehr ist, was die Kalorienzahl angeht, nicht der Weisheit letzter Schluß, da der menschliche Körper eben nicht alles »verbrennt«, was ihm zugeführt wird (siehe oben), sondern einen Gutteil unverdaut wieder ausscheidet.

Wenn man bedenkt, daß die heute in der Ernährungsberatung übliche Methode der Abschätzung der Kalorienzufuhr wesentlich ungenauer ist als die für diese Untersuchung gewählte, wird eines sonnenklar: Diese Ergebnisse sind völlig wertlos. Unser Tip: Verwerten Sie Ihre Kalorientabellen kalorisch – werfen Sie sie unbesehen ins Kaminfeuer.

→ **Nährwertempfehlungen** sind wissenschaftlich begründet

Quellen: K. Zwiauer et al.: Markante Unterschiede zwischen Nährwertberechnungen mittels Tabellen und chemischen Nährwertanalysen. Aktuelle Ernährungsmedizin 1988/13/S.62; Deutsche Forschungsanstalt für Lebensmittelchemie (Ed): Souci – Fachmann – Kraut: Die Zusammensetzung der Lebensmittel. Nährwert-Tabellen 1989/90. Stuttgart 1989; D.C. Mugford: Nutrition labelling: concern for precision of analyses. Food Australia 1993/45/S.216; M. Heinonen et al.: Comparisons between analyzed and calculated food composition data: carotenoids, retinoids, tocopherols, fat, fatty acids, and sterols. Journal of Food Composition and Analysis 1997/10/S.3; I. Torelm et al.: Variations in major nutrients and minerals due to interindividual preparation of dishes from recipes. Journal of Food Composition and Analysis 1997/10/S.14

Kannibalismus

Kannibalismus ist eine seltene Ausnahmeerscheinung

Üblicherweise gilt die Menschenfresserei als Perversion einzelner, Musterbeispiel der »Totmacher« Fritz Haarmann, der in den zwanziger Jahren des 20. Jahrhunderts seine Lustknaben regelrecht vermetzgerte und verzehrte. Allenfalls eine widerwillig gewährte Akzeptanz findet der Kannibalismus in Notsituationen, wie im Fall eines Flugzeugabsturzes 1972 in den Anden, wo die Überlebenden ihre toten Mitpassagiere gegessen hatten, um vor dem Eintreffen der Rettungsmannschaften nicht Hungers zu sterben. Das gleiche gilt für den rituellen Kannibalismus, wenn beispielsweise die Leichen Verwandter verzehrt werden, um die durch die Verwesung frei und heimatlos werdenden Seelen vor dem Herumirren zu bewahren.

Die heute vorherrschende Ethik verbietet uns offenbar zu glauben, daß dies zu anderen Zeiten anders war. Selbst Anthropologen und Archäologen sahen in den Hinweisen auf Menschenverzehr nur böswillige Unterstellungen und behaupteten, Kannibalismus habe in der Geschichte der Menschheit keine größere Rolle gespielt. Naturvölker lebten schließlich in Einklang mit ihrer Umwelt, ohne die Zwänge und Gefahren der Zivilisation. In ihrer heilen Welt aßen sie das, was ihnen die Natur reichhaltig bot. Menschenfresserei konnte allenfalls als religiöser Brauch akzeptiert werden.

Dieses Wunschbild vom »guten Wilden« muß jedoch revidiert werden. 1967 fand der Bioarchäologe Christy Turner in Arizona einen Haufen Menschenknochen. Schon bald war er überzeugt, die Überreste eines Festgelages vor sich zu haben, um so mehr, als die Knochen unregelmäßig mit Messern bearbeitet und geröstet waren. In der Fachwelt stieß seine Entdeckung auf schroffe Ablehnung. Die Kollegen deuteten das große Fressen in Bestattungsriten um. Turner spottete, er kenne kein Zeremoniell, bei dem der Körper »zerlegt, der Kopf geröstet und sehr wenig feierlich in den Müll geworfen wird«. Aber man glaubte ihm nicht.

Unbeirrt analysierte er drei Jahrzehnte lang menschliche Skelette in Museen der USA und in Mexiko – mittlerweile 15000 Exemplare. Das Elektronenmikroskop erlaubt die sichere Unterscheidung, ob ein Knochen von einem Raubtier benagt oder mit Werkzeugen entbeint wurde. Sogar die Reibspuren an den Enden der Knochen, die beim Umrühren an der Topfwand schaben, sind als »pot polish« sichtbar. Das Ergebnis ist eindeutig: In weiten Teilen Amerikas wurden bis vor wenigen Jahrhunderten Menschen systematisch gefangen, getötet und verspeist. Blutspuren an den Werkzeugen lassen erkennen, von welcher Tierart das Blut stammt. Die Zahl der Gerätschaften, an denen menschliches Blut klebte, ist viel zu groß, als daß dies alles von Arbeitsunfällen oder chirurgischen Eingriffen herrühren könnte.

Inzwischen werden Turners Thesen auch von anderen Kollegen unterstützt: Überall auf der Welt, in Frankreich wie in Äthiopien, auf den Fidschi-Inseln wie auf dem Balkan, verspeiste der Mensch seine Artgenossen. Seit mindestens 800000 Jahren war Menschenfleisch mancherorts ein Grundnahrungsmittel. Und noch 1835 überfielen die Maori die heutigen Chatham-Inseln, nahmen die gesamte dortige Bevölkerung gefangen und aßen sie bis auf den letzten Mann auf. Keiner sei entkommen, berichteten die Krieger voller Stolz. In vielen Teilen der Welt wurden bei Kriegen die gefallenen Gegner entbeint und ins Dorf zurücktransportiert, Gefangene als Marschverpflegung mitgenommen und bei Bedarf getötet. Für diese Menschen wäre es Verschwendung eines wertvollen Lebensmittels gewesen, den getöteten Gegner auf dem Schlachtfeld verwesen zu lassen, so wie es die »zivilisierten« Nationen tun.

Ausgewiesene »Menschenliebhaber« waren die Azteken. In ihrer Hauptstadt Tenochtitlán feierten sie regelmäßig ausgiebige Schlachtfeste. Ihre Priester ermordeten die Opfer auf den obersten Plattformen der Stufenpyramiden wie am Fließband. Allein bei der Neueinweihung ihrer Hauptpyramide 1487 wurden binnen vier Tagen und Nächten 80000 Gefangene geschlachtet. Die Azteken ließen sich nicht nur feindliche Krieger munden, die sie gefangengenommen hatten, sondern auch deren Frauen und Kinder.

Ist es Zufall, daß die Azteken praktisch keine Haustiere in größerem Stile hielten, die einen regelmäßigen Beitrag zur Ernährung liefern konnten? Lediglich Puten und Hunde wurden verzehrt. Erstere sind aber bei einer Mast mit Getreide ein Nahrungskonkurrent des Menschen, und Hunde fressen sowieso

Fleisch, so daß ihre Mast keinerlei Gewinn bedeutete. Auch mit Wild konnte man die 300000 Bewohner der Hauptstadt kaum ausreichend versorgen. Das hätte riesige Jagdgründe erfordert, die – sofern es sie überhaupt gegeben hatte – längst den Anbauflächen rund um die Zentren gewichen waren.

Erst der landwirtschaftliche Fortschritt setzte der gewohnheitsmäßigen Menschenfresserei ein Ende. Die Mast und das Schlachten von Vieh war schlicht und ergreifend weniger aufwendig und gefährlich als die Jagd auf Menschen. Und wer in der Lage ist, Lebensmittelvorräte zu produzieren, vermag aus einem arbeitenden Sklaven einen viel größeren Nutzen zu ziehen, als eine Gesellschaft, die ihren Lebensunterhalt durch Sammeln und Jagen bestreitet und dazu einen Gefangenen bewachen und füttern muß, bis sie ihn schlußendlich verspeist.

→ In der Not frißt der Teufel **Fliegen**

Quellen: W. Arens: The Man-Eating Myth: Anthropology and Anthropophagy. Oxford 1979; P. Clastres: Cannibals. The Sciences 1998, Heft 3, S. 32; A. Gibbons: Archaeologists rediscover cannibals. Science 1997/277/S. 635; M. Harris: Wohlgeschmack und Widerwillen. Die Rätsel der Nahrungstabus. Stuttgart 1988; R. McKie: The People Eaters. New Scientist 14.3.98, S. 43; C. Spiel: Menschen essen Menschen. Die Welt der Kannibalen. Frankfurt am Main 1974; R. Tannahill: Flesh and blood. A history of the cannibal complex. London 1975

Karotten

Karotten sind gut für die Augen

Oder haben Sie schon mal 'nen Hasen mit Brille gesehen? – So ganz ernst scheint der Volksmund den Karottentip selbst nicht zu nehmen. Richtig ist, daß Karotten den Carotinoiden ihren Namen liehen, einer Substanzgruppe, zu der beispielsweise das Beta-Carotin gehört. Im menschlichen Darm können Beta-Carotin und ein paar Anverwandte zwar in Vitamin A umgewandelt werden, meist ist das aber überflüssig, da ausreichend »fertiges« Vitamin A direkt mit tierischen Nahrungsmitteln in den Körper gelangt.

Vitamin A heißt auch Retinol, ein Hinweis auf die Beziehung

zum Auge. In der Retina (Netzhaut) gibt es Zellen, die für das Hell-Dunkel-Sehen zuständig sind. Die Substanz, die aus den allerletzten »Lichtkrümelchen« in unserem Gehirn noch ein Schwarzweißbild entstehen läßt, trägt den Namen Rhodopsin. Sie besteht aus einem Eiweiß und – endlich – Retinol alias Vitamin A.

Das Dämmerungssehen wird aus diesem Grund bei Vitamin-A-Mangel in der Tat beeinträchtigt, aber der kommt im Gegensatz zu einigen Entwicklungsländern in unseren Breiten höchst selten vor. Auf die bei uns üblichen Formen der Sehschwäche, wie Kurzsichtigkeit, hat das Vitamin keinerlei Einfluß. Nachts sind alle Hasen grau – mit oder ohne Brille.

K

→ **Kopfsalat** ist ernährungsphysiologisch besonders wertvoll

Quelle: W. Bayer, K. Schmidt: Vitamine in Prävention und Therapie. Stuttgart 1991

Kater

Gegen den Kater ist kein Kraut gewachsen

Welche Geringschätzung jahrhunderte- oder gar jahrtausendelanger Erfahrung und hingebungsvollen Experimentierens! Zwar dringen die nüchternen Erkenntnisse über die Biochemie des Alkohols so nach und nach aus den Labors an die Öffentlichkeit, aber der Alkoholnormalverbraucher hat sich lange genug empirisch mit dem Thema beschäftigt, um die Bestätigung althergebrachter Hausrezepte mit gelassener Heiterkeit abzuwarten. Der Universalgelehrte Plinius d. Ä. (24–79 n. Chr.) empfahl seinen römischen Mitbürgern als Katerfrühstück ein paar Euleneier. Mittelalterliche Partylöwen rieten zu gehacktem Aal mit bitteren Mandeln, heutige Jecken schlürfen ein, zwei Tassen heiße Bouillon, erfahrenere »Kampftrinker« frischen ihren Kater am nächsten Morgen mit einem gepflegten Kölsch wieder auf.

Trotz der Häufigkeit des Katers hat die Ernährungsmedizin bisher weder vor den volkswirtschaftlichen Kosten gewarnt noch eine einheitliche biochemische Theorie entwickelt oder gar »anerkannte« diätetische Empfehlungen zur Kater-Nachsorge abgegeben. Diese eklatante Wissenslücke dürstet danach, gestillt zu werden. Die populärste Theorie, die vor allem von schwedischen Toxikologen favorisiert wird, sieht den Acetaldehyd als Hauptverdächtigen. Acetaldehyd entsteht beim Abbau von Alkohol in der Leber. Als Beweis dienen den Schweden die Japaner. Ihnen fehlt, so wie vielen anderen Völkern Asiens, das notwendige Abbauenzym, die Alkohol-Dehydrogenase. Trinken Japaner trotzdem Alkohol, wird ihnen schnell übel und der Schädel brummt.

Britische Biochemiker halten dagegen, daß viele Kater-Effekte zu einem Zeitpunkt auftreten, an dem Alkohol und Acetaldehyd längst verschwunden sind. Nach ihren Erfahrungen steckt dahinter das Methanol. Methanol ist ein Fuselalkohol und vor allem in billigen Alkoholika enthalten. Es entsteht während der Gärung und sollte bei der Destillation abgetrennt werden. In heroischen Selbstversuchen (betrunkene ortsfremde Versuchspersonen erwiesen sich als Gefahr für die Ausrüstung eines Labors), das heißt also in praxisnahen Tests, entschlüsselten die Briten auch noch ganz nebenbei, warum der Nachtrunk so gut wirkt.

Methanol wird von den gleichen Enzymen abgebaut wie Alkohol (Äthanol). Allerdings hat Äthanol absolute Priorität, so daß Methanol erst dann drankommt, wenn der Alkohol weg ist. Aus Methanol entsteht ziemlich giftige Ameisensäure, die ebenfalls die Symptome eines typischen Katers produziert. Deshalb brummt der Schädel auch dann noch, wenn der Trinker bereits nüchtern ist. Und genau diesen Mechanismus nutzt die Befolgung des Ratschlags, den Kater einfach mit einem Gläschen wieder »aufzufrischen«. Durch den neuen Schub an Alkohol werden die Enzyme erst mal vom Methanol abgelenkt. Die entstandene Ameisensäure kann in Ruhe abgebaut werden, bis die Enzyme wieder vermehrt sich dem restlichen Methanol zuwenden können. Deshalb werden auch Methanolvergiftungen mit Alkohol therapiert.

Natürlich hat Forscherfleiß zur Entdeckung von Mitteln geführt, die gegen einen Kater helfen. An vorderster Front arbeiten hier Münchner Chemiker. Ihre Hitliste führt ein Stoff namens N-Acetylcystein an, das dem Körper Cystein zur Verfügung stellt. Das benötigt er wiederum zur Bildung von Glutathion, das seinerseits beim Entgiften hilft. Vielleicht war der Tip von Plinius mit dem Euleneieromelett doch nicht so schlecht: Eier enthalten viel Cystein. Ob Euleneier noch reichlicher damit gesegnet sind, vermochte die moderne Wissenschaft noch nicht zu enträtseln.

Enträtselt ist aber der höllische Durst. Nach Ansicht von Experten ist er auch der Grund für die verteufelten Kopfschmerzen. Der Alkohol stört im Gehirn die Hypophyse, eine wichtige Drüse, die den Hormonhaushalt reguliert. Dabei werden jene Hormone entkoppelt, die den Wasserhaushalt steuern. Die Folge ist, daß wir mehr Flüssigkeit und mehr Natrium ausscheiden, als wir trinken. So holt sich der Körper das notwendige Wasser aus anderen Organen. Ian Calder vom Nationalkrankenhaus für Neurologie in London befürchtet, daß dabei auch unser Hirn dran glauben muß und etwas schrumpft. Da die Hirnhaut eine sehr schmerzempfindliche Verbindung zum Schädelknochen unterhält, könnten bereits kleinste Veränderungen heftige Kopfschmerzen verursachen.

Auch diese Auffassung wird seit alters von Hausmitteln gestützt. Denn nichts anderes versuchen eine Tasse Bouillon oder ein Salzhering aus dem Kühlschrank zu therapieren: Sie liefern jede Menge Salz und helfen so – trotz aller Appetitlosigkeit – dem Durst wieder auf die Sprünge. Und sogar die alte Volksweisheit, vor dem Abkippen ins Bett noch eine ordentliche Menge Mineralwasser zu trinken, hat damit eine solide wissenschaftliche Basis. Die Flüssigkeitszufuhr bremst die Schrumpfung empfindlicher Organe und zähmt den morgendlichen Kater – sofern Sie Ihre Mineralwasserflasche in diesem Zustand überhaupt noch aufkriegen. Prost!

Quellen: A. Coghlan: Heavy night, Sir? New Scientist 29.11.1997, S.12: A. Coghlan: Drunk as a skunk. New Scientist 20/27.12.1997, S.46; A. Coghlan: Desperate remedies. New Scientist 27.11.1999, S.34; S. Braun: Buzz – the science and lore of alcohol and caffeine. Oxford 1996; J.L. Owades: Alcoholic beverages and human response. In: Y.H. Hui (Ed): Encyclopedia of food science and technology. New York 1992, S.17

Kaugummi

Kaugummi ist eine amerikanische Erfindung

Amerikaner haben zwar auch Kaugummi erfunden, aber das war schon vor Kolumbus' Ankunft in der Neuen Welt, und selbst die waren nicht die ersten. Wie es scheint, fand der Mensch überall auf der Welt Gefallen daran, auf irgendwas herumzukauen, was nicht direkt der Ernährung dient.

Die ältesten bekannten Kaumassen stammen aus steinzeitlichen Siedlungen in Skandinavien und im Bodenseeraum, Alter zwischen 4000 und 9000 Jahren. Es handelt sich dabei um Brocken aus Birkenharz oder Birkenteer, auf denen noch ganz deutlich die Zahnabdrücke von Menschen zu erkennen sind. Aus der Form läßt sich weiter schließen, daß sie im Mund hin und her geschoben wurden. Vermutlich kauten die frühen Europäer die Naturprodukte auch weich, um die zähe Masse dann zum Ankleben von Pfeilspitzen und zum Abdichten von Gefäßen zu verwenden. Wenn sie nicht schon bald zum reinen Vergnügen in den Mund geschoben wurden, könnten die Urkaugummis auch als Zahnpflegemittel gedient haben.

In dieser Funktion benutzten die alten Griechen ein paar tausend Jahre später zum Beispiel das Harz des Mastixstrauches. Während Birkenteer einen kautabakähnlichen Geschmack besitzt, kann Mastix mit wesentlich aromatischeren Komponenten aufwarten, weswegen es außerdem als Räuchermittel und als Zusatzstoff zum Wein verwendet wurde. Und als die Spanier im 16. Jahrhundert auf die zentralamerikanischen Ureinwohner trafen, hatte das Kauen von »tzictli« bei den Mayas und den Azteken bereits eine lange Tradition. »Chicle«, so die spanische Variante des Nahuatl-Wortes, wird aus dem Latexsaft des Breiapfelbaumes (*Manilkara zapota*) gewonnen, den die Indios außerdem wegen seiner süßen Früchte schätzten.

Der erste Kaugummifabrikant war nun endlich ein US-Amerikaner mit Namen John Curtis. Aber auch er verwendete ein indianisches Rezept, allerdings ein nordamerikanisches: Fichtenharz mit Bienenwachs. 1848 ging er mit seinem Kaugummi in Produktion und war auf Anhieb erfolgreich. Der ganz große Durchbruch jedoch gelang erst Thomas Adams, der 1870 auf den Chicle der Mayas und Azteken zurückgriff, diesen zur Kaugummibasis machte und mit Lakritz versetzte. Das Produkt hieß »Black Jack« und hielt sich fast 100 Jahre lang auf dem Markt! Der berühmte Mr. Wrigley trat 1891 auf den Plan; ihm war es bestimmt, zum erfolgreichsten Kaugummifabrikanten der Welt zu werden.

Bis in die sechziger Jahre des 20. Jahrhunderts blieb Chicle die wichtigste Kaugummibasis, ehe er nach und nach von synthetischen Grundstoffen ersetzt wurde. Heute besteht Kaugummi zu 50–60 Prozent aus Zucker, die Kaumasse aus Kunststoffen, zum Beispiel auf PVC-Basis, der Rest sind Füllstoffe, wie Aluminiumoxid, Kieselsäure oder Zellulose, nicht zu vergessen die Weichmacher, Feuchthaltemittel, Antioxidanzien, Aromen, Säuren, Farbstoffe und Emulgatoren.

→ **Champagner** ist eine französische Erfindung
→ Der Dresdner **Stollen** kommt aus Dresden

Quellen: V.J. Brondegaard: Harz-Kaugummi der Steinzeit. Naturwissenschaftliche Rundschau 1985/38/S.483; D. Rücker: In aller Munde, so alt wie die PZ: das Kaugummi. Pharmazeutische Zeitung 29.6.1995/140/S.65; J. Falbe, M. Regitz (Eds): Römpp Chemie Lexikon. Stuttgart 1990; Y.H. Hui (Ed): Encyclopedia of food science and technology. New York 1992

Kaviar

Deutscher Kaviar steht dem russischen in nichts nach

Wissen Sie, was ein Lump ist? Wenn Sie jetzt sagen, einer der mich in irgendeiner Form gelinkt hat, ist das richtig und auch wieder nicht. Der Lump, von dem wir hier sprechen, heißt mit bürgerlichem Namen Seehase, alias *Cyclopterus lumpus*, und ist mit dem Beluga, alias *Huso huso* aus der Familie der Störe, von dem der Echte oder Russische oder Beluga-Kaviar stammt, nicht näher verwandt oder verschwägert. Was aber hat er dann mit diesem zu tun? Ganz einfach, der Lump liefert Kaviarersatz: Wenn die Störe ausgerottet werden und der deutsche Feinschmecker auf seine liebgewordenen Gaumenfreuden verzichten soll, dann muß der Seehase in die Bresche springen. Weil die Kundschaft jedoch nicht auf »Seehaseneier«, sondern auf »Kaviar« erpicht ist, wird das Imitat vom deutschen Lebensmittelrecht zum »Deutschen Caviar« geadelt.

Das geht natürlich nicht so mir nichts, dir nichts, denn leider ähneln die Seehaseneier dem Original weder im Geschmack noch im Aussehen. Aber dafür hat der liebe Gott ja die Lebensmitteltechnologen erschaffen. Man nehme also einen billigen, maschinenfreundlichen Rohstoff – den Seehasenrogen – und behandle ihn mit ein paar Zuckeralkoholen, Geschmacksverstärkern, Eiweißhydrolysaten, Säuerungs- und Verdickungsmitteln. Damit ist der erste Teil bereits erledigt. Nun muß nur noch die Farbe eingestellt werden. Echter Kaviar schimmert silbriggrau, erst während der Lagerung verfärbt er sich schwarz. Pikanterweise gilt dieser Zustand kurz vor dem Verderb hierzulande aber als Qualitätskriterium. Deshalb erhält der Seehasenrogen mit künstlichen Farbstoffen seine letzte Weihe, um die Verbrauchererwartungen zu erfüllen und sich die Bezeichnung »Deutscher Caviar« zu verdienen. Ein Lump, wer Böses dabei denkt.

Quellen: Leitsätze für Fische, Krebs- und Weichtiere und Erzeugnisse daraus. Vom 10/11.3.1966 (BAnz. Nr.163 v. 1.9.1966), zuletzt berichtigt am 10.6.1994 (BAnz. Nr.114 v. 22.6.1994); L. Power, M.N. Voigt: Process for preparing lumpfish roe caviar from non-cured roe. In: M.N. Voigt, J.R. Botta (Eds): Advances in fisheries technology and biotechnology for increased profitability. Lancaster 1990, S.111

Knickebein

Knickebein ist nach seinem Erfinder benannt

Der Erfinder der Mixtur aus Likör oder Schnaps, dem ein ganzer Eidotter beigegeben wird, ist unbekannt. Der eigentümliche Name hat vermutlich einen ganz anderen Hintergrund: Die Mischung sollte in die Beine gehen. Damit würde es sich um eine typisch imperativische Bildung handeln, also eine zum Hauptwort erstarrte Befehlsform wie »Vergißmeinnicht«, »Stelldichein« oder »Tunichtgut«. Bei Schnäpsen finden sich nicht selten solche erstarrten Imperative wie »Wuppdich« oder »Smitum« (»Schmeiß um«). Sogar das Wort »Schnaps« stammt von »Schnapp es«, also etwas, was man auf einmal schnell schlucken kann. Im Französischen heißt ein starker Schnaps »Casse-gueule« (»Spreng die Kehle«), »Casse-pattes« (»Brich die Pfoten«) oder gar »Roule-par-terre« (»Wälz dich auf den Boden«).

→ **Alkohol** ist immer noch eines der größten Gesundheitsrisiken
→ Das **Chateaubriand** ist eine Kreation des gleichnamigen Dichters

→ Der **Bismarckhering** hat nichts mit dem Reichskanzler Bismarck zu tun

Quelle: A.J. Storfer: Wörter und ihre Schicksale. Gütersloh, ohne Jahr

Koblauch

Knoblauch schützt vor Vampiren

K

Knoblauch ist – wenn man den zahlreichen Berichten vom klassischen Altertum bis in die Neuzeit glauben darf – ein medizinischer Tausendsassa. Er wurde als Aphrodisiakum, als Wehenmittel und zur Behandlung von Menstruationsstörungen ebenso empfohlen wie zum Schutz des Herz-Kreislauf-Systems, zur Blutzuckersenkung und als natürliches Antibiotikum. Die mit Abstand eigenartigste Wirkung jedoch, die dem Knoblauch zugeschrieben wird, ist sein Ruf, Vampire fernzuhalten. Den Blutsaugern, die angeblich in finstrer Nacht schönen Frauen in den Hals beißen und ihnen den Lebenssaft rauben, soll der würzige Duft der Knoblauchknolle den Appetit verderben. Was klingt wie die Ausgeburt wilder Phantasien, könnte tatsächlich ein Körnchen Wahrheit enthalten. Allerdings: Falsch ist, daß Knoblauch »Vampire« vertreibt. Wahr ist, daß sie ihn nicht mögen.

Wenn man nämlich bei den Beschreibungen von Vampiren und Werwölfen die ausschmückenden Übertreibungen abzieht, kommt ein Bild zum Vorschein, das dem einer erblichen Krankheit aus der Gruppe der Porphyrien nicht unähnlich ist. Bei diesem Leiden ist die Bildung des roten Blutfarbstoffes gestört. Das führt zur Blutarmut und gibt den Menschen ein bleiches Aussehen. Die Betroffenen sind außerdem extrem lichtempfindlich. Ihre Haut reagiert auf Sonnenbestrahlung mit Blasenbildung und Geschwüren, die oft narbig ausheilen. Häufiger der Sonne ausgesetzte Körperteile, wie Nase, Ohren und Finger, können dadurch stark verunstaltet werden. Oft sind Lippen und Zahnfleisch zurückgezogen, dadurch treten die Zähne hervor wie Reißzähne, die noch dazu rötlich gefärbt sind. Auch der Urin dieser Menschen ist rot gefärbt, und zu allem Elend kommt noch eine starke Behaarung. Unter diesen Umständen kann man sich gut vorstellen, daß sich die Kranken früher am liebsten in dunklen Gewölben aufhielten, die sie nur nachts verließen. Um den fehlenden Blutfaktor zu ersetzen, suchten sie womöglich im Trinken von Tierblut Linderung (heute gibt man solchen Patienten Bluttransfusionen). Kein Wunder, daß sie ihren Mitmenschen unheimlich waren und die Gerüchte über sie nur so ins Kraut schossen.

Vielleicht kam die Erbkrankheit in der Abgeschiedenheit Transsilvaniens wegen der fehlenden Durchmischung des Erbguts häufiger vor als in anderen Regionen. Das könnte erklären, warum dort der Stammsitz von Graf Dracula und der Ursprung aller Vampirgeschichten zu suchen sind.

Aber warum soll ausgerechnet Knoblauch gegen Vampire helfen? Nun, er greift mit seinen Schwefelverbindungen in den Stoffwechsel von sogenannten Häm-Eiweißen ein, zu denen auch unser roter Blutfarbstoff gehört, und verstärkt den Abbau von »alten« Blutkörperchen. Beim gesunden Menschen ist das alles im Rahmen und nicht weiter problematisch – in der Volksmedizin gilt Knoblauch vermutlich aus diesem Grund auch als Blutreinigungsmittel –, für einen Porphyrie-Kranken bedeutet es jedoch die Verschlimmerung seines Leidens. Anblick und Geruch genügen allerdings nicht, um diese Effekte zu erzielen, dazu müßte er die Knolle schon essen. Man darf daher annehmen, daß betroffene Menschen nicht den Knoblauch an sich, sondern das Knoblauchessen meiden wie der Teufel das Weihwasser. In einer Weltgegend, in der das herzhafte Gemüse aber zu den Grundnahrungsmitteln zählt, ist es eine auffallende Besonderheit, die sich mit all den anderen Eigentümlichkeiten zu einem grausigen Bild zusammendichten läßt.

Quellen: J. Hall: Biochemical explanations for folk tales: vampires and werewolves. Trends in Biochemical Sciences 1986/11/S.31; R. Hoffman et al.: Hematology. Basic principles and practice. New York 1991; L.R. Milgrom: The colours of life. An introduction to the chemistry of porphyrins and related compounds. Oxford 1997; J. Muth: Knoblauch: Tanz der Vampire. EU.L.E.nspiegel – Wissenschaftlicher Informationsdienst des Europäischen Institutes für Lebensmittel- und Ernährungswissenschaften (EU.L.E.) 1998, Heft 4, S.1

K

Kochen

Vergiß den Kochtopf! Gekochtes ist wertlos

Als sich unsere äffischen Vorfahren vor etwa fünf Millionen Jahren auf die Hinterfüße erhoben, aßen sie ganz sicher nur Rohkost: saftige Würmer, knackige Käfer, hier mal eine Handvoll Beeren, dort ein paar herabgefallene Früchte und ansonsten das, was Raubtiere von ihrer Beute übriggelassen hatten. Eins ist gewiß, die frühen Menschen hatten ihre liebe Not, die zum Überleben notwendigen Kalorien zusammenzukratzen. Die Nahrungssuche war eine Ganztagsbeschäftigung.

Mit der Nutzung des Feuers, die vor mutmaßlich 1,5 Millionen Jahren einsetzte, und den Fortschritten im Werkzeuggebrauch wurde manches einfacher: Die Menschen waren in der Lage, mit größerem Erfolg zu jagen, die Beute in handhabbare Portionen zu zerlegen. Das Feuer half, bis dahin ungenießbare Knollenfrüchte und andere schwer verdauliche pflanzliche Nahrungsmittel bekömmlich zu machen. In dieser Phase der menschlichen Evolution, dem Zeitalter des *Homo erectus*, kam es zu einer dramatischen Vergrößerung des Gehirns. Über die Ursachen wird spekuliert. Aber eine Verbindung zur Ernährung liegt nahe, denn das Gehirn ist das Organ mit dem höchsten Energieverbrauch. Es sei dahingestellt, ob Fleisch oder leicht verwertbare Kohlenhydrate, zum Beispiel Stärke aus Wurzelknollen, den wachsenden Bedarf deckten.

Affen verbringen die meiste Zeit des Tages mit Futtersuche und Verdauen. Je größer der Pflanzenanteil in der Nahrung ist, desto länger muß der Darm sein und desto mehr Energie ist für die Verdauungsarbeit erforderlich, denn Pflanzen sind aufgrund der Abwehrstoffe, die sie enthalten, schwerer zu verdauen als Fleisch. Raubtieren reicht ein sehr kurzer Darm. Beim Menschen hat sich der gesamte Verdauungsapparat im Laufe der Evolution zum Typus des Allesfressers hin entwickelt, angefangen von den Kiefern und den Zähnen bis hin zum Darm – mit einer Länge, die zwischen der von reinen Pflanzen- und reinen Fleischfressern liegt. Ein Schimpanse (der sich überwiegend pflanzlich ernährt) von der Größe eines Menschen besäße einen doppelt so langen Darm, wie wir ihn haben.

Diese Entwicklung war möglich, weil es den Menschen gelang, einen Teil der Verdauungsarbeit nach außen zu verlagern – durch Grillen und Garen im offenen Feuer. Die so eingesparte Verdauungsenergie kam dem Gehirn zugute, und die neu gewonnenen geistigen Fähigkeiten halfen unseren Altvorderen, weitere Verarbeitungs- und Zubereitungsverfahren für pflanzliche Rohstoffe zu entwickeln, mit denen sie wiederum ihren Darm entlasteten. Braten und Kochen, Mahlen und Backen, Mälzen und Fermentieren – all diese Techniken sorgten dafür, daß Nahrung für den modernen Menschen, den die Anthropologen *Homo sapiens* nennen, leichter bekömmlich wurde. Insofern war die Erfindung des Kochens ein entscheidender Schritt in der Evolution des Menschen. Nicht zuletzt gewann er dadurch Zeit und Energie für andere Tätigkeiten.

Das Tagwerk unserer Ahnen gestaltete sich trotz mancher Verbesserungen immer noch mühsam. Kaum zu glauben, daß sie aufwendige Verarbeitungsformen für Nahrungsmittel entwickelt hätten, wenn es ihnen nicht zum Vorteil gereicht hätte. Wäre die »naturbelassene« Nahrung die beste oder gesündeste, würden wir diese arbeitsparende Art der Ernährung heute zumindest noch bei sogenannten »Naturvölkern« beobachten. Das Gegenteil ist der Fall: Ihre Verarbeitungstechniken sind genauso raffiniert wie die unserer Küche. Zwar gehen bei der Verarbeitung der Nahrungsmittel unbestreitbar wertvolle Nährstoffe verloren, doch das ist ein Zugeständnis, mit dem die Zerstörung vieler giftiger oder verdauungshemmender Substanzen erkauft wird.

Wer heute den Verzicht auf den Kochtopf fordert, will wesentlich weiter zurück als in die Steinzeit. Und er müßte womöglich sein Gehirn gegen einen längeren Darm eintauschen.

→ **Frischkornbrei** stellt die natürliche Nahrung des Menschen dar
→ Beim Brot sollte man auf jeden Fall **Vollkorn** kaufen
→ **Rohkost** ist gesünder als »Totgekochtes»
→ In der Not frißt der Teufel **Fliegen**

Quellen: H. Wandmaker: Willst Du gesund sein? Vergiß den Kochtopf! Ritterhude 1991: F. Schrenk: Die Frühzeit des Menschen. München 1998; M. Sponheimer, J.A. Lee-Thorp: Isotopic evidence for the diet of an early hominid, *Australopithecus africanus*. Science 1999/283/S.368; E. Pennisi: Did cooked tubers spur the evolution of big brains? Science 1999/283/S.2004; C. Stanford: The hunting apes: Meat eating and the origins of human behavior. Princeton 1999

Kopfsalat

Kopfsalat ist ernährungsphysiologisch besonders wertvoll

Mein Name ist Hase, und ich weiß … daß Kopfsalat zu 95 Prozent aus Wasser besteht. Nach amtlichen Angaben nehmen Sie mit einer 100-Gramm-Portion phantastische 1,25 Gramm Eiweiß, 1,10 Gramm Kohlenhydrate sowie geschlagene 1,52 Gramm Ballaststoffe zu sich. Dafür ist er mit 0,22 Gramm Fett ziemlich mager. Da schlagen Ernährungsberaterherzen doch gleich höher.

Die Vitamine können Sie ruhig mit der Lupe suchen. – Was, Sie finden immer noch nix? Hat die schon wieder wer versteckt? Es braucht wohl besonders empfindliche Analysemethoden, um des Vitamins C habhaft zu werden. Ansonsten duckt es sich gern unter die Nachweisgrenze. Doch die Talente des Kopfsalats wuchern keineswegs alle im Verborgenen. Bei den Mineralstoffen zum Beispiel finden wir gleich satte 250 Milligramm Nitrat. Das ist echt Spitze! Nitrat führt damit deutlich vor Kalium, abgeschlagen auf den hinteren Plätzen landen Chlorid, Phosphor und Calcium. Und wenn's der Bauer besonders gut mit dem Dünger meint, kann's schon mal das Doppelte werden.

Warum will die WHO bloß nicht, daß wir mehr als 3,7 Milligramm Nitrat pro Kilogramm Körpergewicht verspeisen? Etwa wegen der paar krebsverdächtigen Nitrosamine? Mit so was lassen wir uns doch unser geliebtes Salätchen nicht madig machen! Und auf die teuer bezahlten Spritzmittelrückstände wollen wir schon gar nicht verzichten. Mein Name ist Hase, ich weiß …

→ Kinder sollen **Spinat** essen, weil der viel Eisen enthält

Quellen: P. Hermes: Holland in Not. Ökotest 1996, Heft 1, S. 42; J. T. Vanderslice et al.: Ascorbic acid and dehydroascorbic acid content of foods-as-eaten. Journal of Food Composition and Analysis 1990/3/S. 105; U. P. Buxtorf et al.: Salatgemüse im Winter: Ein Überblick bezüglich Nitratgehalt sowie Rückständen an Pflanzenbehandlungsmitteln und Bromid. Mitteilungen aus dem Gebiete der Lebensmitteluntersuchung und Hygiene 1995/86/S. 497

L

Lebensmittelqualität

Die Profitgier der Hersteller ruiniert die Lebensmittelqualität

Qualität hat ihren Preis. Klingt das in Ihren Ohren snobistisch oder altmodisch? Schließlich haben wir uns über Jahrzehnte ja regelrecht zur Schnäppchenjagd abrichten lassen. Verbraucherberatungen riefen im Chor mit cleveren Marketingstrategen: »Ja, sind Sie denn blöd?«, wenn wir es wagten, nicht nach dem billigsten Produkt zu greifen. Vielleicht sollte man auch mal umgekehrt fragen: »Wieviel Qualität ist bei diesem Preis überhaupt möglich?« Kann Schweinefleisch oder Lachs für einen Preis unter zehn Mark pro Kilo überhaupt *nicht* aus tierquälerischer Massentierhaltung stammen? Wie ist es möglich, daß manche Fertiggerichte billiger sind als ihre teuren Rohstoffe? Mit der Macht des Verbrauchers, die man nicht überschätzen sollte, hat das recht wenig zu tun. Eher mit der Macht des Handels.

Der Konkurrenz- und der Konzentrationskampf zwischen den Handelsriesen wird mit harten Bandagen ausgetragen. Beim Werben um den Kunden ist der Preis immer noch das Hauptargument. Also heißt die Devise: Billig muß es sein, koste es, was es wolle. Und die Hersteller? Die sitzen in der Klemme. Um ihre Produkte an die Frau und an den Mann bringen zu können, sind sie auf den Handel angewiesen. Vielleicht sollte man besser sagen, sie sind ihm auf Gedeih und Verderb ausgeliefert. Denn welcher Hersteller von Lebensmitteln besitzt schon seine eigene Ladenkette? Die braucht er nämlich, will er sich den Daumenschrauben des Handels entziehen.

Der Markt wird nur von einigen wenigen Handelskonzernen kontrolliert, und er ist gesättigt, das heißt, fast jeder Artikel kann von mehreren Anbietern geliefert werden. Und damit lassen die sich trefflich gegeneinander ausspielen. Der Handel kann den Preis diktieren und die Konditionen nennen. Wie der Hersteller die Preisvorgabe umsetzt, bleibt ihm überlassen – ob er automatisiert und Mitarbeiter entläßt, ob er bei den Rohstoffen spart, indem er Aromen verwendet, oder ob er lieber bei der Produktion manipuliert. Wenn er durch ehrbares oder gesetzeskonformes Handeln pleite gehen sollte, ist das jedenfalls sein Problem.

Das Dumme daran: Der Hersteller hat keine Wahl. Der größte Teil der Geschäfte, in denen der Verbraucher einkauft, gehört solchen Handelsketten oder kauft über sie ein. Wird er als Lieferant ausgemustert, verliert er meist einen Großteil seiner Absatzmöglichkeiten. Die Handelskonzerne wissen das und nutzen die Situation weidlich aus. Nach einer Untersuchung der Universität Saarbrücken sehen sich neun von zehn Unternehmen »regelmäßig konkreten Drohungen des Handels ausgesetzt«.

Aber es gibt noch andere Vorbedingungen, die von der traditionellen Vorstellung von einer ehrbaren Kaufmannszunft weit entfernt sind. Wer ins Geschäft kommen will, muß zuallererst saftige »Eintrittsgelder« bezahlen, häufig zweistellige Millionenbeträge. Ist diese Hürde genommen, werden für jede Plazierung im Supermarktregal sogenannte Regalmieten fällig. Minimum 5000 DM pro Regalmeter und Jahr – pro Filiale! Hochgerechnet über Tausende von Geschäften kommt Jahr für Jahr ein hübsches Sümmchen zusammen. Diese »Sonderabgaben« müssen von den Produzenten erst einmal erwirtschaftet werden, und das bei minimalen Verkaufspreisen.

Klar, daß da alle Einsparungspotentiale voll ausgeschöpft werden – diesseits und jenseits der Grenzen des Lebensmittelrechts. Für den Hersteller ist das aber oft genug keine Sache des Anstands mehr, sondern nur noch eine Frage des Überlebens. Wundert Sie es jetzt noch, daß wir regelmäßig von Lebensmittelskandalen aufgeschreckt werden? Natürlich steht dann wieder nur der profitgierige Produzent am Pranger. Der Handel kann sich ruhig zurücklehnen und abwarten, was passiert. Er blieb bisher immer ungeschoren.

Die Abhängigkeit der Hersteller ist mittlerweile so groß, daß sich selbst Milliardenkonzerne auf die Rolle des Zulieferers beschränken. Wohl sieht der Handel, daß sich die Ressourcen seiner

Lieferanten erschöpfen, aber er glaubt sich zu schwach, um die Gesetzmäßigkeiten des Wettbewerbs zu durchbrechen, die er selbst geschaffen hat. »Es ist zu befürchten, daß sich die Wertschöpfungsvernichtungspolitik deutscher Handelsunternehmen fortsetzt«, bekannte 1997 Klaus Wiegand, damals Vorstandssprecher der Metro AG.

Sicher, die Produzenten sind nicht alle Engel, und beim Handel arbeiten nicht nur schwarze Schafe. Aber den Gesetzen des Konkurrenzkampfes entgeht keiner. Ohne den Druck des Handels hätten längst nicht so viele redliche Hersteller dichtmachen müssen. Und der Verbraucher? Der kann sich zwar über niedrige Preise freuen, darf dann aber nicht über die Lebensmittelqualität lamentieren, denn … siehe oben.

→ Das deutsche Lebensmittelrecht schützt unsere **Gesundheit**
→ Die **EU** ist Schuld daran, daß bei uns Chemiebier verkauft werden darf
→ Der **Rinderwahnsinn** kommt aus England

Quellen: G. Rüschen: Lebensmittelwirtschaft: Quo vadis? Markenartikel 1983, Heft 2, S.59; E. Hamer: Machtkampf im Einzelhandel. Minden 1986; P. Stippel: Brauchen wir die Preisbindung? Absatzwirtschaft 1997, Heft 7, S.18; K. Smolka: Brief der Redaktion. Ernährung/Nutrition 1998/22/S.450; K.H. Buchholz: Es kann nur Verlierer geben. DLG-Mitteilungen 2000, Heft 5, S.69

Leipziger Allerley

Leipziger Allerley ist ein Eintopf aus Sachsen

Das Allerley ist etwas anderes als ein Allerlei – kein Mischmasch aus zerkochten Gemüsen, auch wenn die Grundlage Erbsen, Kohlrabi, Karotten, Blumenkohl, Spargel und Morcheln sind. Dazu kommen Krebse. Sie werden gekocht, das Fleisch entnommen und die Krebsschalen mit einer Teigmischung aus Semmelmehl, Butter, Eigelb, Muskat und Salz gefüllt. Das Krebsfleisch wird ebenfalls mit dem Teig vermengt und zu Klößchen geformt.

Heute geben nur noch die Morcheln einen dezenten Hinweis auf die wahre Herkunft des Gerichts, das in Leipzig zwar kultiviert – aber nicht erfunden wurde. Französische Missionare nahmen das Rezept aus China mit in ihre Heimat. Auf der langen Reise nach Frankreich fand das chinesische Allerley der Franzosen das kulinarische Interesse der Sachsen. Dort wurde es nicht nur an den deutschen Gaumen, sondern auch an das heimische Gemüseangebot angepaßt. Heute fällt uns das Exotische an diesem Gericht nicht mehr auf: der hohe Gemüseanteil, der für die chinesische Küche typisch ist. Seinerzeit legten die Deutschen doch eher Wert auf Fleisch und Mehlspeisen.

→ Das **Croissant** ist eine französische Erfindung

Quelle: R. Lämmel: Ein guter Sachs' will genießen – nicht prassen. Ein Gang durch die Historie der Sächsischen Eßgewohnheiten. Dresden 1997

Light-Produkte

Light-Produkte erleichtern das Abnehmen

Wenn in einem Produkt von den verbotenen Genüssen nichts oder nicht mehr viel drin ist, heißt es »light«. Das Schicksal teilt Light-Butter mit Light-Käse, Light-Bier mit Light-Zigaretten. Aber nicht immer genügt es, den auf dem Index stehenden Stoff bei der Herstellung einfach wegzulassen oder zu entfernen. Was wären Käse, Butter oder Wurst ohne diesen cremigweichen bis leicht klebrigen Geschmackseindruck auf Zunge und Gaumen, das typische »Mundgefühl« von Fett eben? Die Kunden würden solche Erzeugnisse ablehnen, weil sie »nicht richtig« schmecken.

Deshalb muß Ersatz her! Etwas, das so tut, als ob, ohne dabei voller böser Kalorien, Fettaugen oder Cholesterin zu sein. Eine echte Herausforderung für die Lebensmitteltechnologen. Aber die Kollegen aus Physik, Chemie und Technik haben die schwierigen Aufgaben bravourös gemeistert. Kaum zu glauben, aus was man alles Fettersatz herstellen kann! In winzigste Kügelchen gepreßte Eiweißteilchen aus Molke oder »modifizierte Stärke«, die mit Salzsäure und Enzymen behandelt, durch den Extruder geschickt und ebenfalls feingepreßt wird, sind nur zwei Beispiele. Beide eignen sich allerdings nicht zum Kochen, Backen und Fritieren. Dafür brauchte es eine Komposition, die die hohen Temperaturen verträgt, ohne zu verschmurgeln. Also schuf man aus natürlichen Komponenten wie Zucker und Fettsäuren einen kochstabilen öligen bis streichfähigen Kunststoff.

Die Neuschöpfung mit dem wohlklingenden Namen »Olestra« erfüllte die in sie gesetzten Erwartungen voll: Sie ist vollkommen unverdaulich und somit garantiert kalorienfrei. Olestra durchläuft den Verdauungstrakt unverändert – und verläßt den Körper als Ölspur auf Kleidern und Sitzgelegenheiten. Die amerikanische Bezeichnung »anal leakage« für die unerfreuliche Nebenwirkung könnte man – wenn's nicht mißverständlich wäre – mit »After-Lecken« übersetzen. Inzwischen ist auch dieses Problem gelöst – mit diversen Zusätzen, die noch vor dem Auslaufen für die Verfestigung des Darminhalts sorgen sollen.

L

Kleinere Unpäßlichkeiten nimmt der Verbraucher gerne in Kauf, wenn es schlank macht. Aber haben sich die Mühen von Chemikern, Ärzten und Diätassistentinnen wirklich gelohnt? Wie schnell nimmt man durch Fettersatzstoffe ab? Das interessierte auch die Produzenten. Einer von ihnen, der Lebensmittelriese Kraft General Foods Ltd., fütterte Ratten zwei Monate lang mit Futter, bei dem der Fettanteil ganz oder teilweise durch ein kalorienarmes Light-Fett auf Eiweißbasis ersetzt war. Vergleichsgruppen erhielten Futter mit den entsprechenden Mengen »richtigem« Fett. Das Ausgangsgewicht war in allen Gruppen gleich. Am Ende des Versuchs wogen die Light-Fett-Ratten genausoviel wie die Echt-Fett-Ratten. Sie hatten einfach mehr gefressen, um auf ihr Kalorienpensum zu kommen. Noch vernichtender fielen Versuche aus, die im Hause Procter & Gamble, dem Hersteller von Olestra, durchgeführt wurden. Dort erhielten Hunde 20 Monate lang Futter, bei dem 10 Prozent des Fetts durch das kalorienfreie Olestra ersetzt waren. Am Ende des Beobachtungszeitraums hatten die Olestra-Hunde im Vergleich zu den normal gefütterten Tieren deutlich zugenommen.

Was bei Ratte und Hund funktioniert, klappt auch beim Menschen. Kindern zwischen zwei und fünf Jahren, die nach Herzenslust essen durften, wurden an einem Tag Nahrungsmittel angeboten, bei denen 10 Prozent des Fetts durch ein Pseudofett ersetzt waren. Beobachter protokollierten, was die Kinder aßen. Bereits mittags war bei den Kindern, die Fettersatz bekamen, der Appetit größer als bei der Vergleichsgruppe. Am nächsten Tag standen nur Lebensmittel mit normalem Fett auf dem Tisch. Wieder durften die Kinder soviel oder sowenig essen, wie sie wollten. Die Protokolle zeigten, daß die Kinder am zweiten Tag genausoviel mehr an Kalorien zu sich nahmen, wie ihnen am Tag zuvor aufgrund des »Fett-Betrugs« entgangen waren.

Offenbar läßt sich unser Stoffwechsel im Gegensatz zu unserem Geschmackssinn nicht hinters Licht führen. Und wenn der Körper aus dem, was wir ihm zubilligen, nicht erhält, was er nach seiner Überzeugung braucht, dann fordert er eben einen kalorienhaltigen »Nachschlag« ein. Damit ist auch klar, warum die Light-Produkte im Supermarkt keine anderen Artikel ersetzen: Kalorien kann man nicht ersetzen, höchstens teuer bezahlen. Mit Light-Produkten wird nur einer leichter – Ihr Geldbeutel.

→ **Süßstoffe** machen schlank
→ **Diäten** machen schlank
→ **Abnehmen:** Wer abnimmt, tut seiner Gesundheit etwas Gutes

Quellen: Procter & Gamble Company: Emulsion concentrate for palatable polyol polyester beverage. European Patent Specification 69412 v. 18.5.1985; Procter & Gamble Company: Polyol fatty acid polyesters with reduced trans double bond levels and process for making. United States Patent 5.194.281 v. 16.3.1993; K.W. Miller et al.: A 20-month Olestra feeding study in dogs. Food and Chemical Toxicology 1991/29/S.427; R.B.S. Harris, W.K. Jones: Physiological response of mature rats to replacement of dietary fat with a substitute. Journal of Nutrition 1991/121/S.1109; L.L. Birch et al.: Effects of a nonenergy fat substitute on children's energy and macronutrient intake. American Journal of Clinical Nutrition 1993/58/S.326; R.B.S. Harris: Factors influencing energy intake of rats fed either a high-fat or a fat mimetic diet. International Journal of Obesity 1994/18/S.632; W.M. Lafranconi et al.: Chronic toxicity and carcinogenicity of olestra in Swiss CD-1 mice. Food and Chemical Toxicology 1994/32/S.789; D.J. Mela: Impact of macronutrient-substituted foods on food choice and dietary intake. Annals of the New York Academy of Sciences 1997/819/S.96

M

Magersucht

Magersucht ist die Folge von sexuellem Mißbrauch

Magersucht (Anorexie) ist in erster Linie eine Sucht, genauso wie ihre unauffälligere Schwester, die Eß-Brechsucht oder Bulimie. Sucht bedeutet Abhängigkeit. Doch wovon sollen Magersüchtige, zu 90 Prozent Frauen und junge Mädchen, abhängig sein? Vom Essen wohl kaum, oder? Nein – vom Hunger. Die Drogen von Magersüchtigen entstehen in ihren eigenen Körpern als Folge des rigorosen Nahrungsverzichts und des meist exzessiv betriebenen Sports. Es sind Endorphine, Substanzen, die der Körper ausschüttet, um uns über lebensbedrohliche Streßsituationen hinwegzuhelfen, wie sie schwere Verletzungen, (Ver-) Hungern und Extremsport darstellen. Das berühmte »Runners high«, das Hochgefühl, über das Langstreckenläufer und andere Extremsportler berichten, geht ebenfalls auf Endorphine zurück.

Bei Magersüchtigen findet man erhöhte Werte der Hormone ACTH und Cortisol im Blut. Cortisol ist *das* Streßhormon des Körpers, und ACTH steht in engem Zusammenhang mit den Endorphinen. Diese werden aus dem gleichen Vorläufer gebildet wie ACTH. Endorphine wirken wie Morphium: Sie dämpfen nicht nur Schmerzen, sie euphorisieren und können sogar abhängig machen. Darüber hinaus senken sie auch die Spiegel der Sexualhormone LH und FSH, die Körpertemperatur, den Puls, den Blutdruck, und sie verlangsamen die Atmung. Alles Symptome, die man auch bei Magersüchtigen beobachtet.

Die Bulimie »funktioniert« ganz ähnlich, denn Erbrechen bedeutet für die Betroffenen ebenfalls unglaublichen Streß. Wer seine Nahrung ständig erbricht, leidet Hunger – selbst wenn sich am Gewicht nicht viel ändert. Zudem verwenden Bulimie-Kranke häufig Abführmittel; dadurch verliert der Körper wesentlich mehr Flüssigkeit als normal, was ebenfalls Streß bedeutet. Wie bei der Magersucht sind die Cortisol- und ACTH-Spiegel erhöht.

Als man Magersüchtigen Naloxon gab, einen Endorphin-Blocker, der zur Behandlung von Heroin-Überdosen verwendet wird, verschwanden die beschriebenen körperlichen Symptome. Gleichzeitig fiel auf, daß die Frauen nach der Naloxon-Behandlung ängstlich und depressiv wurden und unter Entzugserscheinungen litten. Das beweist, daß die Magersucht tatsächlich eine Sucht ist. Aber während Menschen, die das verrufene Heroin konsumieren, im allgemeinen die Folgen kennen, sind Diätwillige überzeugt, etwas für sich und ihre Gesundheit zu tun.

Offenbar verstellen gesellschaftliche Normen und Modetheorien den Blick für die Ursachen. Dazu gehört unter anderem die populäre Vorstellung, Eßstörungen seien vor allem eine Folge von sexuellem Mißbrauch. Es ist sicher richtig, daß sich unter Eßgestörten auch Patienten befinden, die in ihrer Kindheit mißbraucht wurden. Aber erst eine konsequente Diät – aus welchen Gründen auch immer – führt bei vielen Menschen in eine Eßstörung. *Jeder*, der mit der Droge Hunger in Kontakt gerät, läuft Gefahr, süchtig zu werden – egal wie seine sexuelle Vergangenheit aussieht.

Genaugenommen sind Anorexie und Bulimie eine mittelbare und unbeabsichtigte Folge der Ernährungsaufklärung. Das heute vorherrschende Schlankheitsideal gilt nunmehr seit Jahrzehnten als Zeichen von Gesundheit und Gesundheitsbewußtsein. Wer davon abweicht, muß Spott, Verachtung oder Mitleid ertragen. Aber auch viele andere, die nur glauben, zu dick zu sein, versuchen, mit Sport und Diät Beachtung und Anerkennung zu erheischen.

In den USA befassen sich bereits Fünfjährige mit Diäten, in Deutschland fangen die Achtjährigen damit an. Jede dritte Gymnasiastin macht sich nach dem Essen Sorgen, zu dick zu werden. Über 50 Prozent glauben bereits, sie hätten zu starke Oberschenkel. Eine australische Studie untersuchte knapp 2000 Schülerinnen und Schüler im Alter zwischen 14 und 15 Jahren. Innerhalb von drei Jahren hielten zwei Drittel der Mädchen eine mehr oder weniger strenge Diät. Von den Mädchen, die eine strenge Diät einhielten, entwickelte innerhalb eines Jahres jede Fünfte (!) eine Eßstörung. Bei einer moderaten Diät war »nur« jede Vierzigste betroffen, während bei denen, die generell auf Diäten verzichteten, nur bei einer von 500 Schülerinnen ein gestörtes Eßverhalten diagnostiziert wurde. Die Autoren folgern: »Diäten sind der sichere Hinweis für eine beginnende Eßstörung.«

Schlankheit und das Abnehmen als ein Weg dorthin wurden mit Steuermitteln propagiert – ohne daß man sich vorher über die Konsequenzen solcher Empfehlungen Gedanken gemacht hätte. Ob im Unterricht Kalorien gezählt werden und Übergewicht als Bilanzproblem dargestellt wird, oder ob auf dem Schulhof Drogen verteilt werden – der Unterschied ist geringer, als viele wahrhaben möchten.

→ Das **Idealgewicht** ist ideal
→ **Vegetarier** essen aus ethischen Gründen kein Fleisch

M

Quellen: T. Paul, V. Pudel: Bulimia nervosa: Suchtartiges Eßverhalten als Folge von Diätabusus? Ernährungs-Umschau 1985/32/S.74; M.J. Maloney et al.: Dieting behavior and eating attitudes in children. Pediatrics 1989/84/S.482; R.J. Tuschl: From dietary restraint to binge eating: some theoretical considerations. Appetite 1990/14/S.105; H.F. Huebner: Endorphins, eating disorders and other addictive behaviors. New York 1993; C.G. Fairburn et al.: Binge eating and bulimia nervosa: distribution and determinants. In: C.G. Fairburn, G.T. Wilson (Eds): Binge eating. Nature, assessment, and treatment. New York 1993, S.123; J.M. Diehl: Soziale Normen im Ernährungsverhalten junger Frauen.Dokumentation eines BdA Symposiums in Köln. Neueste Antworten auf Ernährungsfragen. S.5; H. Bergh, P. Södersten: Anorexia nervosa, self-starvation and the reward of stress. Nature Medicine 1996/2/S.21; G.C. Patton et al.: Onset of adolescent eating disorders: population based cohort study over 3 years. British Medical Journal 1999/318/S.765

Margarine

Margarine schützt das Herz

Wenn man jahrzehntelang Margarine als »Herzschutz« verkauft, dann sollte es eigentlich hinreichend viele und seriöse Belege geben, daß Menschen, die sich Margarine statt Butter oder Schmalz aufs Brot schmieren, länger leben oder zumindest seltener an Herzkrankheiten leiden oder sterben. Doch genau diese Beweise fehlen. Sollte es wirklich niemand untersucht haben?

Die Briten sind für ihre scharfsinnigen Meisterdetektive ebenso berühmt wie für ihren manchmal etwas skurrilen Humor. Wer käme wohl sonst auf die Idee, im Bauchspeck von Verkehrstoten nach dem Zusammenhang zwischen Margarine und Herzinfarkt zu suchen? Was auf den ersten Blick so abwegig erscheint, ist aber klug durchdacht.

Der britische Forscher Leo Thomas geht seit den frühen siebziger Jahren der umgekehrten Frage nach, ob chemisch veränderte Fette, wie sie in der Margarine vorkommen, mit Arteriosklerose und Herzinfarkt in Beziehung stehen. Bei seinen Untersuchungen macht er sich zunutze, daß fetthaltige Nahrungsmittel eine charakteristische Fettsäurezusammensetzung besitzen – die sich im Fettgewebe der Menschen, die sie verzehren, widerspiegelt. Das heißt, jemand, der viel Fleisch ißt, hat andere Fettsäuren im eigenen Speck als jemand, der sich vorwiegend vegetarisch ernährt.

Bei der Herstellung von Margarine entstehen im Produktionsverlauf – um genau zu sein, bei der partiellen Hydrierung – auch Fettsäuren, die in der Natur nicht oder nur in äußerst geringen Mengen vorkommen: die sogenannten Transfettsäuren (siehe Kasten Seite 136). Einige von ihnen gibt es nur in der Margarine – und damit auch im Margarineesser. Aus dem Mengenverhältnis der einzelnen Fettsäuren läßt sich sogar schließen, welchen Margarinetyp der Verstorbene bevorzugt hat! Das hängt schlicht von den Rohstoffen und deren Fettsäuremustern ab.

Besagter Brite nun untersuchte das Fettgewebe von Menschen, die an Herzinfarkt gestorben waren, und das von Verkehrsopfern oder aus anderen Gründen Verschiedenen. Seine Ergebnisse sind ebenso eindeutig wie niederschmetternd: Unter den Herztoten waren – und zwar unabhängig von der sozialen Schicht, aus der sie stammten – signifikant mehr Margarineesser als unter den anderen Personen. Bei ihnen fand er nicht nur mehr Transfettsäuren, sondern im übrigen noch weitere veränderte, mehrfach ungesättigte Fettsäuren – zum Beispiel aus Fischölen. Natürlich ist das zunächst nur eine Korrelation und kein Beweis.

Eine Stütze findet die Vermutung einer Beziehung zwischen Margarine und Arteriosklerose und Herzinfarkt jedoch in Tierversuchen. Forscher fütterten ihre Ratten mit einer Art »Labormargarine« aus teilgehärtetem Heringsöl. Nach 32 Wochen (das ist etwa ein Fünftel eines Rattenlebens) beobachteten sie bei diesen Tieren dramatische Häufungen von Entzündungen des Herzmuskels, die mit Vernarbungen ausheilten – wie beim Herzinfarkt. Die Vergleichsgruppe hatte ihr Fett in Form von Speck und Maisöl bekommen: Sie wies zwar höhere Cholesterinspiegel auf, hatte aber nicht mehr Herzschäden als mit typischer Laborrattenkost gefütterte Tiere.

Zwar hat der Anteil an Fischöl in der Margarine nach dem Zweiten Weltkrieg in Deutschland bald abgenommen – aber auch bei der Härtung von Pflanzenölen entstanden reichlich neuartige Transfettsäuren. Deshalb sind die Ratten und der »Sherlock Holmes der Fette« nicht die einzigen, die die Margarine-Hypothese gegen den Strich bürsten. Für eine andere große Studie, die Nurses Health Study, wurden 80000 Krankenschwestern in regelmäßigen Abständen befragt. Ergebnis nach vierzehnjähriger Laufzeit: Es ließ sich kein Zusammenhang zwischen verzehrter Fettmenge und Herzinfarkt feststellen, wohl aber zwischen den Fettarten. Während »normale« Fettsäuren das Risiko mindern, einen Infarkt zu erleiden, wächst es mit der Zufuhr von Transfettsäuren an. Und selbst aus den Daten der Framingham-Studie kann man – trotz mancher Schwächen bei der Datenerhebung – herauslesen, daß das Herzinfarktrisiko mit der verzehrten Margarinemenge wächst, während es für Butter sogar sinkt.

Mittlerweile sorgt die Margarineindustrie zwar für geringere Transfettsäuregehalte in ihren Produkten, ob das den Menschen etwas nützt, die seit 20 oder 30 Jahren auf dem Margarinetrip sind, darf jedoch bezweifelt werden. Aber für alle, die sich nicht von Fetthypothesen verwirren lassen, ist wie immer alles in Butter.

→ **Pflanzliche Fette** sind besser als tierische
→ Die **Fettsäuren** entscheiden über den gesundheitlichen Wert eines Fettes

Quellen: L. Thomas: Mortality from arteriosclerotic disease and consumption of hydrogenated oils and fats. British Journal of Preventive and Social Medicine 1975/29/S.82; L. Thomas, R.G. Scott: Ischaemic heart disease and the proportions of hydrogenated fat and ruminant-animal fat in adipose tissue at post-mortem examination: a case-control study. Journal of Epidemiology and Community Health 1981/35/S.251; L. Thomas: Ischaemic heart disease and consumption of hydrogenated marine oils in England and Wales. Journal Epidemiology and Community Health 1992/46/S.78; W.C. Willett et al.: Intake of trans fatty acids and risk of coronary heart disease among women. Lancet

1993/341/S.581; M.W. Gillman et al.: Margarine intake and subsequent coronary heart disease in men. Epidemiology 1997/8/S.144; H.B. Schiefer et al.: Long-term effects of partially hydrogenated herring oil on the rat myocardium. Drug-Nutrient Interactions 1982/1/S.89; F.B. Hu et al.: Dietary fat intake and the risk of coronary heart disease in women. New England Journal of Medicine 1997/337/S.1491

Milch

M

Milch ist ein gesundes und nahrhaftes Getränk für alle

»Milch macht müde Männer munter«, verkündeten einst die Werbetexter der Milchwirtschaft. Ärzten und Ernährungsberaterinnen zufolge sollen Milch und Milchprodukte den heimtückischen Knochenschwund im Alter aufhalten. Schulmilchprogramme wurden ins Leben gerufen (und mittlerweile aus Geldmangel wieder eingestellt), um den Nachwuchs mit den wertvollen Inhaltsstoffen der Milch zu versorgen. Tonnen von Milchpulver – die trockengelegten Milchseen der EU – werden nach Afrika geschickt, um die hungernden Kinder zu retten. Doch statt endlich satt zu werden, sterben nicht wenige an den Durchfällen, die nach dem Genuß der guten Milch einsetzen. Die meisten Afrikaner vertragen nämlich keine Milch.

Diese Unverträglichkeit mit der wissenschaftlichen Bezeichnung »Lactoseintoleranz« ist auch in anderen Bevölkerungsgruppen mehr oder weniger weit verbreitet. In Deutschland, Österreich und der Schweiz bekommen zwischen 12 und 18 Prozent der Erwachsenen auf Milch Bauchschmerzen, Blähungen, dünne Stühle oder Durchfälle. In Schweden trifft es nur jeden hundertsten, in Italien jeden zweiten, in China und Thailand praktisch alle. Kaum verwunderlich, daß Milch in weiten Teilen Asiens als ungesund und ekelhaft gilt. Wie sind diese frappierenden Unterschiede zu erklären?

Milch ist nicht nur reich an Eiweiß, Fettsäuren, Vitaminen und Mineralstoffen, auf die ihr Ruf als wertvolles Nahrungsmittel zurückgeht, Milch enthält darüber hinaus Milchzucker (Lactose), der ihr den leicht süßen Geschmack verleiht. Um diesen Milchzucker zu verwerten, benötigt der Körper ein Enzym namens Lactase. Alle Säugetiere, auch Menschen, bilden Lactase, bis sie entwöhnt sind, also keine Muttermilch mehr brauchen. Lactoseintoleranz sollte also beim Erwachsenen der Normalfall sein. Warum sie es vielerorts nicht ist, dafür bietet der Anthropologe Professor Marvin Harris eine ökologische Erklärung: Lichtmangel.

Als die Menschen begannen, die äquatorfernen Weltregionen zu besiedeln, mußten sie sich an weniger Licht und kältere Temperaturen anpassen. Licht wird aber für die Vitamin-D-Bildung gebraucht, die in der Haut abläuft. Und Vitamin D ist der Calciumtransporteur, ohne den die Knochen nicht ausreichend mit dem Mineral versorgt werden. Folge: Rachitis bei Kindern, Osteomalazie und Osteoporose bei Erwachsenen. Diese Erkrankungen drohen also, wenn die Haut zuwenig Sonne sieht – entweder weil sie wegen der Kälte ständig bedeckt ist oder weil nicht genügend Licht vorhanden ist oder beides.

Auswege aus diesem Dilemma eröffneten sich mit zwei »Erbschäden«. Bei Menschen, die weniger Farbpigmente in der Haut besaßen, konnte mehr Licht für die Vitamin-D-Bildung eindringen. Deshalb sind die Nordlichter besonders hellhäutig. Außerdem behielten manche Individuen die Fähigkeit zur Lactaseproduktion bei, als sie dem Säuglingsalter entwachsen waren. Da Lactose ebenfalls als Calciumtransporteur fungieren kann, half auch das, den Lichtmangel zu kompensieren. Allerdings brauchte man dann natürlich Milchspender: Das war der Anfang der Milchwirtschaft.

Lactoseintoleranz finden wir heute vor allem in tropischen Regionen mit reichlicher Sonneneinstrahlung und bei Menschen, die aus solchen Ländern stammen. Aber sie ist in unseren Breiten keineswegs ganz verschwunden und häufige Ursache für chronische Verdauungsstörungen. Dabei läßt sie sich mit einfachen Testverfahren feststellen (Lactose-Toleranztest, H2-Atemtest).

Wer unter Lactoseintoleranz leidet, muß nicht nur bei Milch vorsichtig sein. Zwar sollten Milchprodukte, die unter der Mitwirkung von Milchsäurebakterien hergestellt werden, kaum Lactose enthalten, weil erstens bei der Dicklegung mit der Molke ein Teil entfernt wird und weil zweitens die Mikroorganismen Enzyme besitzen, mit denen sie den Milchzucker abbauen. Deshalb wird Joghurt oft besser vertragen als Milch. Allerdings setzt man heute vielen Milchprodukten lactosehaltiges Molken- und Milchpulver zu. Besonders problematisch für Menschen mit Lactoseintoleranz ist die Tatsache, daß auch viele Lebensmittel (zum Beispiel Fertigsuppen, Süßwaren oder Backwaren) und Medikamente Lactose enthalten.

→ Milch schützt vor **Osteoporose**
→ **Sojamilch** ist für Säuglinge besser als Kuhmilch

Quellen: B. Cochet et al.: Effects of lactose on intestinal calcium in normal and lactase-deficient subjects. Gastroenterology 1983/84/S.935; M. Harris: Wohlgeschmack und Widerwillen. Die Rätsel der Nahrungstabus. Stuttgart 1988; W.H. Durham: Coevolution: genes, culture, and human diversity. Stanford 1991

Bei Gewitter wird die Milch sauer

Sie haben schon immer gewußt, daß das ein Ammenmärchen ist? – Ausnahmsweise steht der Irrtum nicht in der Überschrift, sondern im ersten Satz. Die Ammen wußten sicher nicht, warum, doch ihre Beobachtung war richtig.

Falsch hingegen ist die populäre Erklärung, das Sauerwerden der Milch habe damit zu tun, daß es bei Gewitterstimmung warm ist, was die Milchsäurebakterien besonders anspornen würde. Läge es an der Temperatur, würde an heißen Tagen die Abkühlung durch ein Gewitter das Sauerwerden eher hinauszögern. Außerdem hilft bei einem herannahenden Gewitter selbst der beste Kühlschrank nichts. Was sich da abspielt, ist höhere Gewalt. Nein, keine göttliche, sondern eine alles durchdringende Naturgewalt.

Ein anderes Lebensmittel gab Anlaß, das geheimnisvolle Phänomen zu verfolgen: die Gelatine. Bei schwülem Wetter wollen Puddings und Sülzen trotz genauer Einhaltung des Rezepts nicht gelingen, die Gelatine bleibt flüssig. Das ist nicht nur in der Küche ärgerlich, sondern auch überall dort, wo Gelatine zu industriellen Zwecken gebraucht wird. Zum Beispiel in Druckereien. Beim Kupfertiefdruck kam es deshalb regelmäßig zu Störungen und Produktionsausfällen. Aufwendige Vollklimatisierung zeigte überhaupt keine Wirkung, die Gelatine war so aufsässig wie zuvor.

Hans Baumer, Mitarbeiter einer Münchner Druckerei, fand den Schlüssel zur Erklärung anhand der sogenannten »Dunkelblitze«. Sie waren längst aus der Gewitterforschung bekannt. Wenn wir einen Blitz sehen, sehen wir nur das Endstadium der Entladung.

Zuvor finden zahlreiche kleine – für unser Auge unsichtbare – Entladungen statt, die den später sichtbaren Blitzkanal schrittweise von oben herab »freiblitzen«. Weil diese Impulse nur eine millionstel Sekunde dauern und weitab vom Spektrum des sichtbaren Lichts »leuchten«, sehen wir sie nicht. Der richtige Blitz folgt Sekundenbruchteile später.

Baumer erkannte, daß es auch bei heiterem Himmel ständig zu solchen Dunkelblitzen kommt, die heute auch als »Impulsstrahlung« oder »Sferics« bezeichnet werden. Das Wetter wirft seine Schatten, das heißt Sferics voraus, zum Beispiel, wenn sich ein Tiefdruckausläufer unter ein Hochdruckgebiet schiebt. Die »Reibungsfläche« zwischen den beiden Zonen lädt sich elektrisch auf. Die Entladungen sind als Sferics über Hunderte von Kilometern Entfernung meßbar und auch wirksam. Ihre Strahlung ist durchdringend, weder eine Klimaanlage noch ein Kühlschrank schirmen sie ab.

M

Bereits in den fünfziger Jahren war man in der Biologischen Bundesanstalt für Land- und Forstwirtschaft in Braunschweig der rätselhaften Wetterstrahlung auf der Spur, ohne sie jedoch erklären zu können. Dort schmolzen die Forscher Bakterienkulturen in Reagenzgläser ein. Einflüsse wie Luftionen, Luftdruck oder Feuchtigkeit schieden damit von vornherein aus. Dennoch reagierten die Mikroben – egal, ob Krankheitserreger oder die gemeine Bäckerhefe – in typischer Weise auf Hochdruck- und Tiefdruckgebiete.

So ist es wohl kaum ein Zufall, daß das gesamte Gärungsgewerbe, das von der Lebenstätigkeit der Mikroben abhängig ist, unter der Wetterstrahlung leidet. Bei Gewitterneigung will der Joghurt nicht fest werden. Kündigt sich ein Wetterumschwung an, dauert das Buttern erheblich länger. Die Brauer beklagen einen schalen Geschmack ihres Bieres. Auch die Bäcker kennen die Tücken der Sferics. Bei Gewitterneigung macht der Sauerteig Sperenzchen, es kommt zu Fehlgärungen; nähert sich ein Hochdruckgebiet, so gären Hefe und Sauer in Rekordzeit, schlägt das Wetter um und wird es kälter, muß sich der Bäcker mit Geduld wappnen. Mit der Temperatur hat dieses Phänomen rein gar nichts zu tun, da die Folgen auch im Gärschrank mit seinem konstanten Klima uneingeschränkt sichtbar sind.

Quellen: H. Baumer: Sferics. Die Entdeckung der Wetterstrahlung. Reinbek 1987; H. Bortels: Beziehungen zwischen Witterungsablauf, physikalisch-chemischen Reaktionen, biologischem Geschehen und Sonnenaktivität. Unter besonderer Berücksichtigung eigener mikrobiologischer Versuchsergebnisse. Naturwissenschaften 1951/38/S.165; M. Winckel: Vom Sauerwerden der Milch und Verflüssigung von Gelatine an schwülen Tagen. Die Volksernährung 1930/5/S.175

Mineralstoffe und Spurenelemente

Mineralstoffe und Spurenelemente

M

Mineralstoffe und Spurenelemente werden oft in einem Atemzug mit den Vitaminen genannt. Doch während es sich bei den Vitaminen um komplex aufgebaute Moleküle handelt, liegen Mineralstoffe und Spurenelemente meist als geladene Teilchen (Ionen) entweder in Form einfacher Salze oder als Funktionszentren von großen Molekülen vor. Knochen besteht zum Beispiel im wesentlichen aus den Mineralstoffen Calcium und Phosphor, und das Eisen im Blutfarbstoff Hämoglobin ist für die Bindung des Sauerstoffs von zentraler Bedeutung. Auch viele Enzyme funktionieren nur mit ihrem ganz speziellen Spurenelement.

Spurenelemente kommen – wie der Name sagt – im Organismus nur in kleinsten Mengen vor. Sie werden aber auch nur in kleinsten Mengen benötigt. Oft entfalten sie sogar giftige Wirkungen, wenn zuviel zugeführt wird. Das gilt beispielsweise für Selen, Kupfer und Kobalt. Weitere Spurenelemente oder Mikronährstoffe sind Eisen, Brom, Iod, Mangan, Zink, Molybdän und Vanadium.

Den Spurenelementen stehen die sogenannten Mengenelemente oder Makronährstoffe gegenüber. Das sind Substanzen, die im Körper in vergleichsweise großer Menge vorhanden sind und gebraucht werden, zum Beispiel Natrium, Kalium, Calcium, Phosphor, Schwefel, Magnesium und Chlor.

In der Fachsprache werden Spuren- und Mengenelemente zu den Mineralstoffen zusammengefaßt. Im allgemeinen Sprachgebrauch hat sich dagegen »Mineralstoffe und Spurenelemente« als Gegensatzpaar eingebürgert.

Ähnlich wie Vitamine und Antioxidanzien wurden auch Mineralstoffe und Spurenelemente in den letzten Jahren zu Wundermitteln gegen allerlei Gebrechen hochstilisiert. Dank aggressiven Marketings finden angereicherte Nahrungsmittel und frei verkäufliche »Nahrungsergänzungsstoffe« reißenden Absatz. Was die meisten gutgläubigen Konsumenten allerdings nicht wissen: Mineralstoffe und Spurenelemente befinden sich im Körper in einem empfindlichen Gleichgewicht. Oft treten sie als Gegenspieler auf oder benutzen die gleichen »Transporteure«.

Wenn die Zufuhr eines Stoffes stark erhöht wird, kann sich die Aufnahme eines anderen verringern. Das gilt beipielsweise für Calcium und Magnesium. Wer aus Furcht vor Osteoporose eifrig Calciumtabletten lutscht, bremst damit das Magnesium aus. Und wer mit Magnesiumbrause seine Streßfestigkeit erhöhen möchte, stört auf diesem Weg die Calciumaufnahme. Zink wird in kleinsten Mengen für eine funktionierende Immunabwehr benötigt. In höheren Dosen unterdrückt es sie. Außerdem behindert Zink die Aufnahme von Kupfer in den Körper, und Eisen wiederum die von Zink. Die Beispiele ließen sich beliebig fortsetzen.

Wegen der komplexen Wechselwirkungen zwischen den einzelnen Mineralstoffen ist es für den gewöhnlichen Pillenschlucker (und nicht nur für den) unmöglich, die Folgen seines Tuns zu übersehen. Er schont deshalb Gesundheit und Geldbeutel, wenn er auf derart zweifelhafte »Ergänzungen« verzichtet.

Quellen: J. Falbe, M. Regitz (Eds): Römpp Chemie Lexikon, Stuttgart 1991/92; J.L. Greger: Food, supplements, and fortified foods: Scientific evaluations in regard to toxicology and nutrient bioavailability. Perspectives in Practice 1987/87/S.1369

M

Mittelmeerdiät

Die mediterrane Küche war das Vorbild für die Mittelmeerdiät
Das wäre wunderschön, doch die mediterrane Küche beinhaltet so ziemlich alles, was deutsche Ernährungsexperten strikt ablehnen: als Aperitif ein Gläschen Pastis oder Ouzo. Morgens ein knappes, süßes Frühstück. Mittags statt einer Schüssel Rohkost eine Zwiebelsuppe, überbacken mit fettem Käse, dazu etwas Weißbrot. Als Hauptmahlzeit am Abend schließlich saftiges Fleisch vom Grill, natürlich schön durchwachsen. Das butterweiche (sprich totgekochte) Gemüse schwimmt seit Stunden im Olivenöl und ist kräftig gesalzen. Dazu eine Flasche Retsina, Rioja oder Beaujolais, ohne die wagt man ja nicht, von Eßkultur zu sprechen. So hat es wohl jeder, der schon einmal als Tourist am Mittelmeer weilte, erlebt und genossen.

M

Im krassen Gegensatz dazu steht, was die Deutsche Gesellschaft für Ernährung (DGE) als »Mittelmeerdiät« (mit der Betonung auf »Diät«) definiert hat und in Artikeln, Büchern und Broschüren verbreitet: Fleisch von »Hammel, Lamm, Schwein« sollte »eher selten verzehrt« werden, dafür aber reichlich »Nüsse, Kerne und Samen« – so liest man in einer aktuellen Darstellung. Was wie Ratschläge zur Fütterung von Eichhörnchen klingt, soll angeblich die typische Ernährung der südländischen Landbevölkerung beschreiben. Eine Konsensuskonferenz der Weltgesundheitsorganisation kam sogar zu dem Schluß, »rotes Fleisch« dürfe nur einige »wenige Male im Monat« gegessen werden.

Und tat man sich bisher schon schwer, einen mäßigen Konsum von Alkohol zuzugestehen, ist dieses anrüchige Produkt neuerdings gar nicht mehr Bestandteil in der »Ernährungspyramide« der postmodernen »traditionellen mediterranen Kost«. Statt dessen gibt es jeden Tag reichlich Vollkornbrot, dazu jede Menge Rohkost (allen Ernstes werden im Sprachrohr der DGE, der »Ernährungs-Umschau«, als Beispiel für Rohkost Auberginen genannt). An diesen leckeren Salat gießen sie nun vorsichtig »heimisches Rapsöl« statt Olivenöl. (Die Agrarpolitiker, die auf ihrem Biodiesel sitzengeblieben sind, werden sich vor Vergnügen auf die Schenkel hauen.) Mit solchen Empfehlungen gelingt es der deutschen Ernährungselite, nicht nur Alltagserfahrung und den störenden gesunden Menschenverstand außen vor zu halten, sondern auch so ziemlich alle wissenschaftlichen Ergebnisse der letzten Jahrzehnte auf den Kopf zu stellen.

Auslöser für das Interesse an der Mittelmeerküche war eine groß angelegte Untersuchung, die sogenannte Sieben-Länder-Studie, die klären sollte, welcher Zusammenhang zwischen der Ernährung und dem Auftreten von koronaren Herzerkrankungen besteht. Dazu befragte man in den fünfziger und sechziger Jahren Menschen in Finnland, Holland, Italien, Griechenland, Jugoslawien, Japan und den USA nach ihren Ernährungsgewohnheiten und verglich diese Angaben mit den statistischen Daten zur Häufigkeit von Herzinfarkten und anderen Erkrankungen, die auf die Verengung der Herzkranzgefäße zurückzuführen sind. Dabei bestätigte sich zum wiederholten Mal, daß die koronaren Herzerkrankungen in den Mittelmeerländern seltener sind als in den nördlichen Industrienationen. Von den erhobenen Ernährungsdaten pickte sich jeder Auswerter die heraus, die sich noch am leichtesten mittels Statistik in sein Weltbild einpassen ließen: Am beliebtesten waren die Interpretationen, mit viel Rohkost und wenig Fett ließe sich der Herzinfarkt vermeiden.

Was die Ernährungsexperten denn doch irritierte: Der Fettkonsum ist rund ums Mittelmeer traditionell sehr hoch, und Kreta hat den höchsten in ganz Europa. Hier nehmen die Bewohner über 40 Prozent ihrer Kalorien in Form von Fett zu sich! Und genau hier ist – laut Sieben-Länder-Studie – Herzinfarkt fast unbekannt. Die Kreter trinken manchmal sogar zum Frühstück statt Orangensaft ein Gläschen Olivenöl. In den untersuchten Regionen machte Olivenöl 50–75 Prozent des verzehrten Fetts aus. Peinlich für die Fachwelt: Olivenöl enthält kaum mehrfach ungesättigte Fettsäuren, die bislang als das gesundheitliche Nonplusultra gegolten hatten. Es half nichts, Olivenöl mußte ins Weltbild integriert werden. Kurzerhand brach man mit dem alten Dogma und erklärte, die vormals gefährlichen einfach ungesättigten Fettsäuren des Olivenöls seien ab sofort ebenso gesund wie mehrfach ungesättigte.

Inzwischen rudert man schon wieder zurück. Seit der Konsensuskonferenz der Weltgesundheitsorganisation im Januar 2000 in London ist das Gegenteil wahr. Seither soll die klassische mediterrane Ernährung reich an den gesunden mehrfach ungesättigten Fetten sein. Aber warum in aller Welt hat das bisher niemand gemerkt? Weil man wichtige Details des Olivenanbaus übersehen habe: »In Jahren mit schlechter Olivenernte oder in den höher gelegenen Regionen, wo Oliven eingeschränkt angebaut werden« (vielleicht im dicht bevölkerten Hochgebirge auf Kreta?), konsumieren die Menschen eben kaum Olivenöl, sondern notgedrungen andere Öle aus einheimischen »Nüssen, Kernen und Samen«, deren Namen man vornehm verschweigt. Die haben wieder die richtigen Fettsäuren und müssen daher für die niedrigeren Infarktraten verantwortlich sein.

Sollte Olivenöl im Mittelmeerraum tatsächlich Mangelware gewesen sein? Kaum zu glauben angesichts der Verzehrszahlen. Hatten die Menschen auf dem Land womöglich keine Gelegenheit, auf dem Handelswege an derart exotische Güter wie Olivenöl zu gelangen? Solche Überlegungen – so unglaublich und irrational sie auch klingen mögen – werden ernsthaft auf Kongressen von Ernährungsexperten diskutiert und dann mit Steuergeldern als quasi-amtliche Verlautbarungen unters Volk gebracht.

Nicht viel besser ist es um den Wahrheitsgehalt der übrigen Behauptungen bestellt. Etwa, daß die Menschen im Mittelmeerraum ihr gesundes Herz dem Verzicht auf Fleisch und tierisches Fett zu verdanken hätten. Im Gegenteil: Die Franzosen essen viel tierisches Fett und Cholesterin in Form von Käse und erfreuen sich einer vergleichsweise niedrigen Herzinfarktrate. In Spanien geht die Herzinfarktrate seit etwa 30 Jahren kontinuierlich zurück. Parallel dazu sank der Brot- und Gemüseverbrauch, und der Verzehr von Fleisch und Käse vervielfachte sich. Auch der Fettkonsum nahm zu.

Nach den Statistiken der Zentralen Markt- und Preisberichtsstelle (ZMP) verbrauchen die Italiener 90 Kilo Fleisch pro Kopf und Jahr (fast soviel wie die Deutschen mit 93 Kilo), die Franzosen bringen es auf 110 Kilo und die Spanier gar auf 117 Kilo. Überflüssig zu sagen, daß man in diesen Ländern nach Rohkost, Rapsöl oder »dunklen« Brotsorten lange suchen muß. Lediglich Vollkornreis und Vollkornnudeln haben deutsche Touristen bereits in italienischen Supermärkten gesichtet – in der Hundefutterabteilung.

Insgesamt betrachtet, glichen sich die Ernährungsgewohnheiten rund ums Mittelmeer in den letzten 30 Jahren mehr und mehr der ungesunden »western diet« (so die englische Bezeichnung für die Ernährungsweise in den Industrienationen) an, während Erkrankungen des Herz-Kreislauf-Systems im gleichen Zeitraum zurückgingen. Egal wie man die Daten im einzelnen wertet, eine Schlußfolgerung läßt sich auf jeden Fall begründen: Die gesunde Ernährung im Mittelmeerraum verstößt in nahezu jeder Hinsicht gegen unsere über Jahrzehnte gepredigten Ernährungsempfehlungen. Damit sind die Ratschläge »anerkannter« Experten nur mit äußerster Vorsicht zu genießen – sie könnten Ihre Gesundheit gefährden.

Sofern man die Unterschiede in den Todesursachen rund ums Mittelmeer im Vergleich zu den nördlicheren Industriestaaten unbedingt auf Ernährungsgewohnheiten zurückführen will, liegt es vermutlich weniger am Konsum geheimnisvoller »Kerne und Samen« auf Kreta, am Baguettegenuß in der Provence oder dem Appetit auf Steaks in Andalusien. Wenn schon Ernährung, dann bietet sich eine ganz andere Gemeinsamkeit als des Rätsels Lösung an: Die Sieben-Länder-Studie weist für die Mittelmeerregionen mit 43 Gramm pro Kopf und Tag den höchsten Alkoholkonsum aus (das ist ein halber Liter Wein für jedermann, vom Säugling bis zum Greis). Womöglich ist die Mittelmeer»diät« wirklich besser fürs Herz, dann aber in einem anderen Sinne, als es sich ihre Protagonisten vorgestellt haben: Essen, was schmeckt, und dazu einen guten Tropfen genießen.

→ **Japan** beweist, daß eine fettarme Ernährung vor Herzinfarkt schützt
→ **Pflanzliche Fette** sind besser als tierische
→ Die **Fettsäuren** entscheiden über den gesundheitlichen Wert eines Fettes
→ **Alkohol** ist immer noch eines der größten Gesundheitsrisiken

Quellen: T. Hambüchen (Ed): Agrarmärkte in Zahlen – Europäische Union 2000. Bonn 2000; E.A. Trautwein et al.: Ist die mediterrane Ernährung eine empfehlenswerte Ernährungsweise? Ernährungs-Umschau 1998/45/S.359; L. Serra-Majem et al.: How could changes in diet explain changes in coronary heart disease mortality in Spain? American Journal of Clinical Nutrition 1995/61/S.1351S; C. La Vecchia et al.: Trends in mortality from major diseases in Europe 1980–1993. European Journal of Epidemiology 1998/14/S.1; S. Renaud et al.: American Journal of Clinical Nutrition 1995/61/S.1360S; C. Küpper: Konsensus 2000 zur mediterranen Ernährung. Ernährungs-Umschau 2000/47/S.116; Anon.: Coronary heart disease in seven countries. XVII. The diet. Circulation 1970/41–42, Suppl I/S.162

Müsli

Ein Müsli hält länger vor als ein Marmeladebrötchen

Ein zentrales Dogma der Vollwertlehre behauptet, ein Müsli aus geschrotetem Getreide sättige anhaltender, da die komplexen Kohlenhydrate aus den Körnern erst nach und nach freigesetzt würden und darum langsamer ins Blut übergingen. Zweifel scheinen angebracht, wenn man sich die Darstellung von Versuchen ansieht, die die Protagonisten der reinen Lehre selbst durchführten, um diese Behauptung zu belegen.

Die Versuchspersonen erhielten entweder ein Standardfrühstück (mit Mischbrot, Margarine, Marmelade, Quark, Wurst, einem Apfel, Kaffee oder Tee) oder einen Frischkornbrei aus Weizen mit einem Apfel, Dickmilch, Haselnüssen plus Kaffee oder Tee. Die Kalorienmenge und die prozentuale Zusammensetzung

Änderungen im Blutzuckergehalt *in Milligramm pro Deziliter*

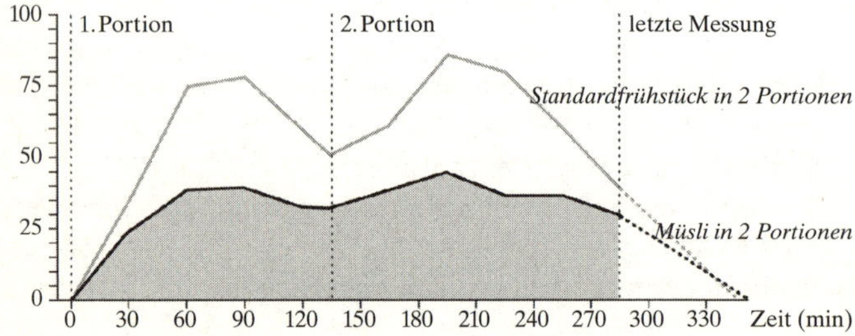

Obwohl es rechnerisch genauso viele Kalorien enthält, gelangt aus dem Müsli nur etwa halb so viel Zucker in die Blutbahn wie aus dem Standardfrühstück. Wann beide Kurven wieder bei Null ankommen, kann aus den Daten nur geraten werden.

nach Kohlenhydraten, Fett und Eiweiß war jeweils gleich. Nach dem ersten Frühstück bestimmten die Forscher alle 30 Minuten den Blutzucker. Die Ergebnisse des Versuchs sind in der Abbildung zu sehen: Wir erkennen, daß der Blutzuckerspiegel nach der Müslimahlzeit tatsächlich langsamer ansteigt, aber er bleibt insgesamt deutlich *niedriger* als nach dem Standardfrühstück. Das heißt aber doch, in dem Beobachtungszeitraum gelangt aus dem Müsli sehr viel *weniger* Zucker (= Energie) in die Blutbahn als aus dem belegten Brot. Wenn der Müsli-Esser aus seinem Frühstück den vollen Energiegehalt gewinnen würde, müßte die Blutzuckerkurve entweder genauso hoch sein wie beim Brot oder aber langsamer abflachen. Die zentrale Frage lautet also: Wann kommen die Blutzuckerspiegel wieder auf dem Ausgangsniveau an? Dieser springende Punkt fehlt in der Originalarbeit leider. Offenbar wurde er von den Gießener Ernährungsexperten gar nicht erfaßt.

M

Wenn wir zur Selbsthilfe greifen und die Kurven in ihrer Tendenz verlängern (gepunktete Linien), treffen sie ungefähr an der gleichen Stelle zusammen. Was bedeutet das? Ganz klar: Von einer (rechnerisch) gleichen Kalorien- und Kohlenhydratmenge – das war ja Versuchsbedingung – kommt bei einem Müsli-Esser sehr viel weniger Zucker (= Energie) in der Blutbahn an als bei jemandem, der konventionell frühstückt. Rein nach der Logik sollte er damit auch früher wieder Hungergefühle verspüren, denn die sind an den Blutzuckerspiegel gekoppelt. Häufig wird allerdings das von den schwer verdaulichen Körnern hervorgerufene Magendrücken als Sättigung interpretiert.

Bleibt die Frage zum Schluß, was aus den nicht verwerteten Kalorien wird. Über diese Dreingabe fallen die im Dickdarm ansässigen Bakterien her und produzieren aus der Stärke zunächst jede Menge Traubenzucker (deshalb leiden Vollwertköstler genauso oft unter Darmverpilzungen wie Zuckerschlecker, und deshalb lassen sich Darmpilze nicht mit »Vollkorn« verscheuchen, sooft dieses auch therapeutisch versucht wird ...) und dann – unter anderem – heiße Luft.

→ **Frischkornbrei** stellt die natürliche Nahrung des Menschen dar
→ **Vollwerternährung** ist ein modernes Ernährungskonzept für jedermann

Quellen: K. von Koerber: Ernährung bei Diabetes mellitus mit kohlenhydrat- und ballaststoffreichen, gering verarbeiteten Lebensmitteln. Eine Untersuchung über die Wirkung von Frischkornmüsli und Standardfrühstück auf den Kohlenhydratstoffwechsel von Diabetikern und Stoffwechselgesunden. Dissertation im Fachbereich Ernährungs- und Haushaltswissenschaften der Justus-Liebig-Universität Gießen, 20. Dezember 1988.; K. von Koerber: Vollwerternährung – auch und gerade für Diabetiker. Ernährungsheilkunde 1994, Heft 9, S. 521

Multivitamine

Die meisten Menschen profitieren von Multivitaminpräparaten

Die moderne Zeit ist schuld, wenn in unserer Nahrung immer weniger gesunde Vitamine und Mineralstoffe stecken, hat sie uns doch ausgelaugte Böden, Massentierhaltung und lauter raffinierte Lebensmittel beschert. Gleichzeitig wird unser Körper durch Zigaretten, Streß, Umweltverschmutzung und Alkohol immer mehr gefordert. Wenn man dem gemischten Chor aus Vertretern der modernen Ernährungslehre, der Bioszene und der Pharmabranche glaubt, braucht sich unter solchen Umständen niemand zu wundern, wenn er eines Tages unter Krebs, Infarkt, Rheuma, schlaffer Haut und schlechter Laune leidet.

Vitamine, am besten viel mehr Vitamine – so suggeriert uns die Werbung –, schenken auf jeden Fall ein Plus an Gesundheit. Während die einen für mehr Naturkost plädieren, empfehlen die anderen mit Vitaminen angereicherte Bonbons, Müslis und Säfte oder gleich komplette Multivitaminmixturen in Form von Pillen und Kapseln. Regelmäßig eingenommen, sollen die »Nahrungsergänzungsstoffe« – mit dieser Bezeichnung versucht man, eine Zulassung als Arzneimittel und damit den Nachweis der Wirksamkeit zu umgehen – Mangelerscheinungen aller Art ausgleichen und damit das Immunsystem stärken, das Altern verzögern und das Wohlbefinden steigern. Was sie auf jeden Fall steigern, sind die Umsätze der Herstellerfirmen und das Wohlbefinden der Produktmanager.

Allen Unkenrufen zum Trotz sind wir reichlich versorgt: Der Verzehr von Obst und Gemüse hat in den letzten Jahrzehnten ebenso stetig wie deutlich zugenommen, eine Folge des Anbaus in Treibhäusern, der besseren Transportmöglichkeiten und der modernen Lagertechniken. Mag sein, daß der Gehalt an biologisch wirksamen Stoffen in Treibhaustomaten niedriger liegt als in Freilandware – aber er ist im Winter immer noch weitaus höher als im eingekochten Tomatenmark vom letzten Sommer. Bei der Verarbeitung von Lebensmitteln werden Vitamine zur Färbung, zur Erhöhung der Maschinenfreundlichkeit und natürlich zur Verlängerung der Haltbarkeit zugesetzt. Mastvieh erhält reichlich Vitamine, teilweise so viel, daß der Wissenschaftliche Lebensmittel-Ausschuß der EU alle Bürgerinnen im gebärfähigen Alter vor dem Konsum von Leber warnte. Sie enthielt teilweise so hohe Gehalte an Vitamin A, daß im ungünstigsten Falle bereits ein Bissen genügt, um bei Kindern im Mutterleib schwere Mißbildungen zu erzeugen.

Angesichts dieser Situation verwundert es nicht, daß bis heute keine einzige brauchbare Interventionsstudie vorliegt, die geeignet wäre, die Theorien des Vitaminhandels und ihrer Nutznießer zu belegen. Was diese allerdings nicht hindert, sich regelmäßig auf Untersuchungen zu berufen, die das exakte Gegenteil erbrachten. Besonders häufig wird in diesem Zusammenhang die sogenannte Linxian-Studie zitiert. Angeblich hat sie nachgewiesen, daß Vitamin E, Beta-Carotin und Selen vor Krebs schützen. Wer unter den Lesern oder Zuhörern kennt schon die Originalarbeit?

Für die Linxian-Studie erhielten in der chinesischen Provinz gleichen Namens fast 30000 Teilnehmer Multivitaminpräparate. Die Wahl des Studienortes war gut überlegt: Die Menschen dort sind unterernährt und haben kaum eine ärztliche Versorgung. Sie nehmen bekanntermaßen sehr wenig Vitamine und Spurenelemente mit der Nahrung auf. Da sie im globalen Vergleich am häufigsten an Magen- und Speiseröhrenkrebs erkranken, müßte sich – wenn überhaupt irgendwo auf der Welt – bei ihnen die Krebsrate senken lassen.

Sieben verschiedene Probandengruppen erhielten unterschiedliche Mixturen aus vier bis acht Vitaminen und Spurenelementen. Das Ergebnis war mehr als ernüchternd: Die Sterblichkeit in den verschiedenen Gruppen unterschied sich während des fünf Jahre dauernden Versuchs nicht signifikant. Die Vitamingaben hatten also keine Vorteile gebracht – zumindest keine, die sich lebensverlängernd ausgewirkt hätten. Mit mathematischen Methoden wurde nun eine Gruppe errechnet, der wenigstens einige der guten Gaben rein theoretisch hätten helfen müssen, als da wären Vitamin E, Beta-Carotin und Selen. Eine Gruppe, der die genannte Kombination tatsächlich geholfen hätte, gab es aber nicht. Wenn also nicht einmal nachweislich mangelernährte Menschen von Vitaminpillen profitieren, warum sollten die satten Bürger in Europa und Nordamerika dann welche einnehmen?

In die gleiche Kerbe schlägt die erste große US-Gesundheitsuntersuchung (NHANES I). Sie verglich den Konsum von Vitamin- und Mineralstoffpräparaten in der amerikanischen Bevölkerung mit den Daten zur Sterblichkeit. Es ließen sich keine Unterschiede ausmachen. Regelmäßige und unregelmäßige Pillenschlucker starben ebenso häufig und an den gleichen Ursachen wie Menschen, die auf solche Nahrungszusätze verzichteten – und zwar unabhängig von anderen Einflußgrößen wie der Nährstoffzufuhr mit der Nahrung, Alkohol- und Tabakkonsum, Körpergewicht oder chronischen Erkrankungen.

Die Gewinnspannen sind bei vielen Nahrungsergänzungsmitteln außergewöhnlich hoch, selbst Drogendealer könnten neidisch werden. Deshalb wird das Gespenst vom Vitaminmangel wohl noch oft durch die Medien geistern.

→ Die **Zufuhrempfehlungen** für Vitamine geben die Mindestmenge an, die wir brauchen
→ Wasserlösliche **Vitamine** kann man nicht überdosieren
→ Viele Krankheiten sind Folge einer **Unterversorgung** mit lebenswichtigen Stoffen
→ Der Mensch braucht mindestens 100 Milligramm **Vitamin C** täglich

Quellen: Kommission der Europäischen Gemeinschaft: Berichte des Wissenschaftlichen Lebensmittelausschusses. 27. Folge. Luxemburg 1992; I. Kim et al.: Vitamin and mineral supplement use and mortality in a US cohort. American Journal of Public Health 1993/83/S.546; W. J. Blot et al.: Nutrition intervention trials in Linxian, China: supplementation with specific vitamin/mineral combinations, cancer incidence, and disease-specific mortality in the general population. Journal of the National Cancer Institute 1993/85/S.1483; R. Telford et al.: The effect of 7 to 8 months vitamin/mineral supplementation on athletic performance. International Journal of Sport Nutrition 1992/2/S.135

N

Nährwertempfehlungen

Nährwertempfehlungen sind wissenschaftlich begründet

Wer wissen will, ob er genug lebenswichtiges Magnesium, Eisen oder Vitamin C zu sich nimmt, orientiert sich gewöhnlich an den sogenannten »Nährwertempfehlungen«, die zugleich auch für viele Ernährungsberater verbindlich sind. Die Empfehlungen zu den einzelnen Nährstoffen fallen allerdings von Land zu Land unterschiedlich aus. Die Differenzen sind dabei manchmal so gravierend, daß sich die Frage aufdrängt, ob der Nährstoffbedarf eines Menschen vielleicht von seiner Nationalität abhängt.

In Deutschland ist dafür die Deutsche Gesellschaft für Ernährung (DGE) zuständig. In ihren »Empfehlungen für die Nährstoffzufuhr« finden sich, ordentlich aufgelistet, nach Alter und Geschlecht getrennt, aufs Komma genaue Zahlenkolonnen, die die Bedürfnisse des Deutschen definieren. Wie diese wundersamen Zahlen dorthin gekommen sind, war eines der am besten gehüteten Geheimnisse der amtlichen Ernährungswissenschaft. Die Offenbarung von Quellen und Berechnungsverfahren gehörte bisher kaum zu den Tugenden der Eingeweihten.

Offenbar kam man dazu wie die Jungfrau zum Kind. Anlaß zu dieser Vermutung gibt das ehrfürchtige Staunen über das Zustandekommen der neuen amerikanischen Zufuhrempfehlungen für Nährstoffe (Dietary Reference Intake, DRI). Diese werden von amerikanischen und kanadischen Expertengruppen nach einer streng standardisierten Methode erarbeitet: Die Kommissionen sichten Fachliteratur, analysieren Studienergebnisse und entwickeln Vorschläge. Im nächsten Schritt werden im Rahmen einer öffentlichen Anhörung weitere Wissenschaftler, fachbezogene und öffentliche Interessengruppen sowie Fachleute aus Politik und Industrie in die Diskussion mit einbezogen. Erst dann stellt die Kommission ihre Empfehlungen fertig und übergibt sie einem übergeordneten Gremium zur Veröffentlichung.

Jeder Schritt bis zur Entscheidungsfindung ist schriftlich festgehalten und kann jederzeit nachvollzogen werden. Dieses Vorgehen, das eigentlich jedem Wissenschaftler selbstverständlich sein sollte, wird nun von deutschen Ernährungsexperten als »noch nie praktizierte, umfassende wissenschaftliche Grundlage« erkannt. Und überhaupt sei auch mit Blick auf Europa eine »Objektivierung« der geltenden deutschen Zahlenwerte erforderlich. Das ist höchste Zeit. Schon 1992 hatte der Wissenschaftliche Lebensmittelausschuß der Europäischen Kommission die fehlende Nachvollziehbarkeit der deutschen Empfehlungen bemängelt.

Im selben Artikel erfahren wir, wie die deutschen Nährstoffempfehlungen bislang zustande kamen: Sofern die Bedarfswerte nicht geschätzt wurden und daher reine Spekulation sind, wurden von einzelnen Wissenschaftlern Vorschläge erarbeitet, über die das Präsidium endgültig befand. Bei diesem Verfahren sei »ein subjektiver Einfluß ... nicht auszuschließen«, mußte man zugeben, zumal die Bedarfszahlen häufig auf Untersuchungen basierten, die vom Verfasser der jeweiligen Empfehlung *ausgesucht* wurden. Dazu addierte man einen Sicherheitszuschlag, der ebenfalls mehr oder weniger spekulativ festgelegt wurde (»Darf's heute etwas mehr sein?«).

Inzwischen liegen die druckfrischen Nährwertempfehlungen der DGE vor. Zwar bemühten sich die Verfasser wenigstens um den Anschein einer wissenschaftlichen Argumentation, doch eine detaillierte Analyse der Originalliteratur durch das Europäische Institut für Lebensmittel- und Ernährungswissenschaften förderte so gravierende Fehler und Manipulationen zutage, daß der Glaube an die Kompetenz der reichlich mit Steuergeldern ausgestatteten DGE wieder einmal nachhaltig erschüttert wurde. Und wie sollen wir's nun halten mit den Nährstoffempfehlungen? Unser Tip: Machens Sie's wie mit den päpstlichen Enzykliken aus Rom.

→ Die **Zufuhrempfehlungen** für Vitamine geben die Mindestmenge an, die wir brauchen

→ Der Mensch braucht mindestens 100 Milligramm **Vitamin C** täglich

Quellen: M. Hages et al.: Die neuen Dietary Reference Intakes – ein Beitrag zur internationalen Harmonisierung der Zufuhrempfehlungen? Ernährungs-Umschau 1999/46/ S. 130 ; Europäische Kommission: Berichte des Wissenschaftlichen Lebensmittelausschusses, 31. Folge. Luxemburg 1993; Standing Committee on the Scientific Evaluation of Dietary Reference Intakes, Food and Nutrition Board, Institute of Medicine: Dietary reference intakes for calcium, phosphorus, magnesium, vitamin D and fluoride. Washington 1997; Deutsche Gesellschaft für Ernährung: Referenzwerte für die Nährstoffzufuhr. Frankfurt am Main 2000; B. Neumann: Referenzwerte: die neuen DGE-Empfehlungen. EU.L.E.nspiegel – Wissenschaftlicher Informationsdienst des Europäischen Institutes für Lebensmittel- und Ernährungswissenschaften (EU.L.E.) 2000, Heft 3

O

Obst

Obst ist gesund

Die Antwort – ob diese Aussage stimmt oder ob sie falsch ist – hängt davon ab, in welcher Zeit und welcher Kultur der befragte Experte lebt. Heute ist der Fall klar: Obst ist gesund. In anderen Zeiten kamen die Ernährungsmediziner zu ganz anderen Schlüssen. Der griechische-römische Arzt Galenus, Leibarzt des Kaisers Marc Aurel, war überzeugt, Obst verursache Fieber und sei deshalb schädlich. Sein eigener Vater sei nur deshalb über 100 Jahre alt geworden, weil er niemals Obst genossen habe.

Die Vorstellung, daß Obst schlechte Säfte erzeuge und »fauliges Fieber« (Typhus) verursache, hielt sich in Europa über viele Jahrhunderte und wurde in den einschlägigen Gesundheitsbüchern den Lesern vermittelt – ähnlich wie heute die Empfehlung, mindestens fünfmal am Tag Obst und Gemüse und insgesamt möglichst 800 Gramm zu essen. Noch im 16. Jahrhundert warnte ein französisches Diätbuch vor Kirschen: Sie »widerstehen dem Magen, machen Würmer und schlechte Säfte und sind wenig nahrhaft«. So hatte zumindest der aufgeklärte und gesundheitsbewußte Bürger pflichtgemäß Angst vor dem ungesunden Obst, so wie heute manche Zeitgenossen vor Butter und Eiern, die damals in erheblicher Menge und mit Genuß verspeist wurden – denn sie waren ja so gesund!

Noch schlechter als den Früchten erging es dem Gemüse. Womöglich aufgrund der Tatsache, daß es auf der schmutzigen Erde wuchs. Auf den Tischen der Gebildeten hatte solcher Schmuddelkram keinen Platz. Im 13. Jahrhundert richteten Ärzte eine ernste Warnung an die Öffentlichkeit: »Jedes Obst und jeder Kohl sind eine schlechte Nahrung, weil sie schlechtes Blut machen.« Später, in der Renaissance, hieß es, Gemüse sei im Vergleich zum Fleisch wenig nahrhaft, Kohl verursache Alpträume, Rüben hätten zuviel Hitze und Karotten seien einfach zu schwer verdaulich. In der heutigen Zeit sind Obst und Gemüse gesund, weil sie »Vitamine enthalten«, eine Eigenschaft, die in gleichem Umfang für Innereien zutrifft. Doch jede Zeit hat sich ihre Theorien zurechtgezimmert, die aus einer Spekulation mühelos eine »anerkannte Tatsache« generieren. So fehlt bis heute der experimentelle Beweis dafür, daß Obst gesünder oder ungesünder ist als andere Lebensmittel.

Zudem wird die hohe Anpassungsfähigkeit des menschlichen Körpers gerne übersehen: Die Eskimos ernähren sich fast nur von Fleisch und Fett und ertrugen die enorme Belastung des Körpers durch eisige Kälte über viele Generationen erfolgreich und mit geringen technischen Mitteln, die Massai in Afrika lebten die meiste Zeit fast nur von Milch und Blut ihrer Rinder und waren größer und kräftiger als ihre Nachbarn. Wären unsere Vorstellungen vom »Bedarf« des Menschen an bestimmten Nährstoffen richtig, wären Völker wie Eskimos oder Massai längst durch Mangel an Obst und grünem Salat von der Erde verschwunden.

→ **Obst** und Gemüse schützen vor Krebs
→ In der Not frißt der Teufel **Fliegen**

Quellen: G. von Paczensky, A. Dünnebier: Leere Töpfe, volle Töpfe. Die Kulturgeschichte des Essens und Trinkens. München 1994; H. Murschhauser: Die Ernährung des grönländischen Eskimos. Die Volksernährung 1927/2/S.129; L. Cordain et al.: Plant-animal subsistence ratios and macronutrient energy estimations in worldwide hunter-gatherer diets. American Journal of Clinical Nutrition 2000/71/S.682; R.V. Scheiper: Voluminös, fleischig, üppig … H & R Contact 1997, Heft 3, S.18

Gründliches Waschen von Obst entfernt die Spritzmittelrückstände

Der heiße Tip stammt vom Bundesgesundheitsamt. »Grundsätzlich sollte nur gründlich gewaschenes Obst und Gemüse verzehrt werden«, verlautete es 1980 zum Thema »Schwermetalle in und auf Lebensmitteln«. Schließlich hätten Untersuchungen gezeigt, »daß durch gründliche Reinigung … die Bleigehalte dieser Lebensmittel beträchtlich vermindert werden«. An anderer Stelle teilt das »Bundesgesundheitsblatt« mit, daß sich durch »küchenmäßige Reinigung« die Bleigehalte um 50 Prozent vermindern lassen.

Der Tip kam gut an. Die Vorstellung, Umweltprobleme seien durch gründliches Reinigen zu lösen, erschien den Deutschen damals nur logisch. Fünf Jahre später konterte das eben gegründete Umweltmagazin »Ökotest«: »Äpfel waschen: Nützt nichts«. In einer detaillierten Untersuchung hatte das Bremer Umweltinstitut herausgefunden, daß etwa die Hälfte des Bleis unter der Schale im Fruchtfleisch und im Kernhaus sitzt und sich damit allen Reinigungsbestrebungen entzieht. Das Abwaschen mit kaltem Wasser brachte bei Golden Delicious ebensowenig eine Verminderung der Rückstände wie das Abrubbeln unter heißem Wasser. Lediglich bei den rauhschaligen Boskop vermochte wenigstens die Bürste einen Teil des Bleis von der Schale zu entfernen. Beim Golden Delicious half nur das kräftige trockene Abreiben mit einem Tuch – so lange, bis der Apfel glänzte.

Eigentlich kein Wunder, denn Umweltgifte und Rückstände von Pestiziden können aufgrund der Oberflächenbeschaffenheit von Schalen oder Blättern schlecht abgewaschen werden. Beide sind von einer wachsartigen Schicht überzogen, der Cuticula. Daran haften Rückstände ebenso fest wie an einer Kerze. Auch dort hilft Abspülen mit Wasser herzlich wenig. Einzig wirksam ist die Unsitte von Kindern, das Obst einfach am Pulli abzureiben.

Quellen: F.K. Käferstein, H. Klein: Möglichkeiten des Selbstschutzes der Verbraucher vor der Aufnahme vermeidbarer Schwermetallmengen. Bundesgesundheitsblatt 1980/23/S.32; Bekanntmachungen des Bundesgesundheitsamtes: Schwermetalle in und auf Lebensmitteln. Bundesgesundheitsblatt 1980/23/S.35; G. Schwall: Äpfel waschen: Nützt nichts. Ökotest 1985, Heft 4, S.40

Obst und Gemüse schützen vor Krebs

Das glauben wir, weil uns schon als Kindern immer erklärt wurde, daß Äpfel und Grünkohl gesund seien. Die Medien bestärken uns seit vielen Jahren in dieser Überzeugung: »Brokkoli verhindert Brustkrebs«, »Krebsschutzstoff in Tomaten entdeckt«, »100000 Krebsfälle weniger, wenn die Deutschen mehr Obst und Gemüse verzehrten«. Aber nicht nur Boulevardblätter warten mit solchen Versprechungen auf, auch Organisationen wie das DIfE, das Deutsche Institut für Ernährung in Potsdam, verkünden, daß je nach Krebsart bis zu 75 Prozent aller Neuerkrankungen vermieden werden könnten. Es beruft sich seinerseits auf einen Report, der unter der Federführung des World Cancer Research Fund (WCRF) und des American Institute for Cancer Research (AICR) entstanden ist. Darin heißt es, daß richtige Ernährung 30 bis 40 Prozent aller Krebsleiden verhüten würde.

Die Experten der beiden Organisationen haben für diese Untersuchung einen Gutteil der weltweit verfügbaren wissenschaftlichen Literatur ausgewertet und daraus Empfehlungen für die ganze Menschheit ab dem zarten Alter von zwei Jahren abgeleitet. Der wichtigste Rat: Jedermann – ob groß, ob klein, ob Buschmann oder Eskimo – sollte tagtäglich »400 bis 800 Gramm unterschiedliches Gemüse und Obst« zusammen mit »600 bis 800 Gramm Getreideprodukten, Hülsenfrüchten, Wurzeln, Knollen und Kochbananen« verspeisen. (Ob die Experten wohl mal selbst versucht haben, sich an diese Empfehlung zu halten?) Die Verfasser des Reports berufen sich auf ihre Statistiken, schließlich kamen 169 von 217 ausgewerteten Studien – das sind 78 Prozent – auf die eine oder andere Weise zu dem Ergebnis, daß Obst und Gemüse vor Tumoren schützen.

»Durch Zweifel gelangen wir zur Wahrheit«, verriet der römische Staatsmann Cicero vor 2000 Jahren seinen Weg zur Erkenntnis. Und gerade bei Statistiken sind Zweifel angebracht. Statistiken stellen sogenannte Korrelationen dar und nicht etwa Beweise für einen ursächlichen Zusammenhang. Ein Beispiel: In Norddeutschland korreliert die Geburtenrate mit der Anzahl der Störche. Als die Zahl der Störche abnahm, sank gleichzeitig die Zahl der Geburten, und umgekehrt. Zumindest war es bisher so. Bringt der Storch also vielleicht doch die kleinen Kinder? Oder was schließen wir, wenn Statistiker herausfinden, daß das Einkommen der Menschen mit der Schuhgröße wächst? Sollte sich die längst fällige Gehaltserhöhung durch den Kauf größerer Schuhe herbeiführen lassen? Die Erklärung für diese merkwürdige Korrelation ist eher banal: Männer verdienen in unserer Gesellschaft meist besser als Frauen, und sie haben in der Regel die größeren Füße. Korrelationszahlen sind ein Maß für den »Gleichklang« in den gefundenen Daten. Sie besagen nicht, daß das eine (zum Beispiel das Einkommen) zunimmt, weil das andere zunimmt (zum

Beispiel die Schuhgröße) oder weniger wird (zum Beispiel die Zahl der Haare auf dem Kopf).

Auch bei der angeblichen Schutzwirkung von Obst und Gemüse geht es nur um Korrelationen. Aber stimmen sie überhaupt? Wahrscheinlich nicht. Zum Beispiel arbeiten viele Studien mit rückblickenden Befragungen (retrospektiv). Wissen Sie noch, was *genau* Sie vor drei Tagen gegessen und getrunken haben? Morgens, mittags, abends, zwischendurch? Wie oft haben Sie zum Salzstreuer gegriffen? Wenn es Sie tröstet: Andere wissen es auch nicht so genau. Aber aus den Antworten auf solche Fragen werden die Statistiken gemacht. Selbst die Einteilung in Kategorien wie »hoher« oder »regelmäßiger Verzehr« hilft da nicht weiter. Schon gar nicht, wenn in einer Studie darunter »mehr als 0 Gramm« zu verstehen sind, in einer anderen »über 66 Gramm täglich«, in einer dritten »mehr als 20 Portionen im Monat«.

Von großem Einfluß ist außerdem der Zeitpunkt der Erhebung, ob man die Befragung *vor* oder *nach* der Diagnose durchführt: Frauen, die an Brustkrebs erkrankt sind, geben den gleichen Fettkonsum an wie gesunde Frauen, wenn man sie fragt, *bevor* sie ihre Diagnose erfahren. *Nachdem* sie von ihrem Krebs wissen, nennen sie eine weitaus höhere Fettaufnahme. Getreu dem Motto: Wenn ich krank bin, muß ich etwas falsch gemacht haben. Und der Fehler ist natürlich der, der gerade bei der betreffenden Erkrankung als Ursache vermutet wird. Unsere Patientin hat die Theorie bereits in den Illustrierten gelesen oder im Fernsehen aus dem Mund eines klugen TV-Arztes vernommen. So bestätigen sich dann auf wunderbare Weise die Hypothesen der Experten.

Dies sind nur ein paar Schwachstellen auf der menschlichen Seite, also auf seiten des Essers. Nicht besser sieht es aus, wenn man die verzehrten Dinge betrachtet. Meist wird aus den Angaben in den Studien nicht einmal klar, ob es sich um Kompott oder Frischobst handelt, um Ananas aus Dosen oder Kirschjoghurt. Doch auch die Art der Zubereitung ist wichtig für den gesundheitlichen Wert. »Gemüse« allein reicht nicht. Es ist ein Unterschied, ob jemand eine Tütensuppen-»Minestrone«, einen Kopfsalat aus Bioanbau oder ein Kartoffelgratin in der Kantine verspeist.

Wie wenig glaubhaft die Bekenntnisse der Fachleute sind, zeigt das Beispiel Magenkrebs, ein Thema, bei dem die Ernährungsexperten von einem Einfluß der Ernährung überzeugt sind. Nach Angaben des DIfE sollen sogar 66 Prozent aller Fälle ernährungsbedingt sein. Der eingangs erwähnte Report listet zum Thema Magenkrebs und Gemüse 30 sogenannte Fall-Kontroll-Studien auf: In zehn fehlen entscheidende Daten (wie das Konfidenzintervall) zur Beurteilung der Statistik. Von den verbleibenden 20 errechneten 19 Studien Positives: Vier fanden, daß der Gemüseverzehr allgemein das Risiko senkt, von den restlichen 15 Studien fand jede etwas anderes. Es schützten wahlweise rohes Gemüse, gekochtes Gemüse, grün-gelbes Gemüse, nicht grünes Gemüse, rohes grün-gelbes Gemüse, rohes grünes Gemüse, Brokkoli, Tomaten, Chinakohl, Kohl, Spinat, Karotten oder Lauch. Berechnet man von der Avocado bis zur Zwiebel alle denkbaren Risiken, dann sind nach den Gesetzen der Statistik rein zufällig auch immer ein paar »signifikante« Ergebnisse dabei. Und die besagen dann gar nichts.

Mit der Klassifizierung von Obst und Gemüse nach Farben wird der Boden der wissenschaftlichen Diskussion vollends verlassen. Die Vorstellung »gelbgrünes Gemüse« könnte vor Krebs schützen, ist aus wissenschaftlicher Sicht so vertrauenerweckend wie der Hinweis, hellblau gefärbte Pillen hülfen besonders gut gegen Fußpilz. Wenn, sollten Pflanzen nach Pflanzenfamilien, wie etwa Hülsenfrüchte oder Zwiebelgewächse, eingeteilt werden, weil diese ähnliche Wirkstoffe enthalten. Aber der Vorteil der Farbsortierung liegt auf der Hand: Sie erlaubt im Gegensatz zur botanischen Einteilung eine beliebige Zusammenstellung. Wie sonst wäre es zu erklären, daß in einer Studie das »gelbe Gemüse« aus roten Paprika, Karotten und Chilischoten, grünen Zucchinis und rötlichen Bataten bestand?

Würde ein Lebensmittel tatsächlich vor Krebs schützen, dann müßte die Mehrzahl der Studien zum gleichen Ergebnis kommen. Das Gegenteil ist der Fall. Jede Studie findet etwas anderes. Wer »Spinat« oder »gelb-grünes Gemüse« als »Schutzfaktor« präsentiert, hat natürlich gleichzeitig errechnet, daß alle anderen Gemüse seiner Studie, gleichgültig in welcher Kombination, wirkungslos sind. Jede »Schutz-Behauptung« wird demnach von der überwältigenden Mehrzahl der anderen Studien widerlegt.

Natürlich ist die Problematik solcher Untersuchungen der Fachwelt längst bekannt. Eine Möglichkeit, die Manipulationen einzudämmen, sind sogenannte prospektive Studien. Man legt sich vorher auf eine These fest und erfaßt über Jahre hinweg die dazu notwendigen Daten. Derartigen Untersuchungen wird eine viel höhere Aussagekraft zugeschrieben. Sie sind aufwendiger und deshalb in der Minderzahl. Ihre Ergebnisse geben den Skeptikern recht. Denn die angeblichen Wunderwirkungen von Obst und Gemüse waren in den größten und besten Studien wie der Nurses-Health- und der Health-Professionals-Studie nicht mehr auffindbar. Die restlichen prospektiven Untersuchungen ergaben alle etwas anderes – nur keinen Schutz vor Krebs durch viel Obst und Gemüse.

Die Behauptung, viel Obst und Gemüse würde vor Krebs schützen, hält leider einer wissenschaftlichen Prüfung nicht stand. Dennoch wird dies von der Mehrzahl der Experten öffentlich empfohlen. Die Frage ist also, wem eine solche Kampagne nützt. Zwar profitiert davon auch der Fruchthandel, aber der Verzehr von Frischobst und -gemüse ist so hoch wie nie zuvor, weil er mit dem Wohlstand ansteigt und moderne Transport- und Lagerungstechniken eine ganzjährige Versorgung ermöglichen. Den weitaus größeren Nutzen haben die Experten. Je vollmundiger ihre Versprechungen, desto wichtiger ist ihr Rat für die Gesellschaft, desto höher die Aufmerksamkeit der Medien und damit die Forschungsgelder und desto leichter lassen sich Kampagnen aus Steuergeldern finanzieren, die einzelne Vertreter ins Rampenlicht bringen.

→ **Ballaststoffe** schützen vor Darmkrebs
→ **Antioxidanzien**: Antioxidative Vitamine schützen vor Krebs
→ Grüner **Tee** schützt vor Krebs

Quellen: U. Gonder: Krebsprophylaxe durch Ernährung. Hochheim 1999; World Cancer Research Fund, American Institute for Cancer Research: Food, nutrition and the prevention of cancer: a global perspective. Washington 1997

Osteoporose

Milch schützt vor Osteoporose

Bei Osteoporose werden bekanntlich die Knochen brüchig, weil ihnen der stützende Kalk fehlt. Kalk besteht aus Calcium und Carbonat. Calcium wiederum ist in Milch und Milchprodukten reichlich enthalten. – Folglich muß man nur viel Milch trinken, Quark und Käse essen, um sich vor Osteoporose zu schützen. Soweit die Theorie.

Denken wir konsequent weiter: Wenn Osteoporose ein Kalkmangel ist und reichlich Milch Abhilfe schafft, dann müßte bei der Verkalkung von Arterien und Hirn logischerweise ein Verzicht auf alle Milchprodukte die Ernährungstherapie der Wahl sein. Wer nicht verkalken will, der sollte prophylaktisch auf Milch verzichten. Diese Überlegung ist nicht weniger plausibel als die Osteoporose-Hypothese. Sollten Sie von dieser zweiten Schlußfolgerung noch nichts gehört haben, könnte es daran liegen, daß es keine Branche gibt, die daraus finanziellen Vorteil schlagen würde.

Wäre die Milch-schützt-vor-Osteoporose-Theorie richtig, müßte der Knochenschwund dort besonders häufig sein, wo wenig Milch getrunken wird. Ist er aber nicht. Überrascht stellt Mark Hegsted, Professor für Ernährung an der Harvard Medical School, fest, daß »Bevölkerungsgruppen, die wenig Calcium mit der Nahrung aufnehmen, offenbar vor Oberschenkelhalsbrüchen geschützt sind«. Und weiter: »Schenkelhalsbrüche treten häufiger in Populationen auf, in denen viele Milchprodukte verzehrt werden und die Calciumaufnahme hoch ist.« Einem Bonmot zufolge gibt es für jedes komplizierte Problem eine Lösung, die einfach, logisch und falsch ist. Auf die Theorie, mit Calcium ließe sich der Knochenschwund bremsen, trifft dies sicher zu.

Wir neigen dazu, uns Knochen als etwas Festes, Dauerhaftes vorzustellen. Einmal geschaffen, sollten sie, vielleicht nicht für die Ewigkeit, doch zumindest bis ins hohe Alter halten. Aber schon diese Vorstellung ist irrig. Unser Knochengewebe ist in einem ständigen Auf- und Abbau begriffen, ein Prozeß, in dem viele verschiedene körpereigene Hormone eine Rolle spielen. Bei Osteoporose verläuft der Abbau schneller als der Aufbau. Calcium (aus dem Abbau) wäre also genug da, aber es wird nicht mehr eingebaut. Und was nützt die beste Calciumzufuhr, wenn das Mineral ausgeschieden wird, etwa weil die Transporteure fehlen, weil es vor dem Einbau abgefangen wird oder weil eine Fehlregulation den ganzen Prozeß auf Knochenabbau geschaltet hat?

Zahlreiche Medikamente wie Cortison, Tetracycline oder das Schilddrüsenhormon Thyroxin, aber auch Depressionen, Mangel an Tageslicht und vieles andere mehr, beeinflussen den Knochenstoffwechsel auf hormonellem Wege. Auch die Unsitte, Extraportionen an Vitamin C zu schlucken, fördert Osteoporose. Citrate und Phosphate, die in der sogenannten westlichen Ernährung reichlich vorhanden sind (Cola, Limonaden, Orangensaft, Schmelzkäse), bilden mit Calcium Komplexe und verhindern die Aufnahme des Minerals in den Körper. Die mit Abstand wichtigste Ursache von Osteoporose sind aber zweifellos Diäten. Kein Wunder, daß die prospektiven Studien der Milch völlige Unwirksamkeit bescheinigen!

Aber gibt es nicht auch Beweise dafür, daß Frauen, die in ihrer Kindheit reichlich Milch tranken, im Alter seltener unter Osteoporose litten? Die gibt es – und sie sind zugleich ein Musterbeispiel für wissenschaftliche Manipulation. Die populärste Studie aus Deutschland verglich 65 Patienten mit Osteoporose mit 76 gesunden Personen. Das Resultat: »In der Kindheit und Jugend war die Calciumaufnahme mit Milch und Milchprodukten bei den Patienten-Gruppen signifikant niedriger als bei den Kontrollpersonen …« Der Trick: Die Kindheit bzw. Jugend der Betroffenen fiel in die Zeit des Zweiten Weltkrieges. Wer damals reichlich Milch bekam, der hatte zu essen und mußte nicht hungern. Hunger führt zu Knochenschwund. Der Studie kann übrigens weder entnommen werden, wieviel Calcium bzw. Milch die Teilnehmer zu sich genommen hatten, noch, ob sie damals hungerten oder nicht.

Dennoch wurde das dubiose Ergebnis sogleich über die Ärzteschaft und Gesundheitssendungen einer breiten Öffentlichkeit vermittelt. Und alsbald stellten sich neue Beweise ein, retrospektive Studien schienen den lange vermuteten Zusammenhang zu belegen. Eine ziemlich pfiffige Studie aus Skandinavien fand heraus, wie das funktioniert: Zunächst wurden die Ernährungsgewohnheiten von 65000 Frauen per Fragebogen erfaßt. In den folgenden sieben Jahren erlitten 123 eine Oberschenkelhalsfraktur. Diese Patientinnen erhielten den gleichen Fragebogen ein zweites Mal. Jetzt, im nachhinein, berichteten die Frauen von einem erheblich geringeren Milchkonsum, während sie gleichzeitig versicherten, ihr Verbrauch habe sich in den letzten Jahren nicht geändert …

Derartige Mechanismen sind für angeblich »ernährungsbedingte« Erkrankungen typisch. Nach der Diagnose Osteoporose können sich viele erschrockene Patientinnen auf einmal nicht mehr daran erinnern, je viel Milch getrunken zu haben. Die Krankheit ist für sie der Beweis, daß es zu wenig war. So gelingt es der Wissenschaft elegant, ihre eigenen Vorurteile zu bestätigen – sozusagen als sich selbst erfüllende Prophezeiung. Aus diesem Grunde sind retrospektive Ernährungsstudien stets mit einer gewissen Skepsis zu beurteilen.

Trotzdem gibt es eine Verbindung zwischen Milch und Osteoporose. Etwa 12–18 Prozent der Erwachsenen im deutschsprachigen Raum sind »lactoseintolerant«, das heißt, sie vertragen keine Milch, weil ihnen ein Enzym fehlt, das für die Verdauung von Milchzucker (Lactose) erforderlich ist. Wenn lactoseintolerante Menschen trotzdem Milch trinken, dann wird die Aufnahme von Calcium im Darm blockiert. Daß diese Intoleranz beim Knochenschwund durchaus eine Rolle spielt, zeigte eine österreichische Studie: Bei Patientinnen mit Osteoporose wurde dreimal häufiger eine Lactoseintoleranz festgestellt als bei gleichaltrigen Frauen ohne Knochenschwund.

Eine generelle Empfehlung, zur Vorbeugung der Osteoporose mehr Milch zu konsumieren, kann bei so vielen verschiedenen möglichen Ursachen also kaum sinnvoll sein. Und Menschen, die seit jeher keine Milch mögen, sollten ihre Gewohnheiten nicht ohne einen vorherigen Lactosetoleranztest ändern, weil sie unter Umständen genau das Gegenteil von dem erreichen, was sie beabsichtigen. Möglicherweise haben sie das Lebensmittel, das sie nicht vertragen, schon immer instinktiv gemieden.

→ **Milch** ist ein gesundes und nahrhaftes Getränk für alle

Quellen: K. Michaelsson et al.: Effect of prefracture versus postfracture dietary assessment on hip fracture risk estimates. International Journal of Epidemiology 1996/25/S.403; D.M. Hegsted: Calcium and osteoporosis? Advances in Nutritional Research 1994/9/S.119; D.M. Hegsted: Calcium and osteoporosis. Journal of Nutrition 1986/116/S.2316; E. Renner et al.: On the incidence of osteoporosis in relation to the calcium intake with milk and milk products. International Dairy Journal 1991/1/S.7; G. Finkenstedt et al.: Lactose absorption, milk consumption, and fasting blood glucose concentrations in women with idiopathic osteoporosis. British Medical Journal 1986/292/S.161; D. Feskanich et al.: Milk, dietary calcium, and bone fractures in women: a 12-year prospective study. American Journal of Public Health 1997/87/S.992; E. Petridou et al.: The role of dairy products and non alcoholic beverages in bone fractures among schoolage children. Scandinavian Journal of Social Medicine 1997/25/S.119; K. Michaelsson et al.: Diet and hip fracture risk: a case-control study. International Journal of Epidemiology 1995/24/S.771

P

Pflanzliches Fett

Pflanzenöle und Diät-Margarinen enthalten kein Cholesterin

Allen anderslautenden Behauptungen zum Trotz sind pflanzliche Öle und Fette keineswegs frei von Cholesterin. Cholesterin und seine Anverwandten gehören zur biochemischen Grundausstattung aller Organismen. Tiere benötigen es besonders reichlich, aber auch Pflanzen können offenbar nicht ganz »ohne« sein. Weil das Cholesterin aus pflanzlichen Rohstoffen bei der Raffination von Ölen und Fetten nicht verschwindet, können handelsübliche Speiseöle und Pflanzenmargarinen bis zu 100 Milligramm Cholesterin pro Liter enthalten. Das ist zwar ein Klacks im Vergleich mit Schweineschmalz oder Butter, die das Zehn- bzw. 25fache davon mitbringen, aber immerhin.

Trotzdem besteht kein Grund zur Panik, denn Cholesterin ist keineswegs der Herzkiller Nr. 1, als den man es beschimpft. Gefährlicher als das Cholesterin sind da schon die veränderten Fettsäuren, die bei der Margarineherstellung entstehen.

→ **Cholesterin** ist schädlich
→ **Cholesterin** und tierische Fette sind schuld an Arteriosklerose und Herzinfarkt
→ **Margarine** schützt das Herz

Quellen: A. Seher: Der Cholesteringehalt von Pflanzenölen. Deutsche Lebensmittel-Rundschau 1986/82/S. 349; E. Homberg: Sterinzusammensetzung und Steringehalt in 41 verschiedenen pflanzlichen und tierischen Fetten. Fat Science and Technology 1989/91/S. 23; E. Homberg: Vermischungen und Verfälschungen von Fetten. Forschungsreport 1990, Heft 5, S. 10

P

Pflanzliche Fette sind besser als tierische

Das Drama (leider keine Seifenoper) begann in den fünfziger und sechziger Jahren des 20. Jahrhunderts. Eifrige Forscher fahndeten nach einem Zusammenhang von Ernährung und koronaren Herzerkrankungen. Als sie entdeckten, daß in einigen Ländern mit höheren Herzinfarktraten mehr tierische Fette verzehrt werden, glaubten sie, die Schuldigen gefunden zu haben: Cholesterin und gesättigte Fettsäuren sollten dem Herztod den Weg bereiten.

Das war die Chance für die geringschätzig als »Kriegsbutter« bezeichnete Margarine. Endlich konnte sie aus ihrem Mauerblümchendasein ins Rampenlicht treten. Cholesterin und gesättigte Fettsäuren sind typisch für die Konkurrenz: Butter und Schmalz. Pflanzenöle dagegen bestehen überwiegend aus ungesättigten Fettsäuren und enthalten kaum Cholesterin. (Die Bezeichnungen gesättigt/ungesättigt haben nichts mit hungrig oder satt zu tun, sondern beziehen sich auf die chemische Struktur, siehe Kasten Seite 134f.) Da Margarine überwiegend aus billigem Pflanzenöl wie Sojaöl, Baumwollsaatöl, Rapsöl oder Palmkernfett hergestellt wird, lieferte dieser »kleine Unterschied« den Margarinewerken die nötige Munition.

Flugs gingen sie daran, den schlechten Ruf als Arme-Leute-Essen ein wenig aufzupolieren. Jetzt sollte der gesundheitsbewußte Bürger als Kunde gewonnen werden. Gemeinsam mit den Medizinern läuteten sie eine lang dauernde und oft genug erbittert geführte Schlacht um Geldbeutel und Glaubenssätze des Verbrauchers ein. »Butter oder Margarine?« lautete die Gretchenfrage. Wie viele Tischtücher mögen wohl wegen dieses Dogmas zerschnitten worden sein? Denn »Butter oder Margarine« meinten die Experten, wenn sie von gesättigten bzw. ungesättigten Fettsäuren sprachen.

Aber so einfach sollte es nicht bleiben. Zunächst förderten nur die mehrfach ungesättigten Fettsäuren vieler Pflanzenöle die Gesundheit, während die einfach ungesättigten und die gesättigten für schädlich befunden wurden. Mit dem Bann der einfach ungesättigten entledigte man sich ganz elegant eines weiteren Konkurrenten, nämlich des Olivenöls. Es enthielt schlicht per Definition die falschen Fettsäuren. Empfehlungen wurden aufgestellt, wie das Mengenverhältnis von gesättigten zu ungesättigten Fettsäuren in der Ernährung aussehen sollte.

Das ganze Theater um das richtige Fett mutet etwas merkwürdig an. Schließlich wurde Butter in unserem Kulturkreis seit über einem Jahrtausend gerne und reichlich verzehrt. Und nun soll sie die Ursache einer Erkrankung sein, die rein zufällig erst dann zunahm, als immer mehr Menschen Margarine aßen. Obwohl solche Überlegungen einleuchtend klingen mögen, so beweisen sie doch herzlich wenig. Beweise lieferte schließlich ein schwedischer Wissenschaftler. Er nahm fünf retro- und zehn prospektive Studien unter die Lupe, die den Zusammenhang zwischen Ernährung und koronaren Herzerkrankungen untersucht hatten. Bei seiner Analyse fand er, daß die untersuchten Koronarpatienten ebensoviel gesättigte bzw. ungesättigte Fettsäuren und Cholesterin mit der Nahrung aufgenommen hatten wie die Menschen in den Kontrollgruppen. Doch wenn die Ernährung in diesem Punkt in beiden Gruppen gleich war, kann sie nicht in einer Gruppe für eine bestimmte Erkrankung verantwortlich gemacht werden! Das Dogma war gekippt.

Damit ist wieder eine mit großem Aufwand propagierte Hypothese gestorben. Doch statt sie in Frieden ruhen zu lassen, schieben die Ernährungsexperten schon die nächste Fettempfehlungsvariante über den Tisch. Neuerdings sollen wieder andere Fettsäuren gesund sein: die berühmten Omega-3-Fettsäuren aus allerlei Meeresgetier. Inzwischen fanden sie ihren Weg nicht nur in die Margarine, sondern auch in die millionenfach verkauften Fischölkapseln. Belege durch aussagekräftige Interventionsstudien fehlen zwar – aber dafür gibt es wundervolle biochemische Theorien, warum das Zeug einfach wirken muß. Theorien, die sich bei einem simplen Bismarckhering einfach nicht rechnen.

→ **Cholesterin** und tierische Fette sind schuld an Arteriosklerose und Herzinfarkt
→ **Margarine** schützt das Herz
→ Die mediterrane Küche war das Vorbild für die **Mittelmeerdiät**

P

Quellen: M. Heyne: Das deutsche Nahrungswesen von den ältesten geschichtlichen Zeiten bis zum 16. Jahrhundert. Leipzig 1901; U. Ravnskov: Quotation bias in reviews of the diet-heart idea. Journal of Clinical Epidemiology 1995/48/S. 713

Pilze

Pilzgerichte darf man nicht aufwärmen

Wenn dem so wäre, müßte man eine ganze Reihe von pilzhaltigen Produkten sofort vom Markt nehmen. Die Mischpilze im Glas und das Risotto mit Steinpilzen aus der Tüte wurden natürlich bei der Fabrikation erhitzt. Trotzdem hat die Empfehlung, Pilze nicht zu wärmen, einen realen Hintergrund. Sie stammt nämlich aus der Vorkühlschrankära. Die ersten Haushaltskühlgeräte wurden um 1900 auf den Markt gebracht, und noch 1950 kamen auf 1000 Bundesbürger nicht mehr als 19 Kühlschränke! Empfindliche Speisen verdarben unter solchen Bedingungen rasch und häufig. Durch Fäulnis kann jeder harmlose Speisepilz zum Giftpilz werden.

Außerdem stammten die damals verzehrten Pilze in der Regel aus Wald und Flur und nicht aus vollklimatisierten industriellen Champignonzuchtanlagen. So ein echter »Bio-Pilz« hat eben häufig Einwohner, die ihn »madig machen«, er wird von Käfern und Schnecken angenagt und natürlich von Bakterien aller Art besiedelt. Waldpilze sind deshalb tatsächlich leicht verderbliches Gut, und die Empfehlung, nur einwandfreie Exemplare zu sammeln und sie möglichst schnell zu verarbeiten, gilt nach wie vor. Doch wenn sie richtig durchgegart sind, kann man Maronen, Reizker und Co. durchaus wie anderes gekochtes Gemüse auch ein bis zwei Tage im Kühlschrank aufbewahren.

→ **Schinken** soll man nicht mit Käse überbacken

Quellen: H. Gnauer, B. Muermann: Das große Lebensmittellexikon. Innsbruck 1985; H. Klinger, H. Grüner: Der junge Koch. Lehrbuch für die Berufsausbildung des Kochs. Gießen 1987; G. Vollmer et al.: Lebensmittelführer Obst, Gemüse, Getreide, Brot, Wasser, Getränke, Inhalte, Zusätze, Rückstände. Stuttgart 1990; T. Shachtman: Minusgrade – Auf der Suche nach dem absoluten Nullpunkt. Reinbek 2001

Pizza

Pizza Margherita soll an die gleichnamige Blume erinnern

Ganz falsch: Der Belag Basilikum (grün), Mozzarella (weiß) und Tomaten (rot) symbolisiert vielmehr die italienischen Nationalfarben. Den Namen verlieh ihr die erste Königin Italiens, Margherita (1851–1926). Nach einer patriotischen Anekdote bekam die Königin 1889 auf ihrer Sommerresidenz Capodimonte in der Gegend von Neapel Appetit auf einheimische Kost. Genaugenommen auf eine Pizza, die damals noch ein typisches, regionales Arme-Leute-Essen war. Ihre Köche, erfahren in den Geheimnissen der französischen und Piemonteser Küche, mußten passen. Darauf bat man Rafaelo Esposito, den populärsten Pizzabäcker Neapels, um seine Dienste. Von seinen drei Pizzen habe der Königin jene am besten geschmeckt, die seither ihren Namen trägt.

1974 tat der italienische Historiker Massimo Albertini die rührende Geschichte als bloße Erfindung ab. Dagegen trat der berühmte Neapolitaner Gastronom und Journalist Corrade Erichelli an und behauptete, die Pizza Margherita sei tatsächlich am 6. Juni 1889 am königlichen Hof in Neapel serviert worden, jedoch von Espositos Konkurrenten, Pappino Brandi. Der Pizzabäcker habe als Dank für seinen Dienst eine Urkunde erhalten, die angeblich noch heute in der Pizzeria Brandi zu sehen sei.

→ Der **Bismarckhering** hat nichts mit dem Reichskanzler Bismarck zu tun
→ Das **Chateaubriand** ist eine Kreation des gleichnamigen Dichters

Quelle: M. Grauls: Lord Sandwich und Mellie Melba. Wie berühmte Persönlichkeiten auf der Speisekarte landeten. München 1999

P

Probiotika

Probiotika helfen der Darmflora auf die Sprünge

Probiotische Joghurts sind die neuen Renner im Kühlregal. Im Zeitalter der Verstopfung und der angeblich mit Candidapilzen verseuchten Därme mußten Lebensmittel, die versprechen, die natürliche Ordnung in der unteren Etage wiederherzustellen, einfach zum Verkaufsschlager werden. Die »lebenden Kulturen« sollen sich im Darm ansiedeln, dort für Ordnung sorgen und das Immunsystem stimulieren. Wenn man der Werbung glaubt, brauchen probiotische Joghurts alle, deren Verdauung unter Streß, Diäten, Alkohol und anderem leidet – also beinahe jeder.

Dabei gehört die Darmflora – so die romantisch klingende Bezeichnung für die Untermieter im Kleinstformat – noch immer zu den großen Geheimnissen unseres Körpers. Bis heute ist ihre genaue Zusammensetzung unbekannt, zumal jeder Mensch seine eigene individuelle Mischung besitzt. Die Abermilliarden von Mikroben leben mit uns, ihren Wirten, in Symbiose, das heißt, sie dürfen sich aus dem Darminhalt versorgen; dafür liefern sie unter anderem Vitamin K und stehen bei der Verteidigung des Organismus gegen unerwünschte Eindringlinge in vorderster Linie.

Seit langem wird versucht, die Darmflora des Menschen zu steuern. Doch die meisten Versuche, neue Keime im Darm anzusiedeln, schlugen fehl. Die angestammten Einwohner nutzen ihren Heimvorteil und hindern die neuen daran, sich festzusetzen. Fachleute, wie Professor Michael Teuber von der Eidgenössischen Technischen Hochschule Zürich, bezweifeln deshalb, ob es überhaupt möglich ist, die Darmflora eines gesunden Menschen dauerhaft und gezielt zu beeinflussen. Dagegen wenden Befürworter der Probiotika ein, die Fehlschläge seien auf das Fehlen eines speziellen Nährstoffs für die Bakterien zurückzuführen. Durch das Zusetzen von Oligofructose zum Joghurt – sozusagen als Marschverpflegung bis zum Zielort – sei das Problem jetzt behoben. Man bezeichnet solche Zusätze als Prebiotika in Anlehnung an die Probiotika.

Das wollten französische Forscher genau wissen und machten die Probe aufs Exempel. Ergebnis: Die nützlichen Mikroben ließen sich trotz Oligofructose-Extrawurst nicht im Darm der Versuchspersonen ansiedeln. Egal, ob mit oder ohne Prebiotika – sobald die Tester die probiotischen Joghurts absetzten, verschwanden die Neuankömmlinge wieder. Bedenklicher als der fehlende Nutzen war jedoch eine andere Beobachtung: Die Bakterien aus dem Joghurt verdrängten offensichtlich einen Teil der körpereige-

Die Wirkung von Probiotika auf die Darmflora

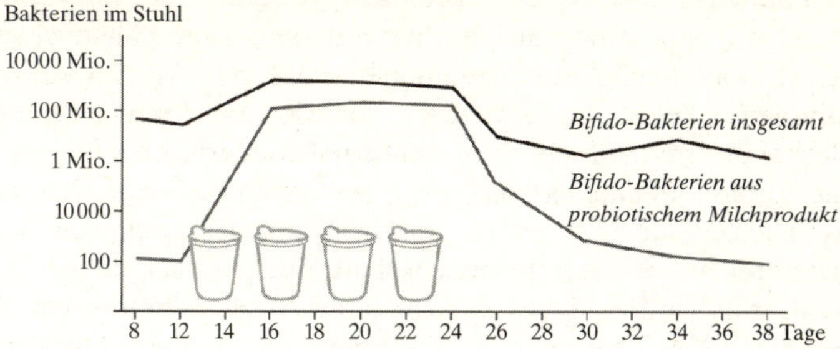

Die Bifido-Bakterien aus dem Milchprodukt sind nur so lange in größerer Zahl im Stuhl nachweisbar, wie das Produkt verzehrt wird. Danach »verlieren« sie sich wieder.
Die Gesamtzahl an Bifido-Bakterien (körpereigene plus zugeführte) wächst durch den Verzehr des probiotischen Produktes kurzzeitig an, doch nach dem Absetzen sinkt sie auf einen niedrigeren Wert als vorher!
Achtung: Auf der senkrechten Skala bedeutet jeder Abschnitt eine Verhundertfachung des vorherigen Zahlenwerts.

nen Darmflora, und zwar vor allem ihre nächsten und als besonders nützlich geltenden Verwandten, die Bifido-Bakterien. Dieser Effekt hielt auch nach dem Absetzen der Joghurts an. Wie lange es dauert, bis sich die Darmflora von dieser Dezimierung wieder erholt hat, ist unbekannt. Diese unerwünschte Nebenwirkung wird – offenbar versehentlich – auch in einer Werbeschrift von einem namhaften Hersteller eingestanden.

Manche Experten fragen sich mittlerweile besorgt, ob die regelmäßige Aufnahme von größeren Mengen lebender Bakterien, die das Immunsystem stimulieren, wirklich unbedenklich ist. Wer kann schon garantieren, daß die Joghurts keine Allergien provozieren? Auch ist bekannt, daß Bakterien bei geschwächten Personen durch den Darm hindurch in andere Organe gelangen können (dieser Vorgang wird als »Translokation« bezeichnet). Da sich die probiotischen Keime nach Angaben der Hersteller leichter an Schleimhäute des Menschen anheften, kann die Gefahr schwerer Entzündungen innerer Organe nicht ganz von der Hand gewiesen werden.

Aber vielleicht machen wir uns auch zu viele Gedanken. Ein Problem für alle Mikroben, die wir uns – aus welchen Gründen auch immer – einverleiben, stellt die Magensäure dar. Nur wer die übersteht, kann später auch im Darm wirken. Damit ausreichend Keime lebend am Zielort ankommen, muß die »Ausgangsdosis« hoch genug liegen. In der Schweiz darf sich ein Produkt deshalb überhaupt erst dann »probiotisch« nennen, wenn es mindestens eine Million lebende Keime pro Milliliter enthält. Forscher, die mal nachzählten, kamen zu enttäuschenden Ergebnissen. Am Fachbereich Lebensmittelwissenschaft und Biotechnologie der TU Berlin wurden sechs verschiedene Marken untersucht. In zweien fand man gar keine Keime, in den anderen vier statt einer Million höchstens 10000 pro Milliliter. Eine Nachwuchswissenschaftlerin, die für »Jugend forscht« zwei verschiedene probiotische Joghurts unter die Lupe nahm, ermittelte nur bei einem die geforderte Bazillendichte. Ein Grund für diesen mageren Befund könnte der Aufenthalt im Kühlregal sein. Für Milchsäurebakterien ist dies ein äußerst unwirtlicher Platz. Schließlich handelt es sich meist um Keime, die aus menschlichen Fäkalien oder aus Vaginalsekret isoliert und dann weitergezüchtet wurden. Sie gedeihen deshalb bestens in warmem Darminhalt – und nicht in kaltem Joghurt. So bleiben uns hoffentlich – mangels Masse – nicht nur die angeblichen Vorteile, sondern auch die möglichen Nachteile der Probiotika erspart.

→ **Immunstimulanzien:** Lebensmittel, die das Immunsystem stimulieren, sind vorteilhaft

Quellen: Y. Bouhnik et al.: Effects of *Bifidobacterium sp.* Fermented milk ingested with or without inulin on colonic bifidobacteria and enzymatic activities in healthy humans. European Journal of Clinical Nutrition 1996/50/S.269; M. Teuber: Probiotika – Wissenschaft contra Marketing – Kritische Gedanken zum Konzept. Rundgespräche der Kommission für Ökologie 1998/15/S.95; U. Gabathuler: Trendige Bazillen. Prüf mit! 1997, Heft 5, S.13; H. Spillmann: Probiotika und probiotische Mikroorganismen: Lebensmittel oder Heilmittel? – ein Vergleich. Deutsche Molkerei-Zeitung 1997, Heft 12, S.515; G. Bärwald, I. d'Heureuse: Gibt es probiotische Lebensmittel? Gordian 1997/97/S.167; J. C. Brunner, Dissertation ETH Nr. 99982, Zürich 1992; N. Donner, Altbewährt und neu diskutiert: Honig und Joghurt, mikrobiologisch untersucht. Beitrag zum Wettbewerb »Jugend forscht 2000«. Germering 2000

R

Radikale

Radikale haben im Körper nichts verloren

Radikale sind gefährlich. Das wissen wir spätestens seit dem Radikalenerlaß, als selbige aus dem öffentlichen Dienst entlassen werden mußten, um die Staatsraison nicht zu untergraben. Um so schlimmer, wenn in unserem eigenen Körper Radikale am Werke sind. Freie Radikale, so die Werbung, schädigen ihn, fördern Altern und Krebs, nagen an Immunsystem und Nervenkostüm. Dieses Bild ist mehr als schief.

Was wie eine unheimliche Gefahr klingt, die unseren Luxuskörper bedroht, ist alles andere als unnatürlich oder schädlich. Radikale sind in so lebenswichtige Prozesse wie die Energiegewinnung und die Abwehr von eingedrungenen Krankheitserregern eingebunden. Zur Bekämpfung unerwünschter Erreger werden im Blut gezielt freie Radikale erzeugt, um diese zu schädigen. Anders bei der Energiegewinnung. Hier werden die freien Elektronen der Radikale »unter Aufsicht« gestellt und wie beim Staffellauf von einer Station an die nächste weitergereicht.

Tiere wie Menschen gewinnen die Energie aus ihrer Nahrung, indem sie zum Beispiel Glucose mittels Atemluft zu Kohlendioxid oxidieren: Enzyme übertragen die Elektronen auf spezielle Transporter. Diese reichen die Elektronen unter Freisetzung von Energie weiter. Zellen enthalten eine Reihe molekularer Energieumwandler, die die Energie des Elektronenflusses in Nutzarbeit umsetzen. Da dieser Prozeß auf kleine Schritte verteilt ist, bedarf es komplexer und exakt regulierter Übergabeeinheiten. Gibt man einen Reaktionspartner, etwa ein »antioxidatives« Vitamin, im Übermaß zu, kann dieses Gleichgewicht – an dem außerordentlich viele Stoffe beteiligt sind – aus den Fugen geraten.

Normalerweise kommt der Körper mit Radikalen gut zurecht, überdies: ohne sie wäre unser Leben gar nicht möglich. Radikale gehören zum Leben wie die Luft zum Atmen. Mit jedem Atemzug werden große Mengen an Sauerstoffradikalen erzeugt. Damit wäre körperliche Arbeit oder gar Sport ein gesundheitlich riskantes Treiben. Natürlich können solche Radikale gelegentlich der Kontrolle entwischen und Bestandteile der Zelle schädigen. Aus diesem Grund verfügt die Zelle über komplizierte Reparatursysteme, die allerdings herzlich wenig mit irgendwelchen käuflichen Antioxidanzien zu tun haben.

R

→ **Antioxidanzien** fangen Radikale
→ Wir sollten uns immer reichlich mit **Antioxidanzien** versorgen
→ **Antioxidanzien:** Antioxidative Vitamine schützen vor Krebs

Quellen: EU.L.E.nspiegel – Wissenschaftlicher Informationsdienst des Europäischen Institutes für Lebensmittel- und Ernährungswissenschaften (EU.L.E.) 1999, Heft 9; E.F. Elstner: Der Sauerstoff. Biochemie, Biologie, Medizin. Mannheim 1990; T.M. Devlin (Ed): Textbook of biochemistry. With clinical correlations. New York 1992

Reinheitsgebot

Das Reinheitsgebot garantiert seit jeher die Reinheit des deutschen Bieres

Wissen Sie eigentlich, warum das Reinheitsgebot für Bier überhaupt erlassen wurde? Bestimmt nicht, weil die Deutschen so saubere und ordentliche Leute sind (dann wäre es ja nicht nötig, oder?). Im Gegenteil, schon vor Jahrhunderten gaben die vielen Panschereien beim Bier allerorten Anlaß zu Klagen. Eine Landshuter Verordnung aus dem Jahre 1486 schimpft beispielsweise, die Brauer hätten »die Biere und das Bräuwerk nicht nach Ordnung fürgenommen, dadurch böse und arge Biere gesotten und gemacht«. Immer wieder haben Brauer versucht, bei den Rohstoffen zu sparen, und dünne Biere gebraut. Manche schreckten nicht einmal vor Glattwasser zurück, einem letzten Absud aus Biertreber. Was damals als krasser Verstoß gegen die guten Brausitten galt, erfreut sich heutzutage zunehmender Beliebtheit bei der Herstellung von »Alkoholfreiem«.

Vergeblich versuchten Bayerns Städte mit immer neuen Verordnungen die um sich greifenden Mißbräuche in den Griff zu bekommen. Bereits 1469, also fast ein halbes Jahrhundert vor der offiziellen Erfindung des Reinheitsgebots, bestimmte der Regensburger Stadtrat: »Es soll kein Braumeister ..., der ein Bier sieden will, etwas anderes dazu nehmen als Gerstenmalz, Hopfen und Wasser und sonst nichts anderes in das Bier tun.« Aber was war das »andere«, das »böse Biere zeuchte«? 1450 hatte der Stadtrat aus aktuellem Anlaß vom Arzt Hans von Bayreut ein Gutachten erbeten, »ob Pilsensamen, Nußlaub, Buchenasche, weißes Pech, Anis, wälsches Korn, Petersilie und andere den Harn treibende Wurzeln als Zutaten des Bieres der Gesundheit nachträglich seien«.

Sehr wahrscheinlich schrieb die bayrische Obrigkeit anno 1516 Gerste, Hopfen und Wasser als alleinige Zutaten für das Gebräu fest, damit die Untertanen endlich Ruhe hielten. Denn außer aromatisierenden Kräutern wie Thymian, Koriander oder Lorbeer mixten die Braumeister auch gerne mal Drogen wie Bilsenkraut, Wermut, Seidelbast oder Sumpfporst unter. Und diese Ingredienzen sorgten für wahrhaft barbarische Räusche, Halluzinationen eingeschlossen. Sumpfporstbier etwa soll für die sprichwörtliche Berserkerwut der Wikinger verantwortlich gewesen sein. Dergleichen gewaltige Wirkungen sind natürlich in Friedenszeiten unerwünscht; deshalb mußte dem zügellosen Treiben ein Riegel vorgeschoben werden. Das besorgte heimlich, still und leise der Hopfen, der aus der Volksmedizin als schlafförderndes Mittel bekannt war und der auch heute noch – außer in Bier – in vielen Schlaf- und Entspannungstees enthalten ist. Nicht umsonst ist der Hopfen, botanisch betrachtet, der nächste Verwandte des haschischliefernden Hanfs. Auch seine Dolden wurden früher wie Haschisch geraucht. Statt sich einen Joint zu drehen, stopfte man sie in die Pfeife.

Nach dem Reinheitsgebot gebrautes Bier als Schlafmittel oder gar Opium fürs Volk? Das muß das Trinkerherz entrüsten. Aber es kommt noch schlimmer. Das vielgepriesene traditionsreiche Reinheitsgebot, auf das die deutschen Bierbrauer so große Stücke halten, ist heute kaum mehr als ein Spruch aus dem Zitatenschatz der Werbetexter. Erstens haben die übrigen deutschen Länder das bayrische Reinheitsgebot erst vor knapp 100 Jahren übernommen, und zweitens gab es von Anfang an Abweichungen von der strengen bayrischen Fassung, wie etwa die Verwendung anderer Getreidearten. Das Brauen von Weizenbier (eigentlich ein Verstoß gegen das Reinheitsgebot!) war per Dekret den königlichen Bierbrauern vorbehalten. Das Privileg wurde an die Barone von Degenberg weiterveräußert, die es dann an die Wittelsbacher abgaben.

Auch für die übrigen Zutaten waren nach Erlaß des »Reinheitsgebots« regionale Ausnahmen zulässig, wie etwa die Verwendung von Salz, Wacholder oder Kümmel. Immer wieder gab es Anläufe, das Reinheitsgebot zu lockern, um es an die wirtschaftlichen Erfordernisse der jeweiligen Zeit anzupassen. Aber weil die Brauer diese Regelungen zu oft zum Panschen mißbrauchten, wurde mit Nachdruck darauf gedrängt, Hopfen zu verwenden, um den Einsatz dubioser Drogen zu unterbinden. Noch 1574, also fast 60 Jahre nach dem Inkrafttreten des Reinheitsgebots, ermahnt Herzog Albrecht die Brauer, daß »uns täglich Klagen fürkommen, wie das Bier gar so gering, unbeständig gesotten, und dem armen Mann sein Geld übel verglichen würde …«.

Angesichts der wechselvollen Geschichte des »Reinheitsgebots« verwundert es kaum noch, daß das angebliche Herzstück des Verbraucherschutzes eher eine Hülse ist. Gesetzlich geregelt wurde es – bis die EU eingriff – im Biersteuergesetz und fiel damit also den Hoheitsbereich des Finanzministers und nicht etwa den des Gesundheitsministers. Die Gesetzestextvariante des Reinheitsgebots lautete: »Zur Bereitung von untergärigem Bier darf, *abgesehen von den Vorschriften in den Absätzen 4 bis 6,* nur Gerstenmalz, Hopfen, Hefe und Wasser verwendet werden« (Biersteuergesetz § 9 Abs. 1; Hervorhebung durch die Autoren). Das entspricht faktisch einer Aufhebung des Reinheitsgebots, denn in den erwähnten Absätzen 4 bis 6 des Gesetzes wird ein Schlupfloch nach dem anderen geöffnet (siehe »Die EU ist schuld, daß bei uns Chemiebier verkauft werden darf«).

Nach dem Urteil des Europäischen Gerichtshofes wurde das Biersteuergesetz geändert und in »vorläufiges Biergesetz« umbenannt. Der umstrittene Paragraph 9 blieb. Von all dem unberührt wuchern die deutschen Brauer gerne mit dem Pfund Reinheitsgebot – schon, um sich die ausländische Konkurrenz vom Hals zu halten.

Quellen: Biersteuergesetz vom 14.3.1952 (BGBl I S.148); Durchführungsbestimmungen zum Biersteuergesetz vom 14.3.1952 (BGBl I S.153); K. Hackel-Stehr: Das Brauwesen in Bayern vom 14. bis 16. Jahrhundert, insbesondere die Entstehung und Entwicklung des Reinheitsgebotes (1516). Dissertation TU Berlin 1987; M. Jackson: Bier International. Bern 1994; W. Sandermann: Berserkerwut durch Sumpfporstbier. Brauwelt 1980/120/ S.1870

Rinderwahn

Der Rinderwahnsinn kommt aus England

Der erste BSE-Fall in Europa wurde nicht in Großbritannien, sondern in Frankreich beschrieben. Das war vor über 100 Jahren, um genau zu sein: 1883. Der Ursprung der Krankheit ist unbekannt. Auf jeden Fall ist sie seit langem auf der ganzen Welt verbreitet und befällt zahlreiche Tierarten: Beim Schaf heißt sie Traberkrankheit (englisch »scrapie«), bei Hirschen »chronic wasting disease«, bei Nerzen Nerz-Encephalopathie. In der Fachsprache werden sie als »transmissible spongiforme Encephalopathien« zusammengefaßt.

In Deutschlands Schafherden kommt die Traberkrankheit seit jeher vor. Die Nerz-Encephalopathie ist erst seit Ende des Zweiten Weltkriegs aus der Pelztierzucht bekannt. Aber auch sie trat hierzulande lange vor der BSE-Ära auf. Damit scheidet britisches Fleischmehl als Ursache aus, da Nerze Frischfleisch, meistens Innereien vom Schlachthof, erhalten. In den letzten Jahren häuften sich Berichte über infizierte Zootiere wie Antilopen, Pumas oder Strauße. Für die Häufung gibt es einen einfachen Grund: Zootiere sind wertvoll und sollen möglichst lange leben. Deshalb ist die Wahrscheinlichkeit hoch, daß die Encephalopathie irgendwann zum Ausbruch kommt und infizierte Tiere daran sterben. Schlachtvieh dagegen lebt nicht lange genug, es wird in der Regel getötet und gegessen, noch bevor die Krankheit erkennbar Symptome ausgelöst hat.

Insofern spricht einiges für den Verdacht, daß spongiforme Encephalopathien von Natur aus viel häufiger und verbreiteter sind, als gemeinhin eingestanden wird. Und sie sind garantiert nicht auf Großbritannien beschränkt.

Quellen: H. Diringer: Proposed link between transmissible spongiform encephalopathies of man and animals. Lancet 1995/346/S.1208; D. MacKenzie: Secrets and lies in Europe. New Scientist 3.5.1997, S.14; B.E.C. Schreuder: Animal spongiform encephalopathies – an update. Veterinary Quarterly 1994/16/S.174, S.182; M. Kamin, B.M. Patten: Creutzfeldt-Jakob disease. Possible transmission by consumption of wild animal brains. American Journal of Medicine 1984/76/S.142; J. Brugere-Picoux et al.: Die transmissiblen spongiformen Enzephalopathien (TSE) der Wiederkäuer. Aktuelle Aspekte. Tierärztliche Umschau 1992/47/S.330

Der Rinderwahnsinn wurde durch infiziertes Fleischmehl verursacht

Nach der in Deutschland quasi offiziellen Theorie sind an der Seuche skrupellose britische Produktionsmethoden schuld: Schafe, die an Scrapie erkrankt waren, wurden zu Fleischmehl verarbeitet und dieses dann an Pflanzenfresser wie Rinder verfüttert. Wenn das nicht pervers ist! Aber die Strafe folgte auf dem Fuß. Zigtausende britischer Rinder verfielen dem Wahnsinn und mußten geschlachtet werden. Für die deutsche Landwirtschaft war BSE ein Glücksfall. Unauffällig konnte man von den eigenen Fleischskandalen ablenken und dabei der lästigen Konkurrenz jenseits des Ärmelkanals noch eins auswischen. Wer wußte schon, daß Hochleistungsrinder überall auf der Welt aus den Kadavern krepierter Tiere hergestelltes Fleischmehl in ihren Trögen hatten? Und daß das britische Fleischmehl nach dem Fütterungsverbot in Großbritannien jahrelang weiterhin als Futtermittel gehandelt und auch nach Deutschland exportiert wurde?

Trotzdem ist mehr als zweifelhaft, ob BSE eine Folge der Verfütterung von Fleischmehl scrapiekranker Schafe ist. Sonst hätte es in allen Ländern, in die britisches Tiermehl exportiert wurde, zu BSE-Epidemien kommen müssen, was nicht der Fall war. Dafür erkrankten auch Rinder, die niemals Fleischmehl erhalten hatten und nicht aus Herden mit erkrankten Tieren stammten. Bis heute ist es nicht gelungen, BSE experimentell – durch Verfütterung von infiziertem Schafshirn an Kälber – zu übertragen. Selbst wenn man Kälbern scrapieinfiziertes Hirn direkt in den Schädel spritzt, erkranken die Tiere nicht an BSE, sondern entwickeln Symptome einer anderen Erkrankung, dem sogenannten Downer-Syndrom.

Für Scrapie konnte man schon vor Jahrzehnten in Island einen natürlichen Infektionspfad dingfest machen. Weil die Schafzucht dort erheblich unter der Krankheit litt, versuchte man sie auszurotten, indem man ausnahmslos alle Schafe auf der Insel – etwa eine viertel Million – tötete. Anschließend wurde der Bestand mit gesunden Tieren wieder aufgebaut. Als Scrapie bald darauf erneut in großem Stil auftrat, begann man nach einem natürlichen Reservoir des Erregers zu suchen. Mit Erfolg. Es zeigte sich, daß die Krankheit von blutsaugenden Milben übertragen wird, die normalerweise auf Mäusen leben. Ähnliche natürliche Übertragungswege sind auch für andere spongiforme Encephalopathien vorstellbar. Neben Milben kämen bespielsweise Flöhe und Zecken als Überträger der Erreger in Frage.

Eine andere Theorie geht von einem Zusammenhang zwischen BSE und einer Pestizidvergiftung aus. Das fragliche Pestizid wurde in Großbritannien zur Bekämpfung der Dasselfliege eingesetzt, deren Maden sich durch die Haut in das Fleisch der Tiere hineinbohren. Praktisch überall dort, wo auf staatliche Anordnung Rinder mit dem Pestizid behandelt wurden, sollen danach gehäuft BSE-Erkrankungen aufgetreten sein. Denkbar wäre, daß die Pestizide den Krankheitsprozeß im Gehirn erst in Gang setzen oder daß sie den potentiellen BSE-Erregern den Zutritt ins Nervensystem erleichtern.

Als wahrscheinlichste Ursache für die Massenerkrankung sieht man jedoch mittlerweile Hormonpräparate an, die britische Tierärzte dem Vieh spritzten. Aus der Hypophyse (Hirnanhangsdrüse) von geschlachteten Rindern werden nämlich verschiedene Hormone gewonnen – zum Beispiel um bei Zuchtkühen Eisprünge auszulösen oder die Milchproduktion nach dem Kalben zu beschleunigen. Wenn unter den Hypophysen solche von infizierten Tieren waren, konnte sich der Erreger über die damit behandelten Tiere und deren Nachkommen verbreiten.

Quellen: R. Bradely: Animal prion diseases. In: J. Collinge, M.S. Palmer (Eds): Prion diseases. Oxford 1997, S.89; W.K. Müller: Experimental studies on several aspects of multiple sclerosis in Iceland. Research Institute Nedri As, Bulletin No.31, Hveragerdi 1979; F.O. Bastian: Review of theories on the nature of the transmissible agent. In: F.O. Bastian (Ed): Creutzfeldt-Jakob disease and other transmissible spongiform encephalopathies. St. Louis 1991, S.49; R.C. Cutlip et al.: Intracerebral transmission of scrapie to cattle. Journal of Infectious Diseases 1994/169/S.814; R.C. Cutlip et al.: Second passage of a US scrapie agent in cattle. Journal of Comparative Pathology 1997/117/S.271; D. MacKenzie: Vets may have spread mad cow disease. New Scientist 14.8.1999, S.24; H.M. Wisniewski et al.: Mites as vectors for scrapie. Lancet 1996/347/S.1114; M. Purdey: Are organophosphate pesticides involved in the causation of bovine spongiform encephalopathy (BSE)? Hypo-

R

thesis based upon a literature review and limited trials on BSE cattle. Journal of Nutritional Medicine 1994/4/S.43; I. Gordon et al.: Phosmet induces up-regulation of surface levels of the cellular prion protein. NeuroReport 1998/9/S.1391

Wer Rindfleisch meidet, ist sicher vor BSE

Als Ende 2000 die ersten deutschen BSE-Fälle gemeldet wurden, brach unter deutschen Verbrauchern die Panik aus. Aus Furcht vor dem Rinderwahn mieden sie monatelang Rouladen und Boeuf Bourgignon wie der Teufel das Weihwasser. Nur: Konsequenterweise hätten sie dann aber auch auf Lamm, Schwein, Geflügel und »Gatterwild« verzichten müssen, denn bei diesen und noch einigen anderen Tierarten treten ebenfalls BSE-ähnliche Erkrankungen, sogenannte »transmissible spongiforme Encephalopathien« (deutsch: übertragbare schwammförmige Hirnerkrankungen) auf.

R

Beim Menschen kennt man gleich mehrere derartige Erkrankungen. Die häufigste ist die Creutzfeld-Jakob-Krankheit (CJK). Nach offiziellen Angaben erkrankt pro Jahr von einer Million Menschen einer »spontan«, das heißt ohne ersichtlichen Grund, an CJK. Zeitversetzt zur Rinderwahnepidemie wurde in Großbritannien ein neues Krankheitsbild beobachtet. Weil es Ähnlichkeiten mit der Creutzfeldt-Jakob-Krankheit aufwies, aber nicht mit ihr identisch war, nannte man es »neue Variante der Creutzfeldt-Jakob-Krankheit« (vCJK). Von 1995 bis heute wurden etwa 100 Fälle dieser Krankheit registriert, die bei weitem überwiegende Zahl in Großbritannien, wo auch die meisten Kühe erkrankt waren.

Bei einer Analyse der Ernährungsgewohnheiten von Patienten mit übertragbaren schwammförmigen Hirnerkrankungen zeichnete sich eine interessante Gemeinsamkeit ab: Viele von ihnen waren Hirnliebhaber – seien es die Hirne von lieben verstorbenen Anverwandten wie auf Papua-Neuguinea, die Hirne von Schweinen und wilden Eichhörnchen wie in bestimmten amerikanischen Bundesstaaten oder die Hirne von Schafen wie mancherorts auf dem Balkan. Einige der britischen vCJK-Fälle lassen sich vermutlich ebenfalls auf solche »regionalen Spezialitäten« zurückführen. Die Betreffenden hatten ihre Fleisch- und Wurstwaren auffällig häufig nicht im Supermarkt, sondern beim Metzger um die Ecke erstanden. Und die haben nach einem Report der britischen Regierung noch Rinderhirne gewonnen, während die Großschlachtereien sie zu Tiermehl verarbeiten ließen. Denkbar wäre es auch, daß das Hirn als Emulgator für Wurstwaren verwendet wurde, denn dadurch konnte man auf chemische Zusatzstoffe verzichten.

Aus lauter Angst vor Steaks und Gulasch wird der wichtigste und zudem gesicherte Übertragungsweg der Krankheit vergessen. Der führt uns nicht zum Metzger, sondern direkt zum Arzt. Bis heute gibt es mindestens 130 Fälle von »iatrogener CJK«, das heißt die Ansteckung erfolgte durch ärztliche Maßnahmen. Transplantierte Horn- und Hirnhäute, neurochirurgische Instrumente und Elektroden, die Epilepsiepatienten zu Therapiezwecken ins Hirn geschoben werden, konnten als Infektionsquellen ausgemacht werden. Den bedeutendensten Anteil hatten jedoch Hormone – wie bei den Rindern und BSE. Aus den Hirnanhangsdrüsen (Hypophysen) von Leichen wurden verschiedene Hormone gewonnen, unter anderem solche für Fruchtbarkeitsbehandlungen von Frauen.

Die größte Tragödie spielte und spielt sich noch in Frankreich ab, wo in den achtziger Jahren 1500 kleinwüchsige Kinder mit Wachstumshormonen aus Leichenhypophysen behandelt wurden. Insgesamt 60 Kinder erkrankten an der Creutzfeldt-Jakob-Krankheit, 40 von ihnen sind bereits gestorben. Skandalös daran ist vor allem, daß die infizierten Hormonpräparate noch weiter verkauft wurden, als die ersten Erkrankungsfälle bereits bekannt waren. Heute werden diese Hormone gentechnisch hergestellt. Bei Eingriffen an Augen oder Gehirn verwenden die Chirurgen inzwischen Einmalbesteck oder setzen sehr drastische Sterilisationsmethoden ein, um den Erreger unschädlich zu machen. Dennoch steigt die Zahl der Opfer einer iatrogenen Übertragung bis heute an.

Quellen: P. Brown et al.: »Friendly fire« in medicine: hormones, homografts, and Creutzfeldt-Jakob disease. Lancet 1992/340/S.24; A. Dorozynski: Hormone scandal hits France. British Medical Journal 1997/314/S. 166; I. Zerr, S. Poser: Spongiforme Enzephalopathien des Menschen. Epidemiologie und klinische Charakteristika. Bundesgesundheitsblatt – Gesundheitsforschung – Gesundheitsschutz 2001/44/S. 341; Die bovine spongiforme Enzephalopathie (BSE) des Rindes und deren Übertragbarkeit auf den Menschen. Gemeinsame Information des Robert-Koch-Institutes (RKI), des Bundesinstitutes für gesundheitlichen Verbraucherschutz und Veterinärmedizin (BgVV), des Paul-Ehrlich-Institutes

(PEI) und des Bundesinstitutes für Arzneimittel und Medizinprodukte (BfArM) (Stand: 5. März 2001). Bundesgesundheitsblatt – Gesundheitsforschung – Gesundheitsschutz 2001/44/S.421; J. Collinge: Variant Creutzfeldt-Jakob disease. Lancet 1999/354/S.317; D. Concar, D. MacKenzie: Suspect steak. New Scientist 31.3.2001, S.5

Risikofaktoren

R

Wer seine Risikofaktoren senkt, beugt Krankheiten vor

Es gibt zahlreiche etablierte Risikofaktoren, die als Vorboten von Zivilisationskrankheiten gelten, zum Beispiel Übergewicht, Bluthochdruck oder erhöhte Cholesterinspiegel. Dabei wird der Begriff »Risikofaktor« häufig fälschlicherweise mit »Ursache« gleichgesetzt. Eine Einflußgröße ist so lange ein »Risikofaktor«, wie zwar eine Korrelation (ein statistischer Zusammenhang) besteht, sich aber keine Ursache-Wirkungs-Beziehung nachweisen läßt. Rauchen ist definitionsgemäß kein Risikofaktor für Lungenkrebs, sondern eine Ursache, da der Rauch im Tierversuch stets Lungenkrebs auslöst. Anders beim Cholesterin: Die Verfütterung von reinem Cholesterin allein erzeugt bei Allesfressern weder Arteriosklerose noch Herzinfarkt.

Das sicherste Urteil darüber, ob ein Zusammenhang kausal oder rein zufällig ist, erlauben Interventionsstudien, bei denen am Menschen überprüft wird, ob Maßnahmen zur Veränderung der »Risikofaktoren« das erwünschte Ergebnis zur Folge haben. Zum Beispiel Studien, bei denen der Cholesterinspiegel etwa durch eine Abmagerungskur gesenkt wird. In mehreren Untersuchungen stieg trotz sinkender Cholesterinspiegel das Herzinfarktrisiko völlig unerwartet um bis zu 60 Prozent an. Damit ist »das Cholesterin« keine Ursache von Infarkt, sondern allenfalls ein Risikofaktor.

Mit einem Beispiel aus dem Alltag läßt sich das Problem sehr schön veranschaulichen. Wenn beim Autofahren das kleine rote Lämpchen mit der Zapfpistole aufleuchtet, dann lehrt die Erfahrung, daß der Pkw bald liegenbleiben wird. Das rote Lämpchen ist ganz klar ein Risikofaktor fürs Liegenbleiben. Die Ursache des ungewollten Zwischenstopps ist jedoch der Benzinmangel im Tank. Was tun Sie, wenn Sie diesen Zusammenhang nicht kennen? Sie fragen vermutlich Fachleute um Rat. Stellen Sie sich vor, Sie rufen nun in einer Werkstatt an, und die Autoexperten dort raten Ihnen, die Stelle auf dem Armaturenbrett zu überkleben, die Stromzufuhr für das Lämpchen zu unterbrechen oder gleich die ganze Elektrik für den Wagen lahmzulegen. Ihr Auto wird selbst dann nicht weiterfahren, wenn alle Fachleute der Welt diese Empfehlungen aussprechen. Dasselbe passiert, wenn man »Risikofaktoren« therapiert, ohne den wahren Zusammenhang zu kennen. Der Tatbestand, daß die Präventivmedizin gern »Risikofaktoren« bekämpft, macht die Sache nicht besser.

Wenn eine erhöhte Salzaufnahme mit einer erhöhten Herzinfarktrate einhergeht, bedeutet das nicht zwangsläufig, daß Salzverzicht vor Infarkt schützt. Nicht einmal dann, wenn ein »plausibler biochemischer Mechanismus« angeboten wird. Was, wenn der hohe Salzkonsum die Aufgabe hätte, ein anderes und gravierenderes Problem der bis heute ungeklärten Grundkrankheit in Schach zu halten? Dann wäre er zumindest in einigen Fällen sogar von Vorteil – eine Überlegung, für die sich ebenfalls Untersuchungen anführen ließen. Oder: In vielen Studien findet man, daß Menschen, die regelmäßig dem Alkohol zusprechen, länger leben als Abstinenzler. Auch daraus darf man nicht schließen, daß Abstinenzler länger leben würden, wenn sie ebenfalls Alkohol tränken. Jedenfalls nicht, solange man nicht weiß, was genau dahintersteckt.

Angesichts des statistischen Hokuspokus mit »Risikofaktoren« hat sich der Begriff der »evidence based medicine« etabliert. Der englische Begriff bezeichnet eine Medizin, die sich auf augenfällige Ergebnisse stützt und weniger auf Meßergebnisse, deren Bedeutung von Theorien und Interpretationen abhängig ist. Gemeint sind damit Untersuchungen, die sich nicht mit Surrogat-Parametern zufriedengeben, wie die »Risikofaktoren« im internen Sprachgebrauch der Medizin heißen. Surrogat-Parameter ist eine vornehme Umschreibung für Ersatzgrößen – in Ermangelung der tatsächlich relevanten Werte. Wesentlich aussagekräftiger ist es, »harte Endpunkte«, also objektive Parameter, zu erfassen, wie zum Beispiel die Sterblichkeit oder das Auftreten eindeutiger Krankheiten wie Infarkt oder Krebs.

→ Wer seinen **Cholesterin**spiegel senkt, senkt sein Herzinfarktrisiko
→ **Abnehmen:** Wer abnimmt, tut seiner Gesundheit etwas Gutes
→ **Alkohol** ist immer noch eines der größten Gesundheitsrisiken
→ Milch schützt vor **Osteoporose**
→ **Salz** erhöht den Blutdruck
→ **Obst** und Gemüse schützen vor Krebs
→ **Ballaststoffe** schützen vor Darmkrebs

Quelle: P. Skrabanek, J. McCormick: Follies and fallacies in medicine. Buffalo 1990

R

Rohkost

Rohkost ist gesünder als »Totgekochtes«

Die Argumentation ist eigentlich ganz einleuchtend: Naturbelassene, also unverarbeitete und unveränderte Nahrungsmittel enthalten alles, was Mutter Natur ihnen mitgab. Kein Vitamin ist zerkocht, kein Mineral ausgewaschen, kein Antioxidans vorzeitig verbraucht. Haben Sie jemals einen Hasen seine Möhrchen kochen oder einen Löwen sein Antilopensteak braten sehen? Na also. Unsere Mitgeschöpfe verzehren alles roh, und keines davon bekommt Arteriosklerose, Diabetes oder hohen Blutdruck. Wenn das keine Empfehlung ist!

Mal abgesehen davon, daß die meisten Tiere in freier Wildbahn früh sterben und die Tiere, die sich als Schädlinge an unseren Vorräten gütlich tun, dabei bestens gedeihen – die Frage ist, ob sich der Mensch verdauungsmäßig mit ihnen vergleichen kann. Was passiert, wenn sich Menschen über längere Zeit überwiegend von Rohkost ernähren? Davon betroffen sind neben den echten Rohköstlern Anhänger der Vollwerternährung, denen geraten wird, mindestens 50 Prozent der täglichen Nahrungsmenge roh zu verzehren, und viele Vegetarier, bei denen ebenfalls neben Körnern viel Obst und Gemüse auf dem Speiseplan steht.

Vielleicht nicht alle, aber bei weitem die meisten bekommen zunächst einmal ziemliche Verdauungsstörungen, Blähungen, die den Leib schmerzhaft auftreiben, und übelriechende Durchfälle. Ursache sind unverdaute Nahrungsbestandteile, die von den im

Darm ansässigen Mikroorganismen vergoren werden. Die Gärungsprodukte sind für die stinkenden Gase verantwortlich, aber was schlimmer ist: Sie schädigen auf lange Sicht die Darmschleimhaut und den dort angesiedelten Teil des Immunsystems. Eine mögliche Ursache für rheumatische Beschwerden, die oft nicht als solche erkannt wird.

Um sich ausreichend mit Nährstoffen, aber auch mit Energie zu versorgen, müssen Rohköstler, denen »Sättigungsbeilagen« wie Kartoffeln, Reis oder Nudeln nicht gestattet sind, mehr Obst und Gemüse verzehren. Häufig stellt sich dadurch ein »Völlegefühl« ein, das viele als Sättigung interpretieren, und deshalb beenden sie vorzeitig die Mahlzeit. Die Folgen führt eine von Professor Claus Leitzmann in Gießen durchgeführte Untersuchung an Rohköstlern dramatisch vor Augen: Von den Teilnehmern wiesen etwa 30 Prozent leichtes bis schweres Untergewicht auf. Dabei bestand zwischen dem Gewicht und dem Rohkostanteil in der Ernährung ein direkter Zusammenhang: Das Gewicht war um so niedriger, je mehr Ungekochtes verzehrt wurde. Viele Frauen berichteten über Menstruationsstörungen, etwa ein Drittel hatte keine Regelblutung mehr! Eine Maßnahme des Körpers, Energie einzusparen, wenn von außen nicht genügend geliefert wird. Zudem wird dadurch der Eintritt einer »energieaufwendigen« Schwangerschaft verhindert.

In einer anderen Gießener Studie fanden die Forscher bei Probanden, die 95 Prozent ihrer Nahrung roh zu sich nahmen, signifikant mehr Zahnschäden als bei einer Vergleichsgruppe, die sich konventionell ernährte. Als Ursache wird der hohe Anteil an Obst, insbesondere von Zitrusfrüchten, in der Ernährung vermutet; denn die Obstsäuren greifen den Zahnschmelz an und ätzen ihn regelrecht weg.

Die Empfehlung, möglichst viel Rohkost zu essen, ist also mit einer gewissen Vorsicht zu genießen. Natürlich soll Ihnen hier nicht der Appetit auf einen Tomatensalat oder eine Avocadocreme genommen werden. Essen Sie, was Sie möchten, sofern Sie Lust darauf haben und es gut vertragen. Extreme Ernährungsweisen und solche, die die biologischen Fakten ignorieren, sind jedoch immer bedenklich.

→ **Vollwerternährung** ist ein modernes Ernährungskonzept für jedermann
→ **Vegetarier** leben länger
→ **Frischkornbrei** stellt die natürliche Nahrung des Menschen dar

Quellen: C. Strassner et al.: Ernährungs- und Gesundheitsverhalten von Menschen mit überwiegender Rohkost-Ernährung. 32. Wissenschaftlicher Kongreß der DGE. Ernährungswissenschaften 1995/34/S.37; C. Ganss et al.: Dental erosions in subjects living on a raw food diet. Caries Research 1999/33/S.74; K. Pirlet: Zur Problematik der Vollwerternährung. Ernährungsheilkunde 1992, Heft 5, S.345

Rohmilchkäse

Rohmilchkäse wird aus Rohmilch gemacht

Es ist noch gar nicht so lange her, da wurden alle Käse aus Rohmilch gemacht. Rohmilch ist die unbehandelte Milch direkt aus dem Kuhstall. Selbstverständlich enthält sie Keime: erwünschte, die zum Säuern der Milch und für die Käsereifung gebraucht werden, aber auch unerwünschte Verderbniserreger und manchmal sogar potentielle Krankheitskeime. In aller Regel haben die erwünschten Milchsäurebakterien die Verderbniserreger in Schach gehalten. Die Milch wurde angenehm sauer, aber keinesfalls bitter oder faulig.

Mit dem Fortschritt hielten neue Techniken Einzug in den Kuhstall. Und das führte dazu, daß man heute nur noch in Ausnahmefällen aus Rohmilch Käse herstellen kann. Es sind vor allem zwei Ursachen, die die Keimflora verändert haben: erstens die Fütterung mit Silage, das heißt mit vergorenem Maishäcksel aus dem Silo. Damit erzeugte Milch schmeckt nicht nur komisch, sie enthält oftmals auch Pilzsporen, die den Käse während der Reifung verderben lassen. Und zweitens die Kühlung der Milch beim Landwirt. Da die Molkerei heute die Milch nur noch alle zwei Tage abholt, können sich die kälteliebenden Verderbniserreger optimal vermehren, während die nützlichen, aber wärmebedürftigen Milchsäurebakterien in ihrer Entwicklung gehemmt werden.

Das sind die Gründe, warum die Milch heute oftmals nicht mehr sauer wird, sondern fault. Damit in der Käserei ja nichts schiefgeht, wird die Milch deshalb gewöhnlich zur Abtötung der unerwünschten Keime erhitzt (Pasteurisierung), danach wird eine eigens gezüchtete Starterkultur zugesetzt. So ist man gesundheitlich und technisch auf der sicheren, geschmacklich allerdings oft genug auf der langweiligen Seite. Auch eine gute Starterkultur kann die vielfältigen Wirkungen einer gesunden Keimflora in der Milch nicht voll ersetzen.

Rohmilchkäse sind mittlerweile selten geworden. Noch bis vor wenigen Jahren war in Deutschland für Emmentaler sogar die ausschließliche Verwendung von Rohmilch gesetzlich vorgeschrieben. Trotz des Wegfalls der Vorschrift hat sich aber an der Herstellung nicht viel geändert. Denn schon damals wurde die Milch zur Entkeimung nicht erhitzt, sondern baktofugiert. Spezialzentrifugen, sogenannte Baktofugen, rotieren so schnell, daß Bakterien und Pilzsporen, die aus der Silage stammen, von der Milch abgetrennt werden. Seither kann man auch eine weniger gute Milch ohne Erhitzung zu Emmentaler verarbeiten.

In Frankreich, dem »Mutterland« des Käsegenusses, ist eine andere Technik populär, um für den deutschen Markt den beliebten und etwas teureren Rohmilchkäse zu produzieren. Hier wirkt die »Thermisierung« wahre Wunder. Dazu wird die Rohmilch doch ein wenig erwärmt, um einen Teil der Keime abzutöten. Allerdings nicht ganz so hoch wie bei der Pasteurisierung. Dafür läßt man die Wärme länger einwirken. Auf diesem Wege kann man elegant die analytisch nachweisbare Pasteurisation umgehen, und der Kunde bekommt wie gewünscht seinen Rohmilchkäse.

→ **Kalbsleberwurst** enthält Kalbsleber

Quellen: W. Zipfel, K.D. Rathke: Lebensmittelrecht, Kommentar der gesamten lebensmittel- und weinrechtlichen Vorschriften sowie des Arzneimittelrechts. München 1999. Verordnung über Hygiene- und Qualitätsanforderungen an Milch und Erzeugnisse auf Milchbasis vom 24.4.1995. C 273; W. Zipfel, K.D. Rathke: Lebensmittelrecht, Kommentar der gesamten lebensmittel- und weinrechtlichen Vorschriften sowie des Arzneimittelrechts. München 1999. Käse-Verordnung vom 14.4.1986. C 277; U. Pollmer, B. Schmelzer-Sandtner: Wohl bekomm's. Was Sie vor dem Einkauf über Lebensmittel wissen sollten. Köln 1998

R

S

Salz

Salz erhöht den Blutdruck

Fast schon gebetsmühlenhaft wiederholt, durchdrang diese Behauptung in den letzten Jahrzehnten unaufhaltsam Fachzeitschriften, Ernährungsratgeber und den Bunte-Blätter-Wald. Wie kaum eine andere Ernährungsempfehlung sickerte sie ins allgemeine Gesundheitsbewußtsein und bescherte Millionen von Menschen – die murrend, aber folgsam den Salzstreuer im Schrank ließen – fades Essen. Und dabei war der Zusammenhang zwischen Blutdruck und Salzverzehr von Anfang an umstritten.

Der Feldzug gegen das Salz begann 1972 mit einer wissenschaftlichen Veröffentlichung, in der Versuche an Ratten beschrieben wurden, deren Blutdruck anstieg, wenn man ihr Futter salzte. Allerdings handelte es sich um einen besonderen, einen salzempfindlichen Rattenstamm, und die Menge, die die Tiere verzehren mußten, würde – auf den Menschen hochgerechnet – einer Tagesdosis von einem Pfund Salz entsprechen! Viele Ernährungsmediziner nahmen das Ergebnis der Studie dennoch dankbar auf und leiteten daraus Ratschläge für den Verbraucher ab.

Die zweite Arbeit, die die Salzdiskussion – und mittlerweile die Gesundheitspolitik – bis heute maßgeblich beeinflußt hat, ist die sogenannte Intersalt-Studie (1988). Bei dieser Untersuchung verglichen die Mediziner 52 Bevölkerungsgruppen aus allen Teilen der Welt. Die Auswertung brachte zunächst ein überraschendes Ergebnis: Wenn überhaupt ein Zusammenhang zwischen Blutdruck und Salzverzehr bestand, dann in der Form, daß der Blutdruck mit steigender Salzzufuhr sank! Die Gruppe mit dem höchsten Salzkonsum (durchschnittlich 14 Gramm pro Tag), die Bewohner der chinesischen Region Tianjin, hatte jedenfalls kei-

Die zwei Ergebnisse der Intersalt-Studie

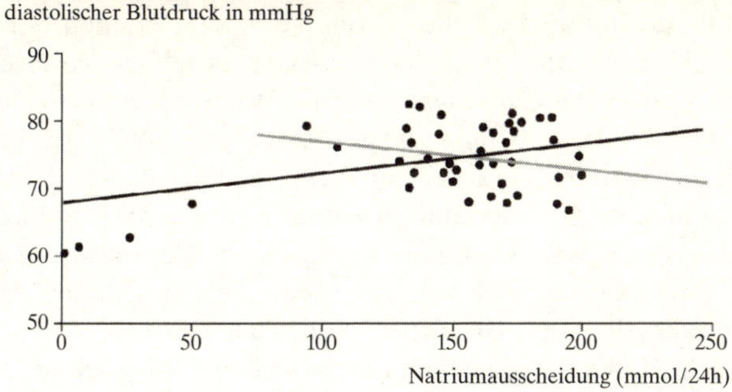

Jeder Punkt steht für eine von 52 Bevölkerungsgruppen. Dargestellt wird der Zusammenhang zwischen diastolischem Blutdruck (»unterer Wert«) und der Natriumausscheidung, die als Maß für den Kochsalzkonsum dient. Mit statistischen Methoden lassen sich die Punkte zu einer Linie, einer linearen Beziehung, zusammenrechnen. Nimmt man die vier Ausreißer (links) dazu, ergibt sich eine steigende Linie, das heißt, je mehr Kochsalz, desto höher der Blutdruck. Läßt man die vier weg, weil sie mit den anderen Bevölkerungsgruppen kaum vergleichbar sind, ergibt sich eine fallende Linie: je mehr Kochsalz, desto niedriger der Blutdruck.

So wirkt sich Kochsalzverzicht auf den Blutdruck aus

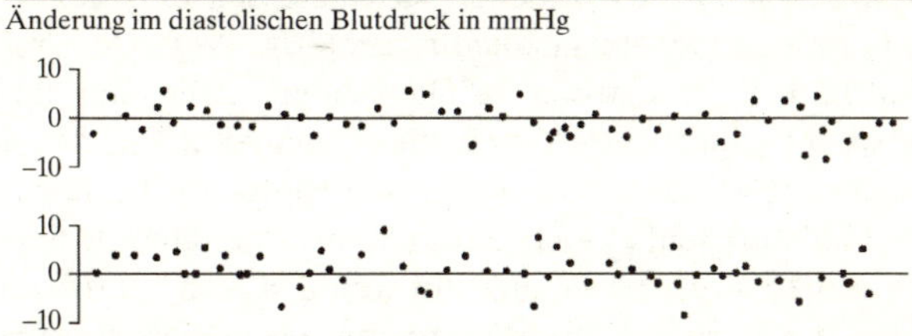

Jeder Punkt steht für eine Studie, in der eine Probandengruppe kochsalzreduzierte Kost bekam, während sich die andere normal ernährte. Gezeigt werden die Änderungen im diastolischen Blutdruck (»unterer Wert«) bei den Salzsparern. Das obere Bild gibt die Befunde bei Menschen mit normalem Blutdruck wieder, das untere die von Personen, die zu Beginn der Studie erhöhten Blutdruck aufwiesen.

Die Grafiken zeigen, daß der Kochsalzverzicht – sowohl bei Menschen mit normalem wie auch bei Menschen mit erhöhtem Blutdruck – alles in allem »nichts« bewirkt.

S

nen höheren Blutdruck als Afroamerikaner aus Chicago, die nur sechs Gramm täglich zu sich nahmen.

Damit hätte die Salzhypothese vom Tisch sein können. Aber der Gesichtsverlust für die Experten wäre erheblich gewesen, schließlich hatten sie sich längst auf eine Warnung vor Salz verständigt. In der Not griff man zur Statistik. Hier boten sich vier Naturvölker an, die völlig aus dem Rahmen der Intersalt-Daten fielen. Sie aßen so gut wie kein Salz und hatten auch keinen erhöhten Blutdruck. Nur wenn man diese »Ausreißer« in die Auswertung mit einbezog, ließ sich ein vager Zusammenhang zwischen Salzverzehr und Blutdruck konstruieren. Daß bei der grundverschiedenen Lebensweise dieser Völker auch ganz andere Faktoren eine Rolle spielen könnten, interessierte offenbar nicht weiter. Statt dessen wurde dieser fragwürdige Befund nun den gesundheitspolitischen Leitlinien der gesamten westlichen Welt zugrunde gelegt.

Mit dem Aufruf zum allgemeinen Salzverzicht verfolgten die Präventivmediziner natürlich nur die besten Absichten: Da der Bluthochdruck ein Risikofaktor für Herz-Kreislauf-Krankheiten darstellt, sollten damit viele Leben gerettet werden. Die Überlegung dabei war: Die Menschen sind leichter dazu zu bewegen, weniger zu salzen, als auf das Rauchen zu verzichten und sich körperlich zu betätigen (was tatsächlich nachhaltige Vorteile für die Gesundheit hätte). Inzwischen bringen aber mehr und mehr gründliche wissenschaftliche Untersuchungen an den Tag, daß der sparsame Umgang mit dem Salz weder den Blutdruck breiter Bevölkerungsschichten senkt noch deren Leben verlängert. Selbst Hochdruckkranke profitieren oft nur wenig davon, und wenn, dann erst bei drastischen Einschränkungen. Dazu zwei Beispiele (beide wurden 1997 veröffentlicht):

An einer auf drei Jahre angelegten amerikanischen Studie (TOPH II) nahmen mehrere tausend Menschen teil, deren Blutdruck »im oberen Normbereich« lag. Sie erhielten salzarme Kost, und nach sechs Monaten war ihr Blutdruck im Schnitt um 2,9 mmHg (systolisch, »oberer« Wert) bzw. 1,6 mmHg (diastolisch, »unterer« Wert) gesunken. Am Ende der drei Jahre war von dieser minimalen Verbesserung jedoch kaum noch etwas festzustellen. Für eine andere Studie (DASH) wurde den Teilnehmern eine

Ernährungsweise verordnet, die viel Obst und Gemüse sowie Milchprodukte mit niedrigem Fettgehalt enthielt. Nach drei Wochen bereits war der Blutdruck in der Gruppe mit »milder Hypertonie« um 5,5 bzw. 3,0 mmHg gesunken, bei der Gruppe mit stärker erhöhtem Blutdruck lagen die Werte gar 11,4 und 5,5 mmHg niedriger. Und das – man höre und staune – bei gleichbleibendem Salzkonsum!

Der Mythos vom mörderischen Salz wankt heftiger denn je. Mittlerweile stellen Wissenschaftler bereits die Frage, ob die allgemeine Empfehlung, Salz zu sparen, vielleicht mehr schadet als nutzt. Gerade bei älteren Menschen ist Salzverzicht riskant. Er beeinträchtigt die geistigen Fähigkeiten und unterdrückt den Durst, so daß sie zuwenig Flüssigkeit aufnehmen. Zwei neuere Untersuchungen legen nahe, daß die Einschränkung des Salzverzehrs ganz allgemein die Sterblichkeit erhöht und Herz-Kreislauf-Krankheiten fördert – und zwar um so mehr, je weniger Salz gegessen wird. Sicher ist inzwischen, daß durch Salzverzicht der Cholesterinspiegel steigt, vor allem das als schädlich geltende LDL-Cholesterin. Und weil viele Patienten sowohl zu einer salzarmen als auch zu einer cholesterinsenkenden Ernährung angehalten werden, bleiben sie ihrem Arzt als treue Kunden erhalten.

Vermutlich krankt alles daran, daß Ärzte und Gesundheitspolitiker die Dinge auf einen möglichst einfachen Nenner bringen wollen. Bill Harlan, seines Zeichens Leiter der Abteilung Präventivmedizin in der amerikanischen Gesundheitsbehörde, formulierte es so: »Jeder will von uns eine einfache Antwort auf die Frage ›Darf ich oder darf ich nicht?‹ hören. Kein Mensch will warten, bis die Studie abgeschlossen ist; denn das dauert schon mal fünf Jahre. Die Leute fordern sofort eine Antwort … Das führt dazu, daß wir ständig dazu gezwungen sind, Positionen zu beziehen und zu vertreten, selbst wenn diese wissenschaftlich nicht zu rechtfertigen sind.« Und so müssen wir bis heute mit dem Vorwurf leben, wir würden zuviel salzen – und das wider besseres Wissen.

→ Wer seine **Risikofaktoren** senkt, beugt Krankheiten vor
→ Das gute und das böse **Cholesterin**

Quellen: G. Taubes: The (political) science of salt. Science 1998/281/S.898; L.J. Appel et al.: A clinical trial of the effects of dietary patterns on blood pressure. New England Journal of Medicine 1997/336/S.1117; Intersalt Cooperative Research Group: Intersalt: an international study of electrolyte excretion and blood pressure. Results for 24 hour urinary sodium and potassium excretion. British Medical Journal 1988/297/S.319; J.P. Midgley et al.: Effect of reduced dietary sodium on blood pressure. Journal of the American Medical Association 1996/275/S.1590; N.A. Graudal et al.: Effects of sodium restriction on blood pressure, renin, aldosterone, catecholamines, cholesterols, and triglycerides. Journal of the American Medical Association 1998/279/S.1383; M.H. Alderman et al.: Dietary sodium intake and mortality: the National Health and Nutrition Examination Survey (NHANES I). Lancet 1998/351/S.781; M.H. Alderman et al.: Low urinary sodium is associated with greater risk of myocardial infarction among hypertensive men. Hypertension 1995/25/S.1144; F.C. Luft: Cum grano salis. Deutsche Medizinische Wochenschrift 1999/124/S.1351; F.C. Luft: Salt and hypertension at the close millennium. Wiener Klinische Wochenschrift 1998/110/S.459

Eine gute Diät verzichtet auf Salz

Viele Diäten sind salzarm. Anstelle anderer Genüsse werden kaliumreiche Speisen wie Reis und Gemüse empfohlen. Kalium wirkt im Körper als Gegenspieler des im Kochsalz enthaltenen Natriums. Dieser Trick ist ebenso billig wie riskant: Salz bindet Wasser im Körper. Wenn Natrium von Kalium verdrängt wird, funktioniert das nicht mehr. Auf diese Weise sorgen solche Diäten für einen schnellen Wasserverlust. Die bedauernswerten Opfer von Frauenzeitschriften verwechseln die damit verbundene Gewichtsabnahme mit einer »Fettschmelze«. Befolgen sie zudem den Rat, bei Hunger ein Glas Wasser zu trinken, wird zusätzlich Kochsalz ausgeschwemmt. Das kann im schlimmsten Fall – wenn sehr viel Wasser oder Tee getrunken wird, weil das ja auch gut für die Nieren sein soll und außerdem den Körper entschlackt – eine »Hyponaträmie« auslösen, einen akuten Natriummangel. Häufige Nebenwirkung solcher Diäten und erstes Warnsignal sind Kreislaufschwäche und Übelkeit, es kann unter Umständen aber auch zu bleibenden Hirnschäden kommen.

→ **Salz** erhöht den Blutdruck

Quellen: H. Glatzel: Wege und Irrwege moderner Ernährung. Stuttgart 1982; P. Bhalla: Hyponatraemic seizures and excessive intake of hypotonic fluids in young children. British Medical Journal 1999/319/S.1554; J. Ayus et al.: Chronic hyponatraemic encephalopathy in postmenopausal women. Journal of the American Medical Association 1999/281/S.2299

Schinken

Schinken soll man nicht mit Käse überbacken

Der Toast Hawaii, aber auch einige Pizze und Aufläufe, sind bei gesundheitsbewußten Zeitgenossen übel beleumdet. Warum? Weil sie aminhaltige Lebensmittel wie Käse oder Fisch mit nitrat- oder nitrithaltigen Zutaten wie Schinken, Salami oder Spinat kombinieren. In der Hitze des Backofens – so die Theorie der Ernährungsgelehrten – müssen sich demzufolge gefährliche Nitrosamine bilden. Der Blick ins Chemie-Lehrbuch zeigt: Tatsächlich, aus Aminen und Nitrit können Nitrosamine entstehen, und Nitrosamine sind im Tierversuch krebserregend! Deshalb wird in allen Küchentips vor der beliebten Kombination Schinken mit Käse gewarnt. Aber halt, bevor Sie Ihren Toast Hawaii endgültig von der Speisekarte streichen, lohnt es, die hübsche Theorie mit den Nitrosaminen einmal in der harten Realität deutscher Backöfen zu überprüfen.

An der Fachhochschule Berlin, Fachbereich Lebensmitteltechnologie, nahm man sich dieser drängenden Frage an. Pizze und Toasts wurden gleich dutzendweise gebacken und gegrillt. Und nichts davon durfte hinterher den Weg alles Eßbaren gehen, sondern alles wurde fein zerkleinert und der chemischen Analyse zugeführt. Nach Vakuum-Wasserdampf-Destillation, chromatographischer Trennung und abschließendem Durchlauf durch den Thermal Energy Analyzer stand fest: Die umstrittenen Gerichte enthielten nicht mehr Nitrosaminspuren als jene Speisen, die bis dato als unbelastete Alternative galten, weil ohne Nitrit und Amine zubereitet. Deshalb dürfen Sie sich den Toast Hawai, Ihre Lieblingspizza oder einfach nur überbackenen Blumenkohl getrost wieder munden lassen.

→ **Pilze**: Pilzgerichte darf man nicht aufwärmen

Quelle: E. Wiegeler et al.: Untersuchungen zum Nitrosamingehalt von Pizzen und Toasts. Fleischwirtschaft 1994/74/S. 1296

S

Schokolade

Weiße Schokolade enthält mehr Milch als dunkle

Die Farbe der Schokolade hat nichts mit der Milch zu tun. Aus technischen Gründen werden der Schokolade nur getrocknete Milcherzeugnisse wie Milchpulver, Milchzucker und natürlich Milchfett zugesetzt. Weiße Schokolade enthält mindestens 17,5 Prozent »Milchbestandteile«, Vollmilchschokolade sogar ein halbes Prozent mehr. Zu berücksichtigen ist dabei allerdings, daß der Begriff »Vollmilchschokolade« im deutschen Lebensmittelrecht gar nicht vorkommt und somit einen gewissen Spielraum zur Interpretation der »Kakaoverordnung« bietet. Die schöne braune Farbe der »normalen« Schokolade stammt schlicht und ergreifend vom Kakaopulver. Es fehlt bei der weißen Schokolade. Selbstverständlich enthält auch sie Kakao – aber nicht braunes Kakaopulver, sondern nur die hellgelbe Kakaobutter. Letztere fällt bei der Herstellung von Kakaopulver an, wenn das Fett aus den Kakaobohnen abgepreßt wird. Die wichtigste Zutat fast aller Schokoladen ist ansonsten mehr oder weniger die gleiche: jede Menge Zucker, meist um die 50 bis 60 Prozent, bei gefüllter Schokolade sogar bis zu 75 Prozent.

Quellen: Lebensmittel Praxis (Ed): Schokolade und Kakao. Über die Natur eines Genusses. Bonn 1991; Verordnung über Kakao und Kakaoerzeugnisse (Kakaoverordnung) vom 30.6.1975 (BGBl I S.1760), zuletzt geändert am 29.1.1998 (BGBl I S.230, 296) BGBl III/FNA 2125-40-5; W. Zipfel, K.D. Rathke: Lebensmittelrecht, Kommentar der gesamten lebensmittel- und weinrechtlichen Vorschriften sowie des Arzneimittelrechts. München 1999. Verordnung über Kakao und Kakaoerzeugnisse, C 370, § 13, Rdn 8

Schweinefleisch

Das Schweinefleischverbot im Islam hat hygienische Gründe

Nicht nur Supermärkte, Appetit und Diätpläne bestimmen, was wir essen. In vielen Ländern spielen auch religiöse Vorschriften eine Rolle. Vor allem der Genuß bestimmter Fleischsorten ist Gläubigen mitunter strikt verboten. Bei Juden und Moslems gilt das Schwein als »unrein«, den Hindus ist die Kuh heilig, und den Christen hat – was wohl die wenigsten wissen – der Papst den Genuß von Pferdefleisch untersagt.

Im Alten Testament steht zum Schwein (und einigen anderen Tieren) geschrieben: »Von ihrem Fleisch dürft ihr nicht essen und ihr Aas nicht berühren; unrein sind sie für euch.« (3. Buch Mose 11,8) Und der Koran sagt: »Verboten hat Er euch nur Fleisch von verendeten Tieren, Blut, Schweinefleisch und Fleisch, worüber ein anderes Wesen als Gott angerufen worden ist.« (2. Sure, Vers 174) Aber warum hat sich das Schwein gleich bei zwei Weltreligionen so unbeliebt gemacht? Als einfachste Begründung wird meist angeführt, das Schwein sei unsauber, es suhle sich in seinem eigenen Dreck. Ein moderner Erklärungsversuch lautet, bei dem Gebot handle es sich um eine Maßnahme zur Krankheitsvorbeugung, weil Schweinefleisch oft Trichinen enthalten habe.

Beide Argumente sind leicht zu widerlegen. Punkt 1: Schweine verhalten sich nur dann »unrein(lich)«, wenn wir sie dazu zwingen. Schweine besitzen keine Schweißdrüsen, deshalb benötigen sie zur Abkühlung Wasser oder Schlamm – erst recht, wenn es heiß ist. Nur im ärgsten Notfall wälzen sie sich tatsächlich im eigenen Kot. Punkt 2: Andere Haustiere, wie Rinder, Schafe und Ziegen, übertragen ebenfalls gefährliche Krankheiten (etwa Tuberkulose, Brucellose, Rinderwahnsinn oder Milzbrand), und trotzdem ist ihr Verzehr nicht verboten. Durch ausreichendes Erhitzen lassen sich die meisten Krankheitserreger unschädlich machen. Wäre es also allein um die Gesundheit gegangen, hätten Allah und Jahwe zuvörderst den Genuß *rohen* Fleisches verboten. Haben sie aber nicht. Also muß etwas anderes dahinterstecken.

Der wahre Grund ist: Das Schwein ist zu schlecht an Klima und Umwelt des Vorderen Orients angepaßt. Es braucht Wasser, Schatten und Wälder, in denen es nach Eicheln, Pilzen, Käfern und Engerlingen wühlen kann. Wie archäologische Funde belegen, gab es das alles in vorchristlicher Zeit auch im Nahen Osten, und damals hielten und aßen die Menschen ganz selbstverständlich Schweine. Doch als die Wälder schwanden, die Böden austrockneten und das Wasser knapper wurde, verlor das Schwein seine ökologische Nische und entwickelte sich zum Nahrungskonkurrenten des Menschen: Jetzt mußte man es füttern, sollte das Tier Fleisch ansetzen. Anders als Rinder, Schafe und Ziegen sind Schweine keine Wiederkäuer und können demzufolge mit Gras, Blättern oder gar Baumrinde herzlich wenig anfangen.

Und vor allem: Das Wasser war kostbar geworden. Sollte man es den Schweinen zum Suhlen überlassen? Es wäre unvernünftig gewesen, zumal Schweine außer dem jetzt teuer erkauften Fleisch – im Gegensatz zu Rindern, Ziegen und Schafen, die Milch bzw. Wolle liefern – keinen weiteren Nutzen boten. Und da die Menschheit damals nicht anders war als heute, mußte ein göttliches Gesetz erlassen werden, um die Unvernunft und die Lust auf Schweinernes einzudämmen. Dank sei Gott.

→ **Heilige Kuh:** Würde man in Indien die heiligen Kühe schlachten, ginge es den Menschen dort besser
→ In der Not frißt der Teufel **Fliegen**

Quelle: M. Harris: Wohlgeschmack und Widerwillen. Die Rätsel der Nahrungstabus. Stuttgart 1988

Sekt

Sekt ist deutscher Schaumwein

Zugegeben, das ist nur ein halber Irrtum. Richtig wäre es zu sagen: *Heute* bezeichnen wir mit dem Wort »Sekt« deutschen Schaumwein. Aber die Geschichte dieses halben Irrtums ist so schön, daß wir sie Ihnen nicht vorenthalten wollen.

Das deutsche Wort »Sekt« leitet sich vom englischen »sack« her, und dieses wiederum geht auf das spanische »seco«, trocken, zurück. Gemeint war damit bis weit ins 19. Jahrhundert hinein jedoch keineswegs sprudelnder Schaumwein, sondern ein süßer spanischer Wein. Besonders liebten die Engländer den »vino seco« aus Jerez. Die spanischen Worte wurden in ihrem Munde zu »scherri säck« umgeformt und fanden sich als »sherry sack« auf den Etiketten wieder. Unglaublich, aber wahr: Was damals »Sekt« hieß, wird heute als Sherry verkauft.

Als Sekt ging dieser spanische Wein auch in die Literatur ein: In seinem Drama »Heinrich IV.« läßt Shakespeare den Fallstaff dem »sack«, also Sherry, zusprechen, und zwar nicht zu knapp. Völlig korrekterweise wurde daraus in der bis heute meistgespielten deutschen Übersetzung des Stückes »Sekt«. Die wundersame Verwandlung von Sherry in Schaumwein nahm an einem Novemberabend im Jahre 1825 in der Stammkneipe des Berliner Schauspielers Ludwig Devrient ihren Anfang. Dieser hatte im Berliner Schauspielhaus den Fallstaff gespielt und seine Rolle offenkundig noch nicht ganz abgelegt, als er dem Kellner übermütig zurief: »Bring mir Sekt, Schurke!« Der aber kannte seine Kundschaft und brachte, was Devrient sonst stets zu trinken pflegte: Champagner. – So jedenfalls soll es gewesen sein.

Tatsache ist, daß sich die Bezeichnung »Sekt« für das prikkelnde Trinkvergnügen in Berlin sehr schnell ausbreitete. In einigen Gegenden Deutschlands dauerte es dann doch noch bis in die zweite Hälfte des 19. Jahrhunderts, bis jedermann wußte, daß mit »Sekt« nun nicht mehr unser heutiger Sherry, sondern ein champagnerähnliches Getränk gemeint war. Der bisherige Begriff »Schaumwein«, eine Übertragung des französischen »vin mousseux«, konnte sich dagegen – außer im amtlichen Sprachgebrauch – nicht mehr durchsetzen. Das mußte auch der 1894 gegründete Verband Deutscher Schaumweinkellereien erkennen: Bereits 1908 änderte er seinen Namen in Verband Deutscher Sektkellereien um. Später versuchte er dann sogar, die Bezeichnung »Sekt« für deutsche Erzeugnisse zu reservieren und ausländische Produkte mit dem weniger beliebten Namen »Schaumwein« zu belegen. Das wußte der Europäische Gerichtshof jedoch zu verhindern, und heute darf alles »Sekt« heißen, was die EU-Richtlinie 2333/92 erfüllt.

→ **Champagner** ist eine französische Erfindung

Quellen: H. Dohm: Sekt. Zwischen Kult und Konsum. Neustadt an der Weinstraße 1981; Verordnung (EWG) Nr. 2333/92 des Rates zur Festlegung der Grundregeln für die Bezeichnung und Aufmachung von Schaumwein und Schaumwein mit zugesetzter Kohlensäure. Vom 13. Juli 1992 (Abl Nr. L 231/9), geändert durch VO (EG) Nr. 1429/96 vom 26.6.1996 (Abl. Nr. L 184/9)

Ein Löffel in der Sektflasche verhindert, daß die Kohlensäure entweicht

Der Tip, einen Silberlöffel in den Hals einer geöffneten Sektflasche zu stecken, damit der »Geist« drin bleibt, hat fürwahr etwas Magisches. Doch in der rauhen experimentellen Wirklichkeit ließ sich die Behauptung meist nicht bestätigen. Genervt von den ständigen Nachfragen aus der Leserschaft hatte sich die Redaktion des Wissenschaftsmagazins »New Scientist« dazu entschlossen, die Probe aufs Exempel zu machen. Man öffnete zwei Flaschen Sekt und stellte sie mit und ohne Löffel in den Kühlschrank. Testtrinker hatten in bestimmten zeitlichen Abständen die Spritzigkeit der Brausen mit der von frisch geöffnetem Sekt zu vergleichen und zu bewerten. Ergebnis: Alle Flaschen wurden mit exakt der gleichen Geschwindigkeit von ihren Kohlensäuregeistern verlassen.

Objektiver als dieser Geschmackstest erscheint ein Versuch, der im Mutterland des Champagners durchgeführt wurde. Das Komitee für den Wein der Champagne in Epernay ließ den Kohlensäuredruck in sechs Champagnerflaschen messen, nachdem jeweils ein Glas Schampus entnommen worden war. Die Flaschen kamen zurück in den Kühlschrank. Nach 24 Stunden hatten die verkorkten Flaschen wesentlich weniger Kohlensäure verloren als die offenen. Doch zwischen den Flaschen mit und ohne Löffel wurde kein signifikanter Unterschied gefunden. Zu einem ganz anderen Ergebnis kam die Redaktion der ARD-Wissenschaftssendung »Kopfball«. Wieder einmal standen zwei angebrochene Sektflaschen mit und ohne Löffel über Nacht im Kühlschrank. Durch Erhitzen trieb man ihnen dann die Kohlensäure aus, fing diese ein und bestimmte ihr Volumen – und siehe da, die Flasche mit dem Löffel hatte eindeutig mehr Gas enthalten als die ohne. Bloß warum? Eine plausible Erklärung lieferte die Redaktion gleich mit: Wenn die beiden Flaschen lauwarm sind, weil sie bei Zimmertemperatur herumgestanden haben, und dann in den Kühlschrank gesteckt werden, leitet der Metalllöffel die Wärme aus der Flasche besser ab. Das heißt, in der Löffelflasche wird der Sekt schneller kalt – und in kalten Flüssigkeiten löst sich bekanntlich mehr Gas. Voilà!

Quellen: Anon: Fizzy Fallacy? New Scientist 13.5.2000, S. 39; C. Drösser: Stimmt's? Moderne Legenden im Test. Reinbek 1998

Selen

Selen ist ein wichtiges Spurenelement für den Menschen

Als hätte er geahnt, wie nahe Licht und Schatten beim Selen beieinander liegen, benannte der schwedische Chemiker und Mineraloge Jakob Berzelius das von ihm entdeckte, heute vielgepriesene Spurenelement 1817 nach der Mondgöttin Selene. Derzeit herrscht Vollmond über dem Selen, will heißen, der Heilsversprechen durch das Spurenelement gibt es viele: Als hochwirksames Antioxidans gepriesen, soll es vor Krebs und Gefäßerkrankungen schützen, Rheuma lindern, den Körper von Schwermetallen entgiften, das Immunsystem stärken, die Schilddrüsenfunktion fördern und dergleichen Wunderbares mehr. Die höchsten Selengehalte unter den Nahrungsmitteln haben Innereien, Pilze und Meerestiere. Die sind nun mal nicht jedermanns Sache und enthalten außerdem oft Schwermetalle. Entsprechend boomt der Markt für frei verkäufliche Selenpräparate.

S

Die Schattenseite liegt indes näher, als manchem Anbieter solcher Produkte lieb sein kann. Selenverbindungen sind zum Teil stark giftig (so daß manche als Pestizide Verwendung finden) und durchaus in der Lage, selbst Krebs auszulösen. Außerdem reichert sich die Substanz sowohl in der Umwelt wie auch in der Nahrungskette rasch an. Während die Ernährungswissenschaft noch die selenarmen Böden in Mitteleuropa und den Selenmangel in der Nahrung bejammert, wird geflissentlich übersehen, daß die Konzentration des Umweltgiftes Selen aus der Entsorgung und Verwitterung von Farben, Lacken, elektrotechnischen Geräten und anderen Selenträgern im Nahrungskreislauf bedenklich wachsen könnte.Schließlich gerät Selen über Düngemittel aller Art auf unsere Äcker und Felder. Nicht nur durch Spurenelementdünger werden die Böden damit angereichert: Über selenhaltige Antischuppenmittel gelangt das Spurenelement in den Klärschlamm und über Mineralstoff-Futtermittel in Gülle und Mist. Vor allem die Umweltforscher sehen diese Entwicklung mit Sorge, da es in der aquatischen Nahrungskette zu einer massiven Anreicherung von Selen kommt und viele Fischarten bereits auf geringfügig erhöhte Selengehalte mit Mißbildungen reagieren.

Wie leicht die Anreicherung unterschätzt wird, zeigt das Beispiel Finnland. Dort wurde versucht, den postulierten Mangel an Selen durch eine landesweite Kampagne zur Selendüngung zu beheben. Damit sollte die Selenzufuhr aus der Nahrung über einen Zeitraum von zwanzig Jahren verdoppelt werden. Aber schon nach drei Jahren hatte man sie verdreifacht. Der versprochene gesundheitliche Nutzen blieb nach Angaben der WHO aus. Es änderte sich weder die Sterblichkeit an Krebs noch an Herz-Kreislauf-Erkrankungen.

Von den Befürwortern einer Nahrungsergänzung durch Selen wird in der Regel eine einzige Studie am Menschen genannt, in der die Krebsrate aufgrund der Selengaben um sagenhafte 50 Prozent gefallen sein soll. Merkwürdig nur, daß dies in keiner anderen Studie gelungen ist, daß die Daten unvollständig sind, so daß sich die Schlußfolgerung nicht nachprüfen läßt, daß die Sterblichkeitsrate für alle Todesursachen nicht niedriger lag als in der Kontrollgruppe ohne Selenpräparat. Das heißt, insgesamt starben mit und ohne Selen gleich viele Leute: Wenn also viel weniger Menschen an Krebs starben, müssen mehr an etwas anderem gestorben sein. Doch darüber schweigen sich die Autoren der Studie aus.

Dafür demonstrieren Tierversuche die Zweischneidigkeit des Halbmetalls um so nachdrücklicher: Ob Selen vor Schwermetallvergiftungen schützt, ob es Krebs verhindert oder auslöst, hängt von der jeweiligen Versuchssituation ab. So konnte es in manchen Fällen die Vergiftung durch Quecksilber verhindern, in anderen förderte es die Ablagerung des giftigen Schwermetalls in Hirn und Nieren. Bei vielen Versuchen fand man zwar einen beeindruckenden Rückgang von Tumoren, aber ebensooft und in derselben Versuchsanordnung auch eine massive Zunahme: Das Schimmelpilzgift Aflatoxin beispielsweise löst zuverlässig Krebs aus. Ratten, denen man dazu 0,03 ppm Selen gab, erkrankten zu 96 Prozent an Krebs. Mit 1 ppm Selen erkrankten nur 25 Prozent, mit 5 ppm wieder 93 Prozent. Damit sind die Wirkungen von Selenpräparaten kaum kalkulierbar.

Auch was die Wirkungen auf die Körperabwehr angeht, scheint Vorsicht angebracht zu sein. Denn wenn Selen immunologische Reaktionen stimulieren kann, fördert es unter Umständen auch Allergien und Autoimmunkrankheiten. In Tierversuchen zeigte sich zudem, daß Selenmangel manche Krankheitserreger in Schach hält, während andere darauf mit erhöhter »Angriffslust« (Pathogenität) reagieren. Genau dieser Mechanismus scheint bei der Keshan-Krankheit eine Rolle zu spielen, die immer als Musterbeispiel für eine Selenmangelerkrankung angeführt wird.

Bei der Keshan-Krankheit handelt es sich um eine Erkrankung des Herzmuskels, die früher in abgelegenen Bergregionen Chinas zu zahlreichen Todesfällen bei Kindern führte. Das lokale seuchenartige Auftreten ließ darauf schließen, daß ein infektiöser Erreger beteiligt sein könnte. In der Tat gelang es, aus dem Herzgewebe von Patienten Coxsackie-Viren zu isolieren, die schon lange als Ursache von Herzmuskelerkrankungen bekannt sind. In Tierversuchen fanden Wissenschaftler nun heraus, daß dieses Virus bei niedriger Selen- oder Vitamin-E-Zufuhr Mutationen unterliegt und bei der Maus schwere Krankheitsbilder hervorruft. Die erhöhte Pathogenität (»Angriffslust«) des Erregers soll auch dann erhalten bleiben, wenn das Virus auf ausreichend mit Selen ernährte Opfer trifft.

Bis heute steht der Nachweis eines klinisches Nutzens von Selenpräparaten aus. Bei der Selenhefe kennt man nicht einmal die genaue Zusammensetzung der darin enthaltenen Selenverbindungen. In erhöhter Dosis ist Selen eindeutig giftig. »Bei chronischer Überladung mit Selen«, warnt das Arzneimittelkursbuch, »kommt es unter anderem zu Müdigkeit, Gewichtsabnahme, Erbrechen, metallischem Geschmack im Mund, Hautveränderungen, Haarausfall, Heiserkeit, Zahnausfall und Brüchigkeit der Fingernägel.« Dies ist um so bemerkenswerter, als Selen nicht selten gerade gegen unreine Haut, Haarausfall oder brüchige Fingernägel empfohlen wird. Angesichts der zahlreichen Unwägbarkeiten muß vor der Einnahme freiverkäuflicher Selenpräparate ausdrücklich gewarnt werden.

Quellen: Arzneimittelkursbuch 99/2000. Berlin 1999; A.D. Lemly: Environmental implications of excessive selenium: a review. Biomedical and Environmental Sciences 1997/10/S.415; L.C. Clark et al.: Decreased incidence of prostate cancer with selenium supplementation: results of a double-blind cancer prevention trial. British Journal of Urology 1998/81/S.730; R. Renner: EPA decision to revise selenium standard stirs debate. Environmental Science and Technology 1998/32/S.350A; F. Mühleib: Selen: dark side of the moon. EU.L.E.nspiegel – Wissenschaftlicher Informationsdienst des Europäischen Institutes für Lebensmittel- und Ernährungswissenschaften (EU.L.E.) 1999, Heft 6, S.1; J.L. Shisler et al.: Ultraviolet-induced cell death blocked by a selenoprotein from a human dermatotrophic poxvirus. Science 1998/279/S.102; P.D. Whanger: Selenium in the treatment of heavy metal poisoning and chemical carcinogenesis. Journal of Trace Elements and Electrolytes in Health and Disease 1992/6/S.209; A. Levander, M.A. Beck: Interacting nutritional and infectious biologies of Keshan Disease. Biological Trace Element Research 1997/54/S.5; World Health Organisation: Trace elements in human nutrition. Genf 1996

Sojamilch

Sojamilch ist für Säuglinge besser als Kuhmilch

Manche Eltern füttern ihre Kinder mit Sojamilch, weil sie hoffen, auf diese Weise Kuhmilchallergien zu vermeiden. Von diesen sind aber nur etwa fünf Prozent der Säuglinge wirklich betroffen. Was die wohlmeinenden Eltern meist nicht wissen: Sojabohnen lösen ebenfalls oft Allergien aus. Schätzungsweise 10–40 Prozent aller Kinder mit Kuhmilchallergie reagieren auch auf Sojamilch allergisch.

Schon vor Jahren stand die Sojamilch im Kreuzfeuer der Kritik, nachdem sie als Ursache von Kröpfen bei Säuglingen erkannt worden war. Schuld waren bis heute nicht sicher identifizierte natürliche Inhaltsstoffe der Sojabohne. Deshalb wird zur Herstellung seitdem in aller Regel kein Sojamehl mehr verwendet, sondern chemisch reines Sojaeiweiß. Zusätzlich enthalten die Milchen zur Sicherheit etwas Jod. Selbst wenn damit das akute Risiko gebannt ist, werden von der Fachwelt später auftretende negative Wirkungen, zum Beispiel Autoimmunerkrankungen der Bauchspeichel- und Schilddrüse, diskutiert.

In neuerer Zeit rückten andere Inhaltsstoffe der Sojabohne ins Zentrum des Interesses, vor allem Genistein und Daidzein. Es handelt sich hierbei um sogenannte Phytoöstrogene, also um Substanzen, die im Körper ähnlich wie Hormone wirken. So bewirkte der Verzehr von Sojaprodukten bei Frauen deutliche Verschiebungen des Menstruationszyklus, Frauen in den Wechseljahren hatten weniger unter Hitzewallungen zu leiden. Auch gibt es deutliche Hinweise auf einen Schutz vor Brust- und Gebärmutterkrebs durch bestimmte Phytoöstrogene.

Inzwischen mehren sich jedoch Ergebnisse, nach denen es sich bei den potenten Naturstoffen um ein zweischneidiges Schwert handelt. In Laborversuchen mit Krebszellen hing ihre Wirkung von der zugesetzten Menge ab. Je nachdem verlangsamte oder erhöhte sich das Wachstum der Krebszellen. Aus Tierversuchen ist zudem bekannt, daß in hoher Dosis verabreichte Sojahormone Föten und Neugeborene schädigen können, zum Beispiel durch Verweiblichung des männlichen Nachwuchses. Dabei ist zu bedenken, daß Säuglinge mit einer Sojanahrung 25mal soviel Daidzein und Genistein pro Kilogramm Körpergewicht aufnehmen, wie in dem erwähnten Experiment nötig war, um bei Frauen den Menstruationszyklus zu verschieben. Und der Körper einer erwachsenen Frau ist auf Sexualhormone eingestellt, während bei einem Baby die Aktivitäten der entsprechenden Drüsen noch ruhen.

Zwar sind weder aus den USA, wo seit über 40 Jahren Sojasäuglingsnahrung auf dem Markt ist, noch aus Asien, wo Soja traditionell verzehrt wird, negative Auswirkungen (zum Beispiel Verweiblichungen) bekannt geworden, aber andererseits sollte man Kinder nicht ohne Not einer Hormonbehandlung aussetzen. Das Schweizer Bundesamt für Gesundheit jedenfalls empfiehlt aus diesem Grund, Sojamilch nur dann zu füttern, wenn es medizinisch unbedingt erforderlich ist, das heißt, wenn Kuhmilch und andere Ersatznahrungen für Muttermilch nachweislich nicht vertragen werden.

→ **Milch** ist ein gesundes und nahrhaftes Getränk für alle
→ Die Kalorien im **Bier** machen dick

Quellen: B. Zimmerli, J. Schlatter: Vorkommen und Bedeutung der Isoflavone Daidzein und Genistein in der Säuglingsanfangsnahrung. Mitteilungen aus dem Gebiete der Lebensmitteluntersuchung und Hygiene 1997/88/S.219; K.D.R. Setchell: Exposure of infants to phyto-oestrogens from soy-based infant formula. Lancet 1997/350/S.23; I.E. Liener: Implications of antinutritional components in soybean foods. Critical Reviews in Food Science and Nutrition 1994/34/S.31

Spinat

Kinder sollen Spinat essen, weil der viel Eisen enthält

Manche Gerüchte halten sich besonders hartnäckig, vor allem die der Sorte »Die Wissenschaft hat festgestellt ...«. Leidtragende sind im Falle des Spinats Kinder, denen wohlmeinende Eltern das ungeliebte Gemüse regelmäßig aufzwingen, weil es doch nachweislich so gesund ist.

Der Schweizer Physiologe Gustav von Bunge, der Ende des 19. Jahrhunderts den Eisengehalt des Spinats ermittelte, wäre sicher höchst verwundert, wenn er wüßte, welche fatalen Folgen seine Forschungen für den Familienfrieden hatten. Dabei waren seine Berechnungen noch ganz korrekt. Das Unglück nahm erst dann seinen Lauf, als jemand seine Zahlen abschrieb und dabei übersah, daß Bunge nicht mit frischem, sondern mit getrocknetem Spinat gearbeitet hatte! Spinat besteht zu 90 Prozent aus Wasser. Die sagenhaften 35 Milligramm Eisen bezogen sich also auf 100 Gramm Spinatpulver, das aus einem Kilogramm Frischware gewonnen worden war.

Damit relativiert sich der Eisengehalt von Spinat auf gewöhnliche 3,5 Milligramm pro 100 Gramm Blattspinat. Eltern und Kinder dürfen aufatmen, ein Gefecht am Mittagstisch braucht nun schon nicht mehr ausgetragen zu werden.

→ **Kopfsalat** ist ernährungsphysiologisch besonders wertvoll

Quelle: AID: Der Spinat, das Eisen und das Komma. Verbraucher-Aufklärung 3. Mai 1988, Heft 31, S. 3

Stollen

Der Dresdner Stollen kommt aus Dresden

Den Besonderheiten des sächsischen Idioms ist dieser Irrtum zu verdanken. Der Name des weihnachtlichen Gebäcks leitet sich nämlich vom Hofküchenchef und Bäcker Heinrich Drasdow im Schloß Torgau ab. Seit 1457 buk er für vermögende Kunden aus Rosinen, Mandeln, Trockenfrüchten, Zucker, Butter und Gewürzen den Christstollen. Allerdings war sein Tun illegal, da die Verwendung von Butter in der vorweihnachtlichen Fastenzeit vom Papst verboten war. Die Söhne von Kurfürst Ernst, Friedrich III. und Johann, wandten sich an den Vatikan, er möge sie von der Verpflichtung, (ranziges) Olivenöl zu verwenden, befreien und wenigstens die Butter von den Fastenverboten ausnehmen. Am 28. August 1490 unterschrieb Papst Innozenz VIII. in Rom ein entsprechendes Dekret. Dieses als »Butterbrief« bekannte Schreiben wurde in einer Art Ablaßhandel an das Lebensmittelhandwerk verkauft. Wer es in Anspruch nehmen wollte, mußte dafür bezahlen. Dieser Handel endete erst im Jahre 1550, als Papst Julius III. eine allgemeine Freigabe der Butter für die gesamte Christenheit anordnete.

Natürlich erhielt auch der Bäcker Drasdow für seinen Christstollen einen kurfürstlichen Privilegienbrief. Damit kam er endlich auf legalem Wege zu Reichtum. Daß er wissentlich jahrzehntelang gegen Fastengebote verstoßen hatte, sahen ihm seine reichen Kunden stillschweigend nach. Schließlich wollten sie trotz päpstlicher Gebote anständig essen. Das Stollenrezept blieb lange Zeit in Privathand, bis es im 18. Jahrhundert in die Öffentlichkeit geriet. Reinhard Lämmel, Dresdner Spitzenkoch und Gastronomiehistoriker, offeriert eine beinahe zwingende Erklärung für den Wandel des Namens: »Durch die nuschelige Aussprache der Dresdner wurde mit der Zeit aus dem Drasdower eben Dresdner Stollen, und der Torgauer Hofbäcker geriet rasch in Vergessenheit.«

Quelle: R. Lämmel: Ein guter Sachs' will genießen – nicht prassen. Ein Gang durch die Historie der sächsischen Eßgewohnheiten. Dresden 1997

S

Süßigkeiten

Naschhaftigkeit ist nur eine schlechte Angewohnheit

Aber eine auffallend weit verbreitete. Leiden die Menschen mit dem »süßen Zahn« alle unter Charakterschwäche? Haben die erzieherischen Bemühungen von Millionen von Eltern versagt? Sind die Großeltern, Onkel und Tanten schuld, die die lieben Kleinen immer verwöhnen wollen? Oder hat die Verteufelung der Süßigkeiten vielleicht etwas mit der Lust zu tun, die ihr Genuß bereitet? Nur zu oft wurden mit dem Verbot von Gelüsten schlechte Gewissen und Arbeitsplätze für neugierige Beichtväter geschaffen.

Doch der Appetit auf Süßes ist weltweit verbreitet und dabei keineswegs auf den Homo sapiens beschränkt. Honig beispielsweise lieben nicht nur Vollwertköstler, Aborigines und andere Naturvölker, sondern bekanntermaßen auch Pu, der Bär, und seine wilden Anverwandten. Ganz zu schweigen vom afrikanischen Honigdachs, der sich von einem Spechtvogel mit dem vielsagenden Namen »Honigzeiger« den Weg zum Futter weisen läßt. Mit dem Zuckertrick und ein bißchen Farbe sorgt Mutter Natur dafür, daß Beeren und anderes Obst für Mensch und Tier dann am attraktivsten sind, wenn die darin enthaltenen Samen die nötige Reife erlangt haben und es an der Zeit ist, für ihre Verbreitung zu sorgen.

Vieles spricht dafür, daß die Lust auf Süßes angeboren ist. Das zeigen auch eindrucksvoll Versuche, mit denen Wissenschaftler das Geschmacksempfinden erforschten. Sie träufelten Neugeborenen, die bis dahin noch keinen anderen Geschmacksreiz erfahren hatten – nicht einmal die bekanntermaßen leicht süße Muttermilch – bittere bzw. süße Wassertropfen in den Mund und fotografierten die Reaktion der Säuglinge. Bei allen veränderte sich der Gesichtsausdruck – fast reflexartig – in derselben Weise. Auf das bittere Getränk hin kniffen alle die Augen zusammen und verzogen voller Abscheu den Mund. Die Zuckerlösung entspannte die Mienen und zauberte ein genießerisches bis seliges Lächeln auf die Gesichter. Süß, nicht?

Quellen: J. E. Steiner in D. M. H. Thomson: Food Acceptability. London 1988, S. 157; K. J. Burdach: Geschmack und Geruch. Bern 1988; U. Pollmer et al.: Prost Mahlzeit! Köln 2001

Süßstoff

Süßstoffe machen schlank

Nicht nur Winnie Pu, der Bär mit der Vorliebe für Honigtöpfe, ist als rechtes Schleckermaul bekannt. Auch viele andere Tiere, der Mensch eingeschlossen, können dem süßen Geschmack nicht widerstehen. Noch weiß man nicht genau, woher diese Neigung kommt, aber es spricht einiges dafür, daß die Lust auf Süßes angeboren ist. Nur Pech, daß wir im Kalorienspar-Zeitalter leben. Doch zum Glück gibt es ja die Süßstoffe, die uns Genuß ohne Reue versprechen.

Die Rechnung scheint so einfach: Ein Stück Würfelzucker enthält zehn Kilokalorien, eine Süßstofftablette, die den gleichen Süßeindruck hervorruft, keine einzige. Also spare ich einige Kilokalorien, wenn ich meinen Kaffee oder Tee mit Süßstoff statt mit Zucker süße. Das ist zwar logisch, aber nicht biologisch … Denn der süße Geschmack löst bereits auf der Zunge einen Reflex aus, eine rasche, nicht willentlich beeinflußbare Körperreaktion. Die Wissenschaftler nennen ihn einen Pawlowschen Reflex, weil Herr Pawlow Ende des 19. Jahrhunderts feststellte, daß Hunde auch dann heftig Speichel und Verdauungssäfte produzierten, wenn er ihnen das Futter nur zeigte, aber nicht gab. Diese grundlegende Erkenntnis brachte ihm den Nobelpreis ein.

In unserem Fall heißt das Signal: »Zunge an Bauchspeicheldrüse: Hier schmeckt's süß. Insulin ausschütten, gleich kommt Zucker.« Süßstoff spielte in der Evolution bislang keine Rolle, deshalb wird der süße Geschmack von unserem Körper – weil es eben immer so war – mit Zucker gleichgesetzt. Ein fataler Irrtum. Das eilig ausgeschüttete Insulin kann nämlich nicht anders, es *muß* den Zucker abbauen, der aus dem Verdauungstrakt in die Blutbahn übergegangen ist. Und wenn der angekündigte Nachschub nicht rollt – Süßstoff liefert keinen Blutzucker –, greift es halt auf den noch vorhandenen zurück. Prompt sinkt der momentane Blutzuckerspiegel. Ein sinkender Blutzuckerspiegel ist jedoch ein Alarmsignal für den Körper. Er antwortet mit Heißhungergefühlen, um den Verlust möglichst schnell wieder auszugleichen. Das heißt in letzter, harter Konsequenz: Süßstoff macht hungrig.

Die appetitanregende Wirkung von Süßstoffen bestätigen seit langem wissenschaftliche Untersuchungen an Menschen. Nur zwei Beispiele: In einer Studie wurde der Einfluß vier verschiedener Joghurts auf Nahrungsaufnahme und auf Hungerempfinden untersucht. Angeboten wurden Joghurt natur, Joghurt mit Stärke (ungesüßt, aber sämiger), Joghurt mit Zucker oder Joghurt mit Saccharin. Die Versuchspersonen konnten danach im Laufe des Tages essen, soviel sie wollten. Es zeigte sich, daß die Probanden mit dem mit Saccharin gesüßten Joghurt nicht nur am hungrigsten waren, sondern insgesamt auch am meisten aßen. Die Personen mit dem gezuckerten Joghurt und die mit dem stärkehaltigen Joghurt verzehrten insgesamt dagegen weniger Kalorien.

Für eine andere Studie wurden fast 80000 Frauen befragt. Sie sollten angeben, wie sich ihr Gewicht in den zurückliegenden zwölf Monaten entwickelt hatte, ob und, wenn ja, seit wann sie wieviel Süßstoff verwendeten. In der Gruppe der Frauen, die in diesem Zeitraum zugenommen hatten, waren eindeutig mehr Süßstoffverwenderinnen als in der anderen. Außerdem hatten die Süßstoffverwenderinnen stärker zugenommen. Dieser Unterschied ließ sich nicht mit den sonstigen Ernährungsgewohnheiten erklären.

Falls Sie uns nicht glauben, fragen Sie doch mal einen Schweinezüchter – Schweine lügen nicht. In der Tiermast sind Süßstoffe als Appetitanreger schon lange gang und gäbe – und auch als solche zugelassen. Nachzulesen in der Futtermittelverordnung, Anlage 3, Punkt 3. Ein Hersteller von Zusatzstoffen zu Tierfutter wirbt beispielsweise mit »Süßstoffe erhöhen Gewicht und Gewinn«. Sie verbessern »die tägliche Futteraufnahme bei Ferkeln und Jungschweinen«, und »auch bei Sauen mit gezügeltem Appetit wird die Futteraufnahme stimuliert«.

Was würde wohl Miss Piggy, die Schweinedame aus der Muppets-Show, dazu sagen? »Schweinerei!« vermutlich.

→ **Light**-Produkte erleichtern das Abnehmen
→ **Diäten** machen schlank

Quellen: P.J. Rogers, J.E. Blundell: Separating the actions of sweetness and calories: effects of saccharin and carbohydrates on hunger and food intake in human subjects. Physiology & Behavior 1989/45/S.1093; S.D. Stellman, L. Garfinkel: Artificial sweetener use and one-year weight change among women. Preventive Medicine 1986/15/S.195; M.M. Thompson, J. Mayer: Hypoglycemic effects of saccharin in experimental animals. American Journal of Clinical Nutrition 1959/7/S.80; H. Hommel et al.: The mechanism of insulin secretion after oral glucose administration. Diabetologia 1972/8/S.111; International Additives Limited, Merseyside: Süßstoffe erhöhen Gewicht und Gewinn. Prospekt ohne Jahr; I.P. Pawlow: Sämtliche Werke. Berlin 1954, Band 5: Vorlesungen über Physiologie; Physiologie der Verdauung, S.51; Futtermittelverordnung idF vom 19.11.1997 (BGBl I S.2714), zuletzt geändert am 3.8.1998 (BGBl I S.1995); I. Ramirez: Stimulation of energy intake and growth by saccharin in rats. Journal of Nutrition 1990/120/S.123; J.H. Lavin et al.: The effect of sucrose- and aspartame-sweetened drinks on energy intake, hunger and food choice of female, moderately restrained eaters. International Journal of Obesity 1997/21/S.37

T

Tafelwasser

Tafelwasser ist besseres Mineralwasser

Mineralwasser ist im Gegensatz zum Tafelwasser fast unverändertes Wasser aus unterirdischen Vorkommen, die vor Verunreinigungen jeglicher Art geschützt sein müssen. Es muß an der Quelle abgefüllt und darf in seiner Eigenart – sprich der natürlichen Mineralstoffzusammensetzung – nicht nachträglich verändert werden. Die einzigen erlaubten Behandlungen sind Eisen- und Schwefelentzug (zur Geschmacksverbesserung) und Zusatz oder Entzug von Kohlensäure. Wegen der von Quelle zu Quelle variierenden Mineralstoffkombination schmecken die verschiedenen Mineralwässer denn auch unterschiedlich.

Selbst wenn der Name »Tafelwasser« allein vom Klang her eine gehobene Atmosphäre schafft, so handelt es sich letztlich um ein kompliziertes Mineralwasser-Imitat. Dazu wird gewöhnliches Wasser nach allen Regeln der Technik aufbereitet und mit Zusätzen wie Natriumperoxidsulfat, Schwefeldioxid, Natriumthiosulfat, Kaliumpolyphosphaten oder Salzsäure chemisch gereinigt. Die vollständige Auflistung füllt im Lebensmittelrecht mehrere Druckseiten.

Bei der Herstellung von Tafelwasser werden nicht nur unerwünschte Begleitstoffe entfernt, sondern manchmal auch das Wasser selbst. Was zunächst widersinnig erscheint, hat einen Grund: Mit dem Abtrennen des Wassers erhöht sich die Konzentration der verbleibenden Mineralstoffe. Damit läßt sich ein »natürlicher« Zusatz zum Aufsalzen des Tafelwassers gewinnen, um den Mineralstoffgehalt dem vorbildlichen Mineralwasser anzupassen. Wie der Zufall so spielt, fallen solche Konzentrate bei der Limonadenherstellung an, weil dort mineralarmes Wasser gebraucht wird. Steht kein Rückstand aus der Entsalzung zur Verfügung, kann das Tafelwasser auch mit Zusatzstoffen wie Calciumchlorid, Soda oder Magnesiumcarbonat aufgesalzen werden.

Damit es schön im Glase perlt, braucht's noch etwas Kohlendioxid. Am preiswertesten ist das CO_2, das in Unmengen als Abfall bei Verbrennungsprozessen in chemischen Fabriken anfällt und sonst ungenutzt in die Atmosphäre entweichen könnte. So läßt sich vorteilhaft jenes Gas entsorgen, das im Ruf steht, den Treibhauseffekt zu fördern. Selbst das gestrenge Lebensmittelrecht trägt seinen Teil zum Erfolg des Kunstprodukts bei: Unter dem fadenscheinigen Vorwand, den Verbraucher zu schützen, kreierte es die Bezeichnung »Tafelwasser«. So ließ sich eine durchschaubare Deklaration wie »Mineralwasser-Imitat« umgehen. Wer würde denn auch so was trinken wollen?

→ Deutscher **Kaviar** steht dem russischen in nichts nach

Quellen: Verordnung über natürliches Mineralwasser, Quellwasser und Tafelwasser vom 1.8.1984 BGBl I S.1036, zuletzt geändert durch Art. 16 VO zur Neuordnung lebensmittelrechtlicher Vorschriften über Zusatzstoffe v. 29.1.1998 (BGBl I S.230, 297) BGBl III/FNA 2125-40-44; A.J. Mitchell: Formulation and production of carbonated soft drinks. New York 1990

Tee

Grüner Tee schützt vor Krebs

In den letzten Jahren wurde so gut wie jedes Lebensmittel irgendwann zum Allheil- und Wundermittel hochstilisiert. Natürlich unterlag auch der grüne Tee diesem Gesund-Moden-Diktat, kaum daß er in Europa ein wenig bekannter geworden war. Und natürlich schützt er pauschal vor »Krebs«.

Studien aus Japan und China wollten gefunden haben, daß Menschen, die täglich zehn Tassen grünen Tee schlürfen, seltener an Magenkrebs erkranken. Bei anderen Krebsarten ließen sich aus den Statistiken dagegen keine greifbaren Vorteile herauslesen. Aber selbst die positiven Befunde für Magenkrebs stehen mittlerweile wieder im Zweifel. Bei einer prospektiv angelegten japanischen Studie mit über 30000 Teilnehmern fand sich kein vermindertes Magenkrebsrisiko, egal ob sie eine, zwei, drei, vier, fünf oder mehr Tassen grünen Tee getrunken hatten. Eher schon deuten die nach Männern und Frauen aufgeschlüsselten Zahlen auf ein mit dem Teekonsum steigendes Magenkrebsrisiko bei Männern hin. Doch diese Schlußfolgerung haben sich die (japanischen) Autoren nicht erlaubt. Fraglich ist auch, ob diese Befunde auf mitteleuropäische Teetrinker übertragen werden können. Zu groß sind die kulturell bedingten Unterschiede in Ernährung und Lebensumständen.

Und wie steht es mit dem Schwarztee? Hier haben die Epidemiologen trotz einiger Bemühungen weder Vor- noch Nachteile entdecken können. Deshalb unser Tip wie bei allen Ernährungstheorien: Abwarten und Tee trinken.

Quellen: S. A. Bingham et al.: Effect of black tea drinking on blood lipids, blood pressure and aspects of bowel habit. British Journal of Nutrition 1997/78/S. 41; S. Kono et al.: A case-control study of gastric cancer and diet in northern Kyushu, Japan. Japanese Journal of Cancer Research 1988/79/S. 1067; R. A. Goldbohm et al.: Consumption of black tea and cancer risk: a prospective cohort study. Journal of the National Cancer Insitute 1996/88/S. 93; G. P. Yu et al.: Green tea consumption and risk of stomach cancer: a population-based case-control study in Shanghai, China. Cancer Causes and Control 1995/6/S. 532; Y. Tsubono et al.: Green Tea and the Risk of Gastric Cancer in Japan. New England Journal of Medicine 2001/344/S. 632

Koffein regt stärker an als Thein

Nein, Kaffee regt nur anders an als Tee. Der wichtigste Wirkstoff ist in beiden Getränken der gleiche, das Koffein. Der Name Thein stammt aus einer Zeit, als es noch nicht so einfach war wie heute, die chemische Struktur von Molekülen zu ermitteln. Damals glaubte man, die Muntermacher in Kaffee und Tee seien verschiedene Substanzen, und nannte sie »Koffein« bzw. »Thein«. Schließlich hatte man aber sehr wohl und sehr richtig beobachtet, daß Kaffee seine Wirkung schneller entfaltet als Tee, und daß Tee nicht so stark »aufputscht« wie Kaffee. Erst später stellte sich heraus, daß das Thein im Tee mit dem Koffein im Kaffee identisch ist. Dabei ist der Koffeingehalt in den Teeblättern sogar dreimal höher als in den Kaffeebohnen. Was macht den Unterschied der Wirkung aus?

Einmal verwendet man zum Teekochen weniger »Stoff« als zum Kaffeebrauen. Zum anderen enthält Tee außerdem eine Substanz namens Theanin, die einige der Koffeineffekte aufhebt und so die

Anregung »dämpft«. Ein weiterer Wirkstoff ist das Theophyllin, ein naher Verwandter des Koffeins, der nur im Tee enthalten ist und die Bronchien entspannt. Deshalb ist Theophyllin auch in Asthmamitteln enthalten. Den Gerbstoffen, die erst bei längerem Ziehen aus den Teeblättern freigesetzt werden, wird dagegen die beruhigende Wirkung auf Magen und Darm zugeschrieben.

→ **Kaffee** schadet der Gesundheit
→ **Kaffee** macht süchtig

Quellen: L. R. Juneja et al.: L-theanine – a unique amino acid of green tea and its relaxation effect in humans. Trends in Food Science and Technology 1999/10/S. 199; J. Falbe, M. Regitz (Eds): Römpp Chemie Lexikon. Stuttgart 1990

Tiefkühlkost

Tiefkühlmenüs sind gesünder als Dosenkost

Grundsätzlich ist das Tiefkühlen eine schonendere Methode als das Eindosen, um Lebensmittel haltbar zu machen. Die Hitzesterilisation der Dosen zerstört viele Vitamine, während die Aufgußflüssigkeit Mineralstoffe und andere Spurenstoffe auslaugt. Beim Tiefgefrieren wird das Gemüse zwar auch mit heißem Wasser blanchiert, um einige Enzyme zu inaktivieren, aber dieser Prozeß ist weitaus verlustärmer. Deshalb gilt das Gesagte für Tiefkühlgemüse im Vergleich zu Dosenware uneingeschränkt.

Bei Tiefkühlmenüs sieht die Sachlage anders aus. Sie werden aus einer Vielzahl von Rohstoffen zusammengestellt – und diese Rohstoffe müssen mitnichten frisch vom Acker oder aus dem Schweinestall kommen. Natürlich greift man zur Herstellung von Fertiggerichten auch auf Dosenware zurück. Im Falle von Spargel ist dies bisher sogar die einzige Möglichkeit, ihn Tiefkühlmenüs zuzusetzen.

Tomaten

Holländische Tomaten sind bestrahlt

Mit den Agrarprodukten ihrer holländischen Nachbarn verbindet die Deutschen eine innige Haßliebe. Einerseits sind die »Paradiesäpfel« hierzulande zwölf Monate im Jahr begehrt, andererseits weiß jeder, daß sie unter diesen Umständen nicht auf dem Acker gewachsen und in der Sonne gereift sein können, sondern mutmaßlich aus erdelosen Treibhauskulturen stammen, in denen eine Nährlösung durch mit Steinwolle gefüllte Rohre strömt und das nackte Wurzelwerk der Hochertragssorten ständig umspült. Diese Einsicht hält allerdings niemanden davon ab, über das fehlende Aroma zu lamentieren. Und dann liegen die Früchtchen immer gleich prall und glatt in den Verkaufstheken … Wenn da mal nicht manipuliert wurde! Doch diesmal ist der Argwohn des Verbrauchers unberechtigt.

Zum einen ist die Bestrahlung von frischem Obst und Gemüse nach holländischem Recht grundsätzlich verboten. Zweitens wäre es wahrhaftig mit Kanonen auf Spatzen geschossen, wollte man Tomaten aus Holland zwecks Haltbarmachung bestrahlen. Dafür ist das Verfahren viel zu aufwendig und zu teuer, zumal bei einem billigen Massenprodukt, das quasi am Fließband nachgeliefert wird. Und drittens wurde die Holland-Tomate mittels Züchtung auf eine widerstandsfähige Haut, Transportstabilität und Haltbarkeit getrimmt. Bei solchen Long-Life-Hybriden, wie diese Spezialsorten heißen, ist eine Bestrahlung völlig überflüssig.

Bei Obst und Gemüse ist eine Bestrahlung nur in Ausnahmefällen wirtschaftlich, zum Beispiel bei leicht verderblicher Ware wie Erdbeeren und vor allem bei teuren exotischen Früchten aus tropischen Ländern. Da diesen die Haltbarkeit der holländischen Tomaten noch nicht »anerzogen« wurde, müssen sie auf dem schnellsten Wege, das heißt mit dem Flugzeug, in die weit entfernten Verbraucherländer transportiert werden. Und das ist ziemlich teuer. Mit einer Bestrahlung unterbricht man den Reifungsvorgang. Bis sich die Früchte davon erholt haben und nachreifen, können Wochen vergehen. Dieser Zeitgewinn erlaubt es, sie mit dem viel langsameren, aber billigeren Kühlschiff zu transportieren. Hier lohnt sich also eine Bestrahlung.

→ Die **Bestrahlung** von Lebensmitteln ist und war in Deutschland verboten

→ Die **Bestrahlung** von Lebensmitteln muß deklariert werden

Quellen: Warenwet: P.B.O.-voorschriften Verordening van 14 januari 1988, PBO-Blad afl. 22 von 29.4.1988, GF 12: Verbod doorstralen van Groenten en Fruit; R. Macrae et al. (Eds): Encyclopedia of food science, food technology, and nutrition. London 1993; World Health Organisation: Safety and nutritional adequacy of irradiated food. Genf 1994

Traubenzucker

Traubenzucker wird aus Trauben gewonnen

Zwar heißt der Traubenzucker nach der Weintraube, aber er wird heute nicht mehr aus süßen Früchten gewonnen, sondern aus Mais, Kartoffeln oder Weizen. Obwohl die gar nicht sonderlich süß schmecken, enthalten sie doch Zucker, denn die Stärke, die ihnen als Speicherstoff dient, besteht – chemisch betrachtet – aus langen Ketten, in denen die Traubenzuckermoleküle aneinandergereiht sind wie die Perlen auf einer Schnur. Wenn wir Brot oder Kartoffeln essen, spalten unsere Verdauungsenzyme die Stärke, bis der gesamte Traubenzucker freigesetzt ist. In dieser Form kann der Körper Zucker am besten verwerten.

Der Gedanke, Traubenzucker aus Stärke herzustellen, faszinierte die Technologen seit jeher. Anfangs versuchten sie, die Stärke mit Salzsäure zu kochen, ein Verfahren, mit dem man bereits brauchbare Süßungsmittel erhält. Heute verfügt man über elegantere, bio- und gentechnologische, Verfahren: Aus Bakterien und Hefen werden Enzyme gewonnen, mit denen sich Stärke in Traubenzucker zerlegen läßt. Der Prozeß kann durch die verschiedenen Enzyme präzise geführt werden und erlaubt es so, maßgeschneiderte Abbauprodukte, das heißt verschiedene Zuckerarten, zu erzeugen: von den kaum süß schmeckenden Maltodextrinen über Malzzucker und Traubenzucker bis zum sogenannten HFCS (»high fructose corn sirup«), der sogar süßer ist als unser Haushaltszucker.

→ »**Zuckerfrei**« heißt »ohne Zucker»

Quelle: K.D. Stolp: Stärkezucker. In: R. Heiss: Lebensmitteltechnologie. Biotechnologische, chemische, mechanische und thermische Verfahren der Lebensmittelverarbeitung. Berlin 1988, S.139

Trüffel

Trüffel fördern die Potenz

Je höher ihr Preis, desto größer die Erwartung des Essers, ein Aphrodisiakum gespeist zu haben. Die Wissenschaft fand sogar eine Substanz namens Androstenol, die diesen Ruf begründen könnte. Das Androstenol ist zugleich der Grund, warum sich Schweinedamen überhaupt als Trüffelsucherinnen eignen. Was die Sau so furchtbar anturnt, ist nicht das Ringelschwänzchen, sondern der Speichel des Ebers. Darin befindet sich besonders viel Androstenol. Deshalb also erschnuppern Schweine zielsicher die in der Erde verborgenen Knollen: weil sie so schön nach Eber riechen.

Androstenol wird in den Hoden hergestellt und mit dem Blutstrom in den Speichel transportiert. Damit die Sau davon auch etwas mitbekommt, knirscht der Eber heftig mit den Zähnen und schäumt dabei seinen Speichel auf. Aus diesem Schaum kann das Androstenol nun ungehindert verdampfen. Ist eine Sau paarungsbereit, erstarrt sie, sobald genug Androstenol in der Luft liegt. Das nutzt man seit Jahren in der Ferkelproduktion. Mit synthetischem Eberduft läßt sich bei der Sau der Stillhaltereflex auslösen, so daß sie künstlich besamt werden kann. Ein Spraystoß auf den Rüssel und das Tier hält ruhig.

Da das leicht pissig riechende Androstenol auch im menschlichen Schweiß vorkommt, lag es für gewiefte Geschäftsleute nahe, mit solcherlei Aromen schweinsteure Parfüms zu kreieren und verheißungsvolle Anzeigenkampagnen zu entwickeln. Doch es irrt, wer glaubt, mit einem Hauch von Eber sein Stehvermögen zu verbessern. Erstens wirkt der Schweine-Trüffel-Duft beim Menschen nicht. Und selbst wenn, wäre es ein Versprechen an die Dame, das es einzulösen gilt – und keine Gelinggarantie für den Möchtegern-Casanova! Mit einer solchen Note gibt sich der Anwender folglich weniger als potenter Liebhaber denn als ordinäre Wildsau zu erkennen.

Quellen: R. Claus et al.: The secret of truffles: a steroidal pheromone? Experientia 1981/37/S.1178; U. Pollmer et al.: Liebe geht durch die Nase. Was unser Verhalten beeinflußt und lenkt. Köln 1997

U

Übergewicht

Übergewicht verkürzt das Leben

Wo beginnt Übergewicht? Das hängt stark vom Zeitgeist ab und verschiebt sich in der Folge von Ärztekongressen auch schon mal um ein paar Kilo nach oben oder nach unten (siehe auch »Das Idealgewicht ist ideal«). Immerhin gibt es Studien, die zeigen, daß Menschen am Rande der u-förmigen Gewichtsverteilungskurve eher sterben als die in der Mitte. Das heißt, nicht nur Dicke, sondern auch Untergewichtige müssen den Löffel vorzeitig abgeben. Aber ist das »Übergewicht« wirklich die Ursache für das verfrühte Ende? Und vor allem, wo beginnt es wirklich kritisch zu werden?

Die Zeiten ändern sich und mit ihnen die Idealgewichtsberechnungen. Derzeit hat das BMI-Modell Konjunktur, nein, kein Auto, sondern der sogenannte *Body-Mass-Index* (zu deutsch »Körper-Masse-Wert«). Um diesen für sich selbst zu ermitteln, nehme man sein Körpergewicht (in Kilogramm) und teile es durch die Körpergröße (in Meter) im Quadrat.

$$\text{BMI} = \frac{\text{Körpergewicht}}{(\text{Körpergröße})^2}$$

Body-Mass-Index (BMI) — **Beispiele**

BMI (kg/m²)	Definition	1,65 m groß	1,80 m groß
unter 20	Untergewicht	unter 55 kg	unter 65 kg
20–24,9	Normalgewicht	55–67 kg	65–80 kg
25–29,9	Übergewicht (Adipositas Grad I)	68–81 kg	81–96 kg
30 und mehr	Fettsucht (Adipositas Grad II)	über 82 kg	über 97 kg
40 und mehr	extreme Fettsucht (Adipositas Grad III)	über 109 kg	über 129 kg

Diese Einteilung gilt bisher unterschiedslos für alle Menschen, unabhängig von ihrem Körperbau, egal ob Leptosomer (das heißt lang und dürr) oder Pykniker (das heißt kurz und pummelig). Willkürliche Definitionen vom grünen Tisch können die Frage »Verkürzt Übergewicht das Leben?« jedoch nicht beantworten – da helfen nur klinische Studien mit »harten Endpunkten«, wie nicht zu deutelnde Ereignisse im Medizinerjargon heißen. In der Regel sind damit Todesfälle oder Infarkte gemeint.

Eine aufschlußreiche Studie dieser Art wurde an der Düsseldorfer Klinik für Stoffwechselerkrankungen und Ernährung durchgeführt. Dort untersuchte man mehr als 6000 Dicke aufs genaueste und prüfte den Einfluß des Übergewichts auf die Sterblichkeit der Probanden. Diese waren im Mittel 40 Jahre alt und wiesen BMIs zwischen 25 und 74 (!) auf. Die Studienteilnehmer wurden über viele Jahre beobachtet und immer wieder untersucht. Dabei zeigte sich, daß Frauen mit leichtem und deutlichem Übergewicht (bis BMI 32) genauso lange lebten wie der viel schlankere weibliche Durchschnitt in Nordrhein-Westfalen. Erst über einem BMI von 40 kam es zu einem statistisch signifikanten Anstieg der Sterblichkeit. Bei den männlichen Studienteilnehmern wurde der Anstieg ab einem BMI von 32 beobachtet.

Eine amerikanische Studie bestätigt das. Sie fand die absolut niedrigste Sterblichkeit bei Männern, die einen BMI zwischen 24 und 26 hatten, also nach der zur Zeit gültigen Norm bereits übergewichtig waren. Bei den Frauen, deren Körper von Natur aus einen höheren Fettgehalt aufweist, lebten die Dicken genauso lange wie die Dünnen. Sie starben lediglich an etwas anderem: Das immer wieder beschworene erhöhte Herzinfarktrisiko glich sich mit einer niedrigeren Todesrate bei Krebs und anderen Erkrankungen aus.

Die starren Normen für das »Normalgewicht« verstellen offenbar den Blick für viel wichtigere Gesundheitsfaktoren als das Urteil der Waage. Dabei können die Lebensumstände einen gefürchteten Nachteil unter Umständen sogar in einen Vorteil verwandeln. So lassen sich jedenfalls die Beobachtungen von Forschern der Universität Ulm interpretieren. Die verfolgten im Rahmen einer Studie viereinhalb Jahre lang den Gesundheitszustand von über 8000 Bauarbeitern im Alter zwischen 25 und 65

Jahren. Wie erwartet, hatten die dicksten Arbeiter am häufigsten Bluthochdruck, Diabetes und erste Anzeichen für eine koronare Herzkrankheit (KHK). Überraschend war hingegen, daß die Beleibten dennoch eine höhere »gesundheitliche Stabilität« aufwiesen als ihre schlanken Kollegen: Die Sterblichkeit der Dicken (BMI über 30) lag um 60 Prozent niedriger als die der Dünnen (BMI unter 22,5). Besonders kurios: Selbst die Dicken mit Risikofaktoren wie Bluthochdruck oder Diabetes lebten immer noch länger als die wirklich schlanken Bauarbeiter.

In dieser Studie waren die Probanden nicht wie üblich Büroangestellte mit sitzender Tätigkeit, sondern Arbeiter, die schwer schufteten. Nach Meinung der Autoren ist das mutmaßlich die Erklärung für die verblüffenden Ergebnisse. Vielleicht hat auch der Aufenthalt im Freien, das heißt der Einflußfaktor Tageslicht, zu diesem Ergebnis beigetragen, denn das Licht reguliert den Hormonhaushalt fast der gesamten Tierwelt und natürlich auch des Menschen. Unter diesen Bedingungen profitieren Menschen offenbar vom Übergewicht – und das angebliche Idealgewicht wird zum Risiko. Vielleicht ist das auch der tiefere Grund, warum zumindest bis in die Mitte des letzten Jahrhunderts in den meisten Gesellschaften auf dieser Erde Fett als Zeichen von Schönheit und Gesundheit galt. Hinter dieser Vorstellung stand wohl nicht nur die Angst vor dem Hunger, sondern offenbar auch medizinische Erfahrung.

Fassen wir zusammen: Menschen, die nach den heute üblichen medizinischen Definitionen als »übergewichtig« gelten, leiden und sterben an anderen Krankheiten als Dünne. »Übergewichtige« (Adipositas Grad 1) leben im Schnitt sogar länger als »Normalgewichtige«. »Extrem Fettsüchtige« hingegen sterben unter unseren modernen Lebensbedingungen eher als Übergewichtige. Doch auch hier sollte man sich vor voreiligen Schlußfolgerungen hüten. Denn das bedeutet weder, daß dürre »Zaunlatten« nach einer Mastkur länger leben, noch, daß abgemagerte »Fettsäcke« dadurch gesünder wären.

→ **Abnehmen:** Wer abnimmt, lebt länger
→ **Abnehmen:** Wer abnimmt, tut seiner Gesundheit etwas Gutes

Quellen: H. Brenner et al.: Body weight, pre-existing disease, and all-cause mortality in a cohort of male employees in the German construction industry. Journal of Clinical Epidemiology 1997/50/S.1099; R. Bender et al.: Assessment of excess mortality in obesity. American Journal of Epidemiology 1998/147/S.42; J. Dorn et al.: Body mass index and mortality in a general population sample of men and women. The Buffalo Health Study. American Journal of Epidemiology 1997/146/S.919; N. Worm: Diätlos glücklich – Abnehmen macht dick und krank. Bern 1998

Unterversorgung

Viele Krankheiten sind Folge einer Unterversorgung mit lebenswichtigen Stoffen

Ein schönes Beispiel für die Folgen automatischer Denkschemata ist der Trugschluß, weite Teile der Bevölkerung litten unter einem »subklinischen Mangel« an Vitaminen, Spurenelementen oder sonstigen Inhaltsstoffen unserer Nahrung. Als Beleg müssen gewöhnlich niedrige Plasmaspiegel herhalten, die mit gewissen Krankheiten korrelieren. Zum Beispiel haben Raucher niedrigere Carotinspiegel im Blut und erkranken häufiger an Lungenkrebs. Dies kann a) Zufall sein, b) der Hinweis auf einen Mangel, der Krebs begünstigt, oder c) eine Schutzreaktion des Körpers gegenüber der krebsfördernden Wirkung des Vitamins.

Wir sind durch Presse und Vitaminanbieter darauf »geeicht«, in solchen Situationen nur eine Alternative in Erwägung zu ziehen, nämlich b), die »Mangelhypothese«, auch wenn wissenschaftliche Studien seit Jahrzehnten die Auffassung c) stützen, also die These, daß sich der Körper davor schützen möchte. Statt sich voreilig auf eine »allgemein anerkannte« Antwort festzulegen, sollte man besser alle logischen Möglichkeiten durchdenken – auch solche, die ungewohnt sind oder, noch wichtiger, die keinen kommerziellen Nutzen versprechen.

Die Anbieter von Nahrungsergänzungsmitteln bedienen sich ebenso wie die sogenannte orthomolekulare Medizin gern des Denkschemas »b)«, um teure Pillen und Pülverchen an den Mann zu bringen. Der Körper versucht in jeder Lebenssituation, sich anzupassen, Schaden abzuwenden oder – im Falle einer Krankheit – Heilung herbeizuführen. Dafür regelt er über die Homöostase die Konzentrationen wichtiger Substanzen und verändert sie entsprechend den äußeren und inneren Bedingungen. Es wäre sinnvoller, bei sinkenden Blutwerten erst einmal nach dem biologischen Zweck zu fragen, statt gleich einen Mangel zu verkünden. Beispielsweise trachtet der Körper danach, den Krankheitserregern die für sie lebenswichtigen Wachstumsfaktoren, zum Beispiel Eisen, zu entziehen. Der Fachmann hingegen beobachtet, daß eine Infektion mit einem niedrigen Eisenspiegel einhergeht, und kombiniert: Eisenmangel schwächt das Immunsystem …

Für jedes diffizile Problem gibt es eine Antwort, die einfach, logisch – und falsch ist. In einer Gesellschaft, in der viele Menschen das Gefühl haben, zu kurz zu kommen, fällt eine Philosophie des »subklinischen Mangels« natürlich auf fruchtbaren Boden. Nur braucht der Körper niemals von all diesen wunderbaren Substanzen stets Höchstkonzentrationen – schon allein deshalb nicht, weil sich viele Stoffe in ihrer Wirkung gegenseitig aufheben. Dieses biologische Prinzip erlaubt es aber, bei jedermann einen »Mangel« an irgend etwas zu entdecken, bei jeder Krankheit das Absinken irgendeines Laborwerts zu beklagen. Daraus folgt eine vermeintliche Unterversorgung, die natürlich durch Einnahme von Nahrungsergänzungsmitteln behoben werden kann. Belege eines echten Nutzens, zum Beispiel durch Interventionsstudien, fehlen in aller Regel.

→ **Beta-Carotin** schützt Raucher vor Lungenkrebs
→ **Vitaminmangel:** Es ist notwendig, niedrige Vitaminspiegel zu normalisieren
→ **Antioxidanzien:** Antioxidative Vitamine schützen vor Krebs
→ Die meisten Menschen profitieren von **Multivitamin**präparaten

Quellen: H. Glatzel: Sinn und Unsinn der Vitamine. Stuttgart 1987; R. Rivlin: The clinical significance of micronutrients in relation to immune functions. Annals of the New York Academy of Sciences 1990/587/S.55; G.T. Keusch: Micronutrients and susceptibility to infection. Annals of the New York Academy of Sciences 1990/587/S.181; C.L. Keen, M.E. Gershwin: Nutrient modulation of autoimmune disease. Annals of the New York Academy of Sciences 1990/587/S.208; V. Herbert: Destroying immune homeostasis in normal adults with antioxidant supplements. American Journal of Clinical Nutrition 1997/65/ S.1901; D.I. Thurnham: B-carotene, are we misreading the signals in risk groups? Some analogies with vitamin C. Proceedings of the Nutrition Society 1994/53/S.557; E.D. Weinberg: Cellular acquisition of iron and the iron-withholding defense against microbial and neoplastic invasion. In: R.B. Lauffer (Ed): Iron and human disease. Boca Raton 1992, S.179

V

Vanillearoma

Vanillearoma kommt aus der Vanilleschote

V

Vanille rundet den Geschmack von Süß- und Backwaren, Speiseeis und Milchprodukten ab, es verfeinert Parfüms und kann sogar zur Haltbarmachung von Lebensmitteln verwendet werden. Kein Wunder, daß der weltweite Bedarf an diesem Universalstoff bei 12000 Tonnen jährlich liegt!

Das echte Vanillin wird aus der Vanilleschote gewonnen, der Frucht einer in Mittel- und Südamerika beheimateten Orchidee. Pro Jahr liefern die Orchideen und ihre Anbauer 20 Tonnen Vanillin. Wir rechnen nach: Das sind 1,6 Promille des Bedarfs! Woher also stammen die restlichen 11980 Tonnen? Wie bei anderen Aromen auch gibt es verschiedene Möglichkeiten, der Natur nachzuhelfen. Die Produkte heißen dann »natürliches« bzw. »naturidentisches« Vanillin.

Normalerweise setzt sich ein Duft, ein Geschmack aus einer Vielzahl von Einzelkomponenten zusammen. Nur wenn die Technologen Glück haben, bestimmt in einem (echten) natürlichen Aroma eine einzige Substanz den Geschmack so stark, daß es genügt, sie zu imitieren, um dem Verbraucher das Ganze zu suggerieren. Das Vanillin ist so ein Kandidat.

Das natürliche Vanillin produzieren – wie andere »natürliche« Aromastoffe auch – Schimmelpilze und Bakterien in riesigen Tanks, den Fermentern. Bei diesem Verfahren hofft man, die Ausbeute noch zu verbessern, indem man das Gen, das den entscheidenden Umwandlungsschritt bewerkstelligt, in das »Haustier« der Mikrobiologen, das Darmbakterium *Escherichia coli*, verpflanzt. Aus geruchlicher Sicht gewiß eine Verbesserung.

Das naturidentische Vanillin hingegen wird chemisch synthetisiert, meist aus den bei der Papierherstellung anfallenden Abwässern. Darin befindet sich noch jede Menge Lignin, ein Hauptbestandteil von Holz, der sich in mehreren Schritten in Vanillin umwandeln läßt – womit gleichzeitig ein Umweltproblem gelöst wird. Wer sagte noch: »Wichtig ist, was hinten rauskommt«?

→ Natürliche **Aromen** stammen aus der Frucht, nach der sie schmecken
→ Naturidentische **Aromen** sind identisch mit ihren Vorbildern in der Natur

Quellen: G. Feron et al.: Prospects for the microbial production of food flavors. Trends in Food Science and Technology 1996/7/S.285; C. Hoicke: Macht Vanille süchtig? EU.L.E.n-spiegel – Wissenschaftlicher Informationsdienst des Europäischen Institutes für Lebensmittel- und Ernährungswissenschaften (EU.L.E.) 1998, Heft 8, S.1; A. Yoshida et al.: Vanillin formation by microbial amine oxidase from vanillylamine. Journal of Fermentation and Bioengineering 1997/84/S.603; M. McCoy: Chemical markers try biotech paths. Chemical & Engineering News 22.6.1998, S.13; D. Ehlers: HPLC-Untersuchungen von Handelsprodukten mit Vanille und Vanillearoma. Deutsche Lebensmittel-Rundschau 1999/95/S.464

Vegetarier

Vegetarier essen aus ethischen Gründen kein Fleisch

Zweifellos verzichten viele Menschen aus ethischen oder religiösen Gründen auf Fleisch. Andere begründen ihren Verzicht ökologisch oder sozial – mit der Umweltbelastung durch Massentierhaltung oder der Tatsache, daß mit dem Getreide, das an Tiere verfüttert wird, viele Hungernde satt werden könnten. Doch immer häufiger wird vor allem von weiblichen Teenagern angeführt, daß Fleisch »fett macht«. Aus einer britischen Studie geht hervor, daß drei von vier Mädchen bzw. jungen Frauen dieser Ansicht sind. Viele von denen, die schlanker werden wollen, weil sie sich »zu dick« fühlen, haben ihren Fleischkonsum eingeschränkt.

Der Vegetarismus bietet eine gute Möglichkeit, eine Diät zu kaschieren. Das gilt vor allem für solche Gruppen, die den vor allem von Frauenzeitschriften ausgerufenen Diätrummel »offiziell« ablehnen. Mithin Männer und feministisch eingestellte Frauen. Dennoch kommen auch diese Gruppen nicht an dem herrschenden Schönheitsideal vorbei. Da sie jedoch den üblichen Weg der Diät nicht beschreiten können oder wollen – das wäre ja unmännlich bzw. dem abgelehnten Rollenbild konform –, müssen Alternativen gefunden werden. Männer weichen dann häufig auf Ausdauersport aus. Noch »geschickter« ist der Verzicht auf Fleisch und Fett. Da das als gesund gilt, muß sich auch niemand rechtfertigen. Wenig verwunderlich daher, daß die Zahl der Eßgestörten unter den Vegetariern zunimmt.

→ **Magersucht** ist die Folge von sexuellem Mißbrauch
→ **Fettarme** Diäten sind ideal zum Abnehmen
→ **Rohkost** ist gesünder als »Totgekochtes«

Quellen: Y. Martins et al.: Restrained eating among vegetarians: does a vegetarian eating style mask concerns about weight? Appetite 1999/32/S.145; Y.M. Ryan: Meat avoidance and body weight concerns: nutritional implications for teenage girls. Proceedings of the Nutrition Society 1999/56/S.519

Vegetarier leben länger

Viele Untersuchungen in aller Welt zeigen, daß Menschen, die sich vegetarisch ernähren, auch sonst einen etwas anderen Lebensstil pflegen als Lieschen Müller und Otto Normalverbraucher: Sie rauchen so gut wie nicht, trinken kaum, sind sportlicher und geübt in Entspannungstechniken gegen den Streß. Kurz: Vegetarier verhalten sich in vielerlei Hinsicht anders und, wie man glaubt, gesundheitsbewußter. Natürlich ist es schwierig, den Einfluß von Leberwurst statistisch sauber vom Nutzen von Yoga oder Volleyball zu trennen. Damit sind retrospektive Untersuchungen besonders anfällig für statistische Artefakte. Hier können nur prospektive Untersuchungen abhelfen, bei denen als Kontrollgruppe Menschen mit möglichst ähnlichen Verhaltensweisen einbezogen werden.

Insgesamt gibt es weltweit fünf solcher prospektiven Studien mit vergleichbaren Kontrollgruppen: zwei amerikanische (die Adventist Mortality und die Adventist Health), zwei britische (die Health Food Shoppers und die Oxford Vegetarians) sowie eine deutsche, die Heidelberger Vegetarier Studie. Alle fünf gingen der Frage nach, ob Vegetarier im Vergleich zu gesundheitsbewußten Gemischtköstlern länger leben. Die Daten der insgesamt 76000 Teilnehmer wurden in einer Meta-Analyse zusammengefaßt und neu berechnet. Das Resultat: Vegetarier sterben seltener an Herzinfarkt als Nichtvegetarier; im Schnitt gab's 24 Prozent weniger Infarkttote! Bei den übrigen Todesursachen kommt die Meta-Analyse zu dem Resümee: »Es gab keine signifikanten Unterschiede zwischen Vegetariern und Nichtvegetariern in der Sterblichkeit durch Schlaganfall, Magen-, Dickdarm-, Lungen-, Brust- und Prostatakrebs – sowie bei der Gesamtsterblichkeit.« Ein klares und erfreuliches Resultat. Offenbar bringt der Verzicht auf Fleisch auch keine Nachteile.

Spätestens beim zweiten Lesen fällt auf, daß hier irgend etwas nicht stimmen kann. Denn wenn der durchaus häufige Herzinfarkt um stolze 24 Prozent abnimmt, sich aber gleichzeitig die Gesamtsterblichkeit nicht ändert, dann müssen die Vegetarier um 24 Prozent häufiger an etwas anderem gestorben sein. Aber woran? Leider findet der Mitteilungsdrang der Ernährungsforscher bei dieser entscheidenden Frage sein abruptes Ende.

Da hilft nur eins: die einzelnen Studien analysieren. Und die erbrachten ziemlich widersprüchliche Ergebnisse, die sich natürlich durch die Meta-Analyse elegant verschleiern lassen: Bei den kalifornischen Sieben-Tags-Adventisten, einer besonderen Religionsgemeinschaft, lag die Gesamtsterblichkeit der Vegetarier tatsächlich um 17 bzw. 20 Prozent niedriger. Damit haben kalifornische Sieben-Tags-Adventisten eine deutlich höhere Lebenserwartung. Anders in Europa: Die Mitglieder der britischen Vegetariergesellschaft, die an der Oxford Vegetarian teilnahmen, lebten nicht länger als ihre Freunde, die gerne Hamburger aßen. Bei der zweiten britischen Studie, die besonders gesundheitsbewußte Vegetarier (Health Food Shoppers) untersuchte, lag die Sterblichkeit sogar um 11 Prozent höher als bei Fleischessern.

Besonders aufschlußreich ist die deutsche Studie, die regelmäßig als Beweis für die Vorteile einer fleischlosen Kost durch unsere Medien geht: Die Heidelberger Vegetarier starben im Schnitt *früher* als die Nichtvegetarier. Ihre Sterblichkeit war 17 Prozent höher! Sie hatten zwar eine sehr niedrige Herzinfarktrate (– 55 Prozent), dafür aber 69 Prozent mehr Schlaganfälle. Außerdem starben sie etwa doppelt so oft an Magen- und Prostatakrebs.

Dazu kommen nicht näher bezeichnete »andere Todesursachen«, die bei ihnen ebenfalls häufiger sind.

Vegetarier leben also nicht automatisch länger als Nichtvegetarier. Und es ist – entgegen der bisherigen Praxis – nicht zulässig, die sehr günstigen Ergebnisse kalifornischer Religionsgemeinschaften auf unsere Müslifraktion zu übertragen. Hierzulande gilt: Vegetarier »beißen eher ins Gras«, eher als Nichtvegetarier. Ob das allerdings mit dem Verzicht auf Fleisch zusammenhängt oder völlig andere Gründe hat, muß offenbleiben. Angesichts des recht niedrigen Durchschnittsgewichts (BMI Männer 21,3, Frauen 20,9) könnte sich in dieser Gruppe ein erhöhter Anteil an Eßgestörten befinden. Jedenfalls liegt der Verdacht zum Greifen nah, daß auch Gesundheitsbewußtsein im Übermaß mehr schadet als nutzt.

→ **Übergewicht** verkürzt das Leben

Quelle: T.J. Key et al.: Mortality in vegetarians and nonvegetarians: detailed findings from a collaborative analysis of 5 prospective studies. American Journal of Clinical Nutrition 1999/70/S.516S

Vitamine

Vitamine

Der Begriff »Vitamin« wurde 1912 von Casimir Funk, einem amerikanischen Biochemiker, geprägt. Das Wort setzt sich zusammen aus lateinisch »vita« (»Leben«) und »Amin«, einer chemischen Stoffklasse; es bedeutet also »lebenswichtiges Amin«. Damit meinte Funk seinerzeit das Thiamin oder Vitamin B_1. Später bezeichnete man dann alle Stoffe, denen eine vergleichbare Bedeutung beigemessen wurde, als »Vitamine« – selbst wenn sie chemisch ganz anders aufgebaut waren.

In einem gängigen Lehrbuch der Biochemie finden wir heute folgende Definition: »Vitamine sind organische Nahrungsstoffe, die für eine Vielzahl biochemischer Funktionen in kleinen Mengen benötigt werden. Der Organismus kann die Vitamine nicht oder nicht in ausreichender Menge bilden und muß sie deshalb mit der Nahrung zugeführt bekommen. Von den anderen essentiellen Nahrungsbestandteilen (Aminosäuren, Fettsäuren, Mineralstoffen) unterscheiden sich die Vitamine vor allem durch ihre katalytische Funktion im Stoffwechsel. Vitamine werden deshalb nur in sehr kleinen Mengen benötigt …«

Die Definition der Vitamine wurde im Laufe der Jahrzehnte immer wieder geändert, damit die einmal als »Vitamine« etablierten Stoffe auch weiterhin im Rennen blieben. Sonst hätten beispielsweise die als Vitamin D und E deklarierten Substanzen zwischenzeitlich ihren Vitaminstatus eingebüßt. Als besonders geschickter Schachzug erwies sich die Einfügung des Halbsatzes, daß Stoffe, die der Körper »nicht in ausreichender Menge bilden« könne, ebenfalls Vitamine seien. Aus biologischer Sicht ist diese Auffassung eher merkwürdig: Sobald ein Organismus erst einmal über Synthesewege für einen Stoff verfügt, wäre es für ihn ein Leichtes, die Produktion zu erhöhen. Um so mehr, wenn er für ihn lebenswichtig ist.

Für die Experten ergibt sich aus diesem Definitionszusatz ein weites Betätigungsfeld: Denn nun hängt es von ihnen ab, was sie als »ausreichend« betrachten. Ihre Bedarfsschätzungen werden damit zur Meßlatte, an der sich die Natur des Menschen zu orientieren hat. Damit haben weitere Stoffe im Körper berechtigte Hoffnung, eines Tages ebenfalls zu Vitaminen ernannt zu werden. Das B-Vitamin Niacin zeigt beispielhaft die Beliebigkeit des Begriffs: Der Körper stellt Niacin selbst aus dem reichlich vorhandenen Eiweiß her. Damit ist es – egal, welche Definition zur Anwendung gelangt – kein Vitamin. Mittlerweile verzichten Lehrbücher für das Studium der Ernährungswissenschaft auf eine Definition der »Vitamine«. Vielleicht um schlafende Studenten nicht zu wecken?

Skeptisch macht auch der Tatbestand, daß die Lieblingstiere der Vitaminforscher vor allem Tauben, Hühner, Kaninchen und Meerschweinchen sind und nicht Lebewesen, deren Ernährung und Verdauungstrakt dem Menschen ähneln. Es liegt auf der Hand, daß Federvieh oder reine Pflanzenfresser wie Kaninchen andere Ernährungsbedürfnisse haben als Allesfresser wie Ratten, Schweine oder Menschen. Deshalb bestehen ernste Zweifel an der Übertragbarkeit solcher Versuche auf den Menschen.

Quellen: P. Karlson et al.: Kurzes Lehrbuch der Biochemie. Stuttgart 1994; H. Kasper: Ernährungsmedizin und Diätetik. München 1996; M.L. Brown (Ed): Present knowledge in nutrition. Washington 1990

Wasserlösliche Vitamine kann man nicht überdosieren

Zuviel aufgenommene fettlösliche Vitamine reichern sich im Fettgewebe an und sind deshalb potentiell gefährlich. Wasserlösliche Vitamine werden mit dem Urin aus dem Körper entfernt und können daher nicht überdosiert werden. Das ist die Faustregel, mit der Millionen eifriger Vitaminschlucker in Sicherheit gewiegt werden. Bereits eine einfache Überlegung weist diese Behauptung als Trugschluß aus: Auch viele starke Gifte – wie zum Beispiel Zyankali – sind wasserlöslich. Ob ein Stoff wasserlöslich ist oder nicht, sagt nichts über seine Gefährlichkeit aus.

Natürlich gibt es auch Belege für die Risiken der angeblich harmlosen wasserlöslichen Vitamine, wenn sie zu hoch dosiert werden. Bekanntester Vertreter ist Vitamin C (Ascorbinsäure). In Megadosen (ab einem Gramm pro Tag) treten Durchfälle, teilweise mit Koliken, auf. Vitamin C verändert eine Reihe von Hormonspiegeln im Blut, unter anderem die von Östrogen, Schilddrüsenhormonen oder Insulin. Es zerstört Vitamin B_{12}; dabei entstehen analytisch nur schwer von diesem unterscheidbare, aber wirkungslose Abbauprodukte. Es erhöht die Aufnahme von Aluminium, das Knochen und Gehirn schädigen kann, es fördert die Bildung von Nierensteinen, Gicht, Osteoporose, und es verfälscht die Labordiagnostik bei Bestimmung von Blutzucker, Harnsäure, Kreatinin, Transaminasen, LDH (Laktatdehydrogenase), Bilirubin und okkultem Blut im Stuhl. In der Fachpresse wurden als

Folge von Megadosen sogar Todesfälle bei jungen Sportlern beschrieben. Sie hatten, ohne es zu wissen, erhöhte Eisenwerte im Blut. Vitamin C ist in der Lage, dieses Eisen in einen aggressiven Radikalbildner zu verwandeln und damit Kardiomyopathien, das heißt schwere bis tödliche Herzmuskelschäden, zu verursachen.

Vitamin B_6 – gerne empfohlen bei Depressionen, Regelbeschwerden und in der Schwangerschaft – ruft in Megadosen sogenannte sensorische Neuropathien hervor, Brennen, Stechen, Kribbeln, Taubheit und Lähmungserscheinungen vor allem in Händen und Füßen. Die neurologischen Störungen können so ausgeprägt sein, daß in den USA nach der Einführung eines amtlichen Monitoringsystems (ARMS) eine Welle von Vitamin-B_6-Vergiftungen aufgedeckt wurde: Die behandelnden Ärzte hatten sie bis dahin fälschlich als Multiple Sklerose diagnostiziert. Die neurologischen Symptome erinnern auch an die Nebenwirkungen des Schlafmittels Contergan. Um so beunruhigender die Tatsache, daß Fälle von mißgebildeten Kindern bekannt wurden, deren Mütter während der Schwangerschaft hohe Dosen Vitamin B_6 (Pyridoxin) eingenommen hatten. Da Stoffe mit neurotoxischen Effekten häufig auch Unfruchtbarkeit verursachen, ging man diesem Verdacht in Tierversuchen nach – und stellte schwere Schädigungen von Hoden und Prostata fest.

Ebenfalls zur Vitamin-B-Gruppe gehört das Niacin (eine Kombination aus Nicotinsäure und Nicotinsäureamid, die beide nichts mit dem Nikotin im Tabak zu tun haben). Medizinisch findet es beispielsweise bei der Behandlung von Schizophrenie und zum Senken des Cholesterinspiegels Anwendung. Aber Sie können auch in Kantinen und Hamburger-Restaurants über Niacin stolpern: Dort wurde es schon unerlaubterweise zum Fleischröten verwendet. Und wenn Ihre Frühstücksflocken bei der Vitaminanreicherung in der Fabrik nicht richtig umgerührt wurden, kommen Sie unter Umständen ebenfalls in den zweifelhaften Genuß einer Überdosis Niacin. Die Folgen: Ähnlich wie bei einer Allergie rötet sich die Haut im Gesicht und am Körper, Hitzegefühle und Juckreiz treten auf, es kommt zu Quaddelbildung. Menschen, die über längere Zeit hochdosiertes Niacin einnahmen, erkrankten an Gelbsucht und Leberschäden.

Vitamine sind – ob wasserlöslich oder nicht – keine harmlosen

Pülverchen, die sich jedermann unbeschadet nach der Methode »Viel hilft viel« einverleiben kann. Auch für sie gilt die alte Regel des Paracelsus: Die Dosis macht das Gift.

→ Die meisten Menschen profitieren von **Multivitamin**präparaten

Quellen: C.D.H. Evans, J.H. Lacey: Toxicity of vitamins: complications of a health movement. British Medical Journal 1986/292/S.509; V. Herbert et al.: Vitamin C-driven free radical generation from iron. Journal of Nutrition 1996/126/S.1213S; J.L. Schwartz: The dual roles of nutrients as antioxidants and prooxidants: their effects on tumor cell growth. Journal of Nutrition 1996/126/S.1221S; C.W. Marshall: Vitamin E supplementation. American Journal of Clinical Nutrition 1989/49/S.718; V. Herbert: Staging vitamin B-12 (cobalamin) status in vegetarians. American Journal of Clinical Nutrition 1994/59/S. 1213S; J.N. Hathcock, J.I. Rader: Micronutrient safety. Annals of the New York Academy of Sciences 1990/587/S.257; L.Y. Gardner et al.: Phocomelia in infant whose mother took large doses of pyridoxine during pregnancy. Lancet 1985/I/S.636; K. Dalton: Pyridoxine overdose in premenstrual syndrome. Lancet 1985/I/S.1168; E.M. Gross et al.: Multiple outbreaks of niacin (nicotinic acid) intoxication due to addition of meat »enhancer« to products by two different meat processors. Journal of Food Protection 1992/55/S.116; K. Mori et al.: Effects of megadoses of pyridoxine on spermatogenesis and male reproductive organs in rats. Archives of Toxicology 1992/66/S.198; K. Michaelsson et al.: Diet and hip fracture risk: a case-control study. International Journal of Epidemiology 1995/24/ S.771; H. Glatzel, Sinn und Unsinn der Vitamine. Stuttgart 1987; R.S. Rivlin: The clinical significance of micronutrient in relation to immune functions. Annals of the New York Academy of Sciences 1990/587/S.55; N. Einstein et al.: Jaundice due to nicotinic acid therapy: American Journal of Digestive Diseases 1975/20/S.282; L.R. Mosher: Nicotinic acid side effects and toxicity: a review. American Journal of Psychiatry 1970/126/S.124; V. Herbert, G. Drivas: Spirulina and Vitamin B_{12}. Journal of the American Medical Association 1982/248/S.3096; S. Takenaka et al.: Effects of carnosine and anserine on the destruction of vitamin B_{12} with vitamin C in the presence of copper. Bioscience, Biotechnology, and Biochemistry 1997/61/S.2137; E. Degkwitz: Neue Aspekte der Biochemie des Vitamin C. Zeitschrift für Ernährungswissenschaft 1985/24/S.219

Vitamin B_1

Weißer Reis ist schuld an der gefährlichen Mangelkrankheit Beriberi

Essen Sie auch brav Ihren Vollkornreis – obwohl Ihnen der weiße eigentlich viel besser schmeckt? Aber der steht bekanntlich auf dem Index der Ernährungsexperten, denn er ist leider poliert. Dadurch hat er sein Silberhäutchen mit dem wertvollen Vitamin B_1 verloren. Deshalb erkrankten vor der Entdeckung der Vitamine jedes Jahr unzählige Reisesser an einer grausamen Mangelkrankheit. Sie heißt Beriberi und hatte viele Gesichter: Manche Patienten bekamen ganz dünne ausgezehrte Glieder, bei anderen schwollen durch Wasseransammlungen (Ödeme) die Beine dick an, mal gehörte Verstopfung zum Krankheitsbild, mal Durchfall, manchmal standen Lähmungen im Vordergrund, manchmal Herzprobleme. In schweren Fällen führte die Krankheit nach einer Reismahlzeit innerhalb weniger Tage zum Tod.

Schuld hatten die Reismühlen. Im Rahmen der Industrialisierung war man in Asien dazu übergegangen, den Vollkornreis zu schälen, so wie in Europa die Kleie vom Weißmehl abgetrennt wurde. Um die Jahrhundertwende gelang es dem Holländer Christiaan Eijkman, durch Fütterungsexperimente mit Hühnern zu zeigen, daß im Silberhäutchen des Reises eine schützende Substanz steckt; diese erhielt später den Namen Vitamin B_1. Eijkman wurde für seine Entdeckung 1929 mit dem Nobelpreis geehrt. Seither ist die Beriberi so gut wie verschwunden. So etwa wird in unseren Schul- und Lehrbüchern die Geschichte der Entdeckung des ersten Vitamins kolportiert – und daher stammt die Empfehlung, Vollkornreis zu essen.

Ziemlich unbeeindruckt von diesen Erkenntnissen bevorzugen die Asiaten weiterhin den polierten Weißreis – allerdings erkranken sie nicht mehr an Beriberi. Bei genauerem Hinsehen tauchen weitere Ungereimtheiten auf: Im Weißmehl ist genausowenig Vitamin B_1 enthalten wie im polierten Reis. Noch ärmer an B_1 ist die Muttermilch. Folglich müßte auch in westlichen Gesellschaften wenigstens hin und wieder Beriberi vorkommen. Das ist jedoch nicht der Fall. Außerdem wurde in Asien vielerorts weißer Reis gegessen, Beriberi-Ausbrüche kamen aber meist nur lokal begrenzt vor. Wie aber kann ein genereller Vitaminmangel einzelne Landstriche wie eine Seuche heimsuchen, andere aber unberührt lassen?

Der Überraschungen nicht genug: Es stellte sich heraus, daß die Krankheit nicht erst mit der Einführung der Reismühlen auftrat, sondern bereits seit über tausend Jahren bekannt war. Die erste detaillierte Beschreibung findet sich in dem 30bändigen Werk des Chinesen Chao-yünan-fang aus dem Jahre 601. Außerdem erkrankten an Beriberi nicht nur Menschen, die weißen Reis aßen, sondern auch solche, die Vollkornreis verzehrten. Die Professoren G. Shibayama und S. Miyamoto erklärten 1911 vor dem japanischen Beriberi-Studien-Komitee, daß beispielsweise die Bergarbeiter auf Banka, einer Sunda-Insel, »seit zwei Jahren mit ungeschältem Reis« ernährt würden, und dennoch kämen »viele Beriberi-Fälle« vor. In manchen Minen »traten sie sogar häufiger auf als in den Minen, wo geschälter Reis gegeben wurde«. Selbst dort, wo man zum polierten Reis reichlich Vitamin-B_1-haltige Lebensmittel wie Fleisch und Kartoffeln reichte, gab es wie zum Hohn Beriberi-Fälle.

Mittlerweile haben japanische Forscher mit modernen Analyseverfahren die Ursache aufgespürt: Schuld ist ein Schimmelpilz, der das Nervengift Citreoviridin bildet. Da je nach Witterung andere Schimmelpilzgesellschaften die Reiskörner besiedeln und wechselnde Mixturen von Giftstoffen produzieren, lassen sich die unterschiedlichen Formen der Beriberi endlich erklären: Je nach Giftcocktail treten andere Krankheitsbilder auf.

V

Ein spezifischer Vitaminmangel kann schwerlich mehrere Krankheiten hervorrufen. Noch weniger kann er beim Gesunden innerhalb weniger Tage zum Tode führen. Dennoch scheint ein Zusammenhang mit dem Vitamin B_1 zu bestehen: B_1 ist offenbar ein spezifisches Gegengift gegen Schimmelgifte wie Citreoviridin, so wie auch bei anderen Mykotoxinvergiftungen einzelne B-Vitamine wirksam Abhilfe schaffen. Im Falle einer Reisvergiftung helfen massive B_1-Gaben sofort. Das erklärt auch, warum Extrakte aus dem B_1-haltigen Silberhäutchen in manchen Tierversuchen eine schützende Wirkung entfalteten. Wie gut es half, hing von der im Reis vorhandenen Giftmenge ab. Deshalb trat bei Vollkornreis die Beriberi etwas seltener auf.

Und warum hat das niemand gemerkt? Nachdem die Vitamintheorie bereits Eingang in die Schulbücher gefunden hatte, verhallten die neuen Ergebnisse in Sachen Gifte ungehört. Der Rummel um den Nobelpreis verstellte den Experten den Blick für die wissenschaftliche Realität. Wir wissen heute, daß Eijkman sie gekannt hat: Sein Schüler Professor H. A. Oomen teilte später mit, dies sei der Grund, warum Eijkman nicht zur Nobelpreisverleihung gefahren sei. Er hat die Vitaminmangeltheorie selbst nicht geglaubt; er vermutete – zu Recht – ein Nervengift.

Und warum ist dann die Beriberi inzwischen beinahe völlig verschwunden? Ganz einfach: Ende des 19. Jahrhunderts wurden überall in den britischen Kolonien in Asien für die Reismühlen die Qualitätsstandards der Armee eingeführt. Diese verlangten, daß die für die Verarbeitung vorgesehenen Reiskörner frisch, trocken und sauber zu sein hatten – eben nicht verschimmelt. Damit verschwand die Beriberi auf Nimmerwiedersehen – egal, welcher Reis gegessen wurde.

Quellen: Mitteilungen der Beriberi-Studien-Kommission, Tokyo 1911; A.R. Tainsch: Beriberi and mycotoxicosis: An historical account. Nutrition and Health 1984/3/S.189; R. Macrae et al. (Eds): Encyclopedia of food science, food technology, and nutrition. London 1993; Y. Ueno: The toxicology of mycotoxins. Critical Reviews in Toxicology 1985/14/S.99; R.P. Sharma, D.K. Salunke: Mycotoxins and phytoalexins. Boca Raton 1991; C. Eijkman: Polyneuritis in chicks, or the origin of vitamin research. Hoffmann-La Roche (Ed) ohne Ort, 1990

Vitamin B_1 ist Balsam für die Nerven

Die verpatzte Beriberi-Geschichte ist nur ein Teil der »Pleiten, Pech und Pannen« in der Geschichte des Vitamins B_1. Sein Ruf als »Nervenvitamin«, das bei Hexenschuß, Nervenentzündungen und Nervenschmerzen aller Art hilfreich sein soll, geht ebenfalls auf dieses Krankheitsbild zurück. Mit der Beriberi gehen sehr unterschiedliche Symptome – z.B. Erbrechen, Leberschäden, Herzversagen, Muskelschwund, Krämpfe mit Lähmungserscheinungen – einher. Christian Eijkman, der Hühner mit gekochtem weißen Reis fütterte, und andere Forscher nach ihm, die ihrem Federvieh ebenfalls Reisbrei verabreichten, beobachteten anschließend nervöse Ausfallerscheinungen, die sie als »Polyneuritis« (Nervenentzündung) bezeichneten und in kühnem Schwung der menschlichen Beriberi gleichsetzten.

Allerdings war diese Zuordnung des Vitamins B_1 zu bestimmten Symptomen von Anfang an von Zweifeln begleitet. Untersuchungen an Vitamin-B_1-frei ernährten Tieren und Menschen konnten keinen Nachweis für Nervenentzündungen erbringen. Dafür beobachteten die Experimentatoren beim Menschen zumindest Antriebsschwäche, Appetitlosigkeit und Reizbarkeit. Diese psychischen Effekte sind für die Ernährungsforscher bis heute ein klarer Beleg dafür, daß Thiamin, so der wissenschaftliche Name des Vitamins, für ein stabiles Nervenkostüm unverzichtbar ist.

Professor Hans Glatzel vom ehemaligen Max-Planck-Institut für Ernährungsphysiologie in Dortmund vermochte darüber nur den Kopf zu schütteln. Es stimme zwar, meint er, daß »mit thiaminarmer Ernährung alle Versuchspersonen über Appetitlosigkeit, Mattigkeit und Schwäche [klagten]. Diese Symptome bestanden während der ganzen Dauer der Versuchsperiode mit thiaminarmer Kost – und sie bestanden in unverminderter Stärke weiter, wenn ohne Wissen der Versuchspersonen 1,8 Milligramm Thiamin der Kost zugelegt wurden. Alle Beschwerden verschwanden aber schlagartig, wenn eine Normalkost mit weniger als 1,8 Milligramm Thiamin gegeben wurde.« Ein klarer Fall. Die Unpäßlichkeiten sind Teil des bei solchen Versuchen regelmäßig auftretenden »Laborkollers«, der unter anderem auf die monotone Verpflegung zurückzuführen ist.

Sein Kollege Professor Werner Droese bestätigt das: »Nach unseren Beobachtungen an Versuchspersonen, die nahezu B_1-frei ernährt wurden, sind die in der Literatur beschriebenen Erscheinungen nicht ohne weiteres als Zeichen einer B_1-Verarmung anzusehen, da sie … auf Zusatz von großen Mengen synthetischen Vitamins B_1 nicht schwinden. Die Klagen bessern sich rasch, wenn man die Versuchspersonen von der auch bei Anwendung aller küchentechnischen Geschicklichkeit auf die Dauer eintönigen und wenig appetitanregenden Kost auf eine Gesamtkost umstellt, selbst wenn diese weniger B_1 enthält als die mit B_1 versetzte Versuchsnahrung.«

Glatzel, seines Zeichens Internist, hat für diese Art von Ernährungsmedizin nur noch Spott übrig: »Das Wissen um die Möglichkeit psychogener Effekte ist bei vielen Ernährungsforschern gering; manchen fehlt es überhaupt.« Doch das stört offenbar wenig, solange sich aus dem guten Ruf, der dem Vitamin B_1 in seinen Anfangstagen angehängt wurde, in Form von Vitaminspritzen Kapital schlagen läßt – selbst wenn in Hinblick auf »die Nerven« bisher allenfalls ein Placeboeffekt gesichert werden konnte. Plausibel, aber kaum untersucht ist eine Schutzwirkung gegenüber Schimmelpilzgiften: Vitamin B_1 unterstützt wahrscheinlich die Leber beim Entgiften.

Seine populärste Phase hatte das vorgebliche Nervenvitamin in den vierziger und fünfziger Jahren des 20. Jahrhunderts. Damals handelten sich viele Menschen mit zu hoch dosiertem Thiamin Kopfschmerzen, Nervosität, Schlaflosigkeit und Schwächezustände ein. Heute nennt das »Arzneimittelkursbuch« an Nebenwirkungen bei hoher Dosierung: Lungenödeme, Bradykardie (verzögerter Herzschlag), Magen-Darm-Blutungen, Übelkeit, Erbrechen und Mundgeruch. Die Verschiebungen bei den Nebenwirkungen hängen wahrscheinlich mit den unterschiedlichen Verunreinigungen des Vitamins mit Rückständen aus der Synthese zusammen.

Am besten behalten Sie die Nerven, wenn Sie sich ernähren, ohne drüber nachzudenken.

Quellen: R. Macrae et al. (Eds): Encyclopedia of food science, food technology, and nutrition, London 1993; H. Kalm: Klinik und Pathologie der neurologischen Störungen bei tierexperimenteller B_1-Avitaminose. Deutsche Zeitschrift für Nervenheilkunde 1952/167/S.334; H. Glatzel: Wege und Irrwege moderner Ernährung. Stuttgart 1982; H. Glatzel: Sinn und Unsinn der Vitamine. Stuttgart 1987; Arzneimittelkursbuch 99/2000. Berlin 1999

Vitamin C

Der Mensch braucht mindestens 100 Milligramm Vitamin C täglich

Das behaupten jedenfalls Ernährungsberater und Vitaminhersteller. In der Tat hat die Deutsche Gesellschaft für Ernährung (DGE) die wünschenswerte Zufuhr von Vitamin C im Jahre 2000 von 75 Milligramm am Tag auf stolze 100 Milligramm erhöht. Damit zählen die Deutschen im internationalen Vergleich endlich zur Spitzenklasse. Die meisten Völker müssen mit halb soviel zurechtkommen. Die holländischen Gesundheitsexperten empfehlen ihren Landsleuten 50 Milligramm, ja selbst den vitamingläubigen Amerikanern reichen 60 Milligramm. Die Weltgesundheitsorganisation WHO befindet, 30 Milligramm Vitamin C pro Tag sollten genügen, und der Wissenschaftliche Lebensmittelausschuß der EU kam zum gleichen Schluß.

Bereits 1992 hatte der Wissenschaftliche Lebensmittelausschuß der EU die aus seiner Sicht überzogenen Empfehlungen der DGE kritisiert. Er bemängelte, eine »übermäßige Zufuhr« von mehr als 80 Milligramm sei nicht nachvollziehbar, da sie die Speicherfähigkeit des Gewebes übersteige und der Überschuß allenfalls ausgeschieden würde. Außerdem hätten die Untersuchungen (Sheffield- und Iowa-Studie) gezeigt, daß bereits 6,5 Milligramm genügen, um Anzeichen von Skorbut zu heilen. In einem der beiden Versuche hatte eine Vitamin-C-freie Ernährung auch nach 99 Tagen keine der typischen Mangelerscheinungen hervorgerufen. Deshalb hält der Ausschuß 12 Milligramm Vitamin C als Mindestzufuhr für ausreichend. Mit entsprechenden Sicherheitsfaktoren läßt sich der durchschnittliche Tagesbedarf eines Erwachsenen mit 30 Milligramm beziffern. Ein neues Experiment bestätigte die Auffassung des Ausschusses. Dabei traten selbst bei vier Milligramm täglich keine Mangelerscheinungen auf.

Die Deutsche Gesellschaft für Ernährung begründet ihre deutlich höhere Empfehlung damit, daß »ein deutsches Konsensuspapier« einen »wünschenswerten Plasmaspiegel« von 50 Mikromol pro Liter (eine Konzentrationsangabe) abgeleitet habe, der mit einer Zufuhr von 100 Milligramm Vitamin C pro Tag erreicht würde. Es ist eine verbreitete Unsitte, wissenschaftliche Fragen nicht durch Experimente zu klären, sondern durch »Konsensuskonferenzen«, deren Ergebnisse oft aus den Interessen jenes Unternehmens abgeleitet werden können, das die Referenten bezahlt. Wer aber Plasmaspiegel von 50 Mikromol pro Liter fordert, sollte nachweisen können, daß davon auch der Kunde profitiert. Ein Abstimmungsergebnis einer Konferenz ist jedenfalls ein denkbar schlechtes Kriterium.

Die DGE will ihre Empfehlung aus der VERA-Studie (siehe »Fettreiche Ernährung erhöht den Cholesterinspiegel im Blut«) abgeleitet haben: Aus ihr ginge hervor, daß Nichtraucherinnen täglich 79 Milligramm Ascorbinsäure bräuchten (Männer sogar 85), um die gewünschten 50–75 Mikromol pro Liter Blutplasma zu erreichen. Daraus wird ein »Durchschnittsbedarf nichtrauchender Erwachsener von 83 mg/Tag« gemittelt. Da Ascorbinsäure aus der Nahrung zu über 80 Prozent verwertet würde, ergäben sich daraus die genannten 100 Milligramm.

Als Quelle nennt die DGE allerdings nicht die Originalstudie, sondern Sekundärliteratur. Die Originalliteratur (siehe unten) ist in der Tat ungeeignet, um die Behauptungen der Experten zu stützen. Denn es besteht keine greifbare statistische Beziehung zwischen der Zufuhr von Vitamin C und den Vitamin-C-Spiegeln im Blutplasma. So hat beispielsweise eine tägliche Zufuhr von 50 Milligramm Vitamin C bei Frauen Plasmaspiegel zwischen 20 und 190 Mikromol pro Liter zur Folge. Und umgekehrt: Plasmaspiegel von 75 Mikromol pro Liter haben manche Menschen schon bei einer minimalen Zufuhr von 5 Milligramm am Tag, während andere dafür 400 Milligramm Ascorbinsäure brauchen. Die Studie weist ausdrücklich darauf hin, daß selbst bei einer Zulage von 120 mg Vitamin C täglich »keine markante Verbesserung der Vitamin C-Versorgung« erkennbar ist.

Die Daten der VERA-Studie sprechen bestenfalls für einen individuell unterschiedlichen Idealwert. Offenbar unterliegt der Vitaminspiegel deshalb auch der sogenannten Homöostase. Die Idee von den »wünschenswerten Plasmaspiegeln« durch massive Vitaminzufuhr wird exakt von den Untersuchungen konterkariert, auf die sich die DGE beruft. Überflüssig zu sagen, daß auch der Zuschlag von knapp 20 Prozent für Zubereitungsverluste frei erfunden ist, mit dem die 83 Milligramm Ascorbinsäure auf 100 Milligramm aufgestockt wurden: Die Daten der VERA-Studie enthalten die Bioverfügbarkeit bereits, da sie aus den Gehalten der verzehrten Lebensmittel abgeleitet wurden.

Mit ihren überhöhten Empfehlungen wollen die Experten nach eigenem Bekunden »vorklinische Mangelsymptome« abwenden. »Vorklinischer« oder »subklinischer Mangel« ist, um mit Professor Hans Glatzel vom ehemaligen Max-Planck-Institut für Ernährungsphysiologie zu sprechen, »ein Mangel ohne Symptom«. Das ist so brisant wie eine Vergiftung ohne Beschwerden. Aber was versteht die DGE unter »vorklinischen Symptomen« genau? Das »früheste ist eine allgemeine Müdigkeit«, dann folgen »Leistungsschwäche und Beeinträchtigungen des seelischen Wohlbefindens sowie eine verlangsamte Erholung nach Krankheiten«. Belege für derartige Aussagen, die bisher Lifestyle-Magazinen und Werbebroschüren vorbehalten waren, sucht man vergeblich. Bislang verzichteten die Vitaminhersteller darauf, ihre Werbeversprechen mit Interventionsstudien zu untermauern ... Jetzt reicht der Hinweis auf die Referenzwerte der DGE.

→ **Nährwertempfehlungen** sind wissenschaftlich begründet
→ Die **Zufuhrempfehlungen** für Vitamine geben die Mindestmenge an, die wir brauchen
→ Die meisten Menschen profitieren von **Multivitamin**präparaten

Quellen: Deutsche Gesellschaft für Ernährung: Referenzwerte für die Nährstoffzufuhr. Frankfurt am Main 2000; L.J. Machlin: Handbook of Vitamins. New York 1991; Europäische Kommission: Berichte des Wissenschaftlichen Lebensmittelausschusses, 31. Folge, Luxemburg 1993; E.M. Baker et al.: Metabolism of ascorbic-1-^{14}C acid in experimental human scurvy. American Journal of Clinical Nutrition 1969/22/S.549; J. King et al.: Use of a new vitamin C-deficient diet in a depletion-repletion clinical trial. American Journal of Clinical Nutrition 1997/65/S.1434; H. Glatzel: Sinn und Unsinn der Vitamine. Stuttgart 1987; H. Heseker: Zur Bewertung von Vitaminversorgungsmeßgrößen. VERA-Schriftenreihe Band IX, Niederkleen 1993; H. Glatzel: Wege und Irrwege moderner Ernährung. Stuttgart 1982

Vitamin C schützt vor Erkältungen

Die hartnäckigste aller Vitamin-Legenden. Vermutlich wäre sie längst vergessen oder überhaupt nie so populär geworden, hätte sie nicht ein leibhaftiger Nobelpreisträger propagiert. Linus Pauling, der 1954 den Nobelpreis für Chemie und 1962 den Friedensnobelpreis erhielt, wandte sich in den sechziger Jahren der Vitaminforschung zu und begründete eine neue Disziplin, die sogenannte orthomolekulare Medizin.

In seinem Buch »Das Vitamin-Programm« erklärte Pauling: »Substanzen wie das Vitamin C und die meisten anderen Vitamine zeichnen sich durch ihre geringe Toxizität und dadurch aus, daß sie keine Nebenwirkungen aufweisen, wenn sie in größeren als in der normalen Ernährung enthaltenen Mengen aufgenommen werden.« Und er behauptete, mit großen Mengen, sogenannten Megadosen, von Vitamin C außer Grippe und Schnupfen auch Hepatitis, Schizophrenie und Krebs behandeln zu können.

Seine Therapieempfehlungen sind denkbar simpel und für jedermann zu jeder Zeit geeignet. Pauling riet, »immer ein paar 500-Milligramm-Tabletten dabeizuhaben. Bei den ersten Anzeichen einer Erkältung – einem leichten Kratzen im Hals, dem Auftreten von Schleim in der Nase, Muskelschmerzen oder allgemeinem Unwohlsein – sollte man mit der Behandlung beginnen. Schlucken Sie sofort ein oder zwei 500-Milligramm-Tabletten und dann nehmen Sie für mehrere Stunden stündlich ein bis zwei Tabletten.« Pauling selbst nahm jeden Tag 12 Gramm (!) Vitamin C zu sich. Sobald er die ersten Symptome einer Erkältung zu entdecken glaubte, steigerte er die Dosis auf 40 Gramm.

Wenn bereits Schnodder in der Nase zum Signal wird, eine orthomolekulare Therapie einzuleiten, dann handelt es sich wohl eher um eine Form der Hypochondrie als um Prophylaxe. Ein wenig erinnern solche Empfehlungen an einstige Ratschläge zur Benutzung des Weihwasserfläschchens, wann immer der Satan nahen könnte. Da »erste Anzeichen« von Unpäßlichkeiten der genannten Art alltäglich sind, ohne daß gleich eine Krankheit ausbricht, stellt sich beim ängstlichen Anwender schnell das Gefühl von Erfolg ein. Andererseits verwundert es nicht, wenn wissenschaftliche Überprüfungen des Sachverhalts enttäuschend ausfallen. Denn auch in sorgfältig durchgeführten Studien konnte Paulings Behauptung, Vitamin C schütze vor Erkältung, nicht bestätigt werden. Allenfalls fand man ein wenig abgemilderte Symptome oder einen etwas kürzeren Krankheitsverlauf. Aber selbst diese geringfügigen Verbesserungen ließen sich nicht eindeutig vom reinen Placeboeffekt trennen.

Aufgrund der enttäuschenden Datenlage rät das Food and Nutrition Board, das die amerikanischen Nährwertempfehlungen (DRI) erarbeitet, von einer vorbeugenden Einnahme ab: »Mehrere Gutachter kamen zu dem Ergebnis, daß der Nutzen von hohen Dosen Ascorbinsäure bei diesen Erkrankungen zu gering ist, um der gesamten Bevölkerung die regelmäßige Einnahme großer Mengen zu empfehlen.« Auch wenn viele Personen gewohnheitsmäßig ein Gramm und mehr einnähmen, »ohne Anzeichen einer Vergiftung zu zeigen«, so würde dennoch »über eine Reihe von Nebenwirkungen berichtet«. Das Food and Nutrition Board weiter: »Es ist nicht bekannt, welches Risiko mit der langfristigen Einnahme so großer Mengen einhergeht. Aus diesen Gründen kann die regelmäßige Einnahme hoher Dosen Ascorbinsäure nicht empfohlen werden.«

Linus Pauling starb 1994 im Alter von 93 Jahren an Prostatakrebs. Wie sehr er selbst an das Vitamin C glaubte, belegt seine Aussage, durch die Einnahme der Substanz habe er den Ausbruch seiner Krebserkrankung um 20 Jahre hinauszögern können. Als wissenschaftlicher Beweis taugt diese Meinungsäußerung leider nicht. Der läßt bis heute auf sich warten.

→ **Antioxidanzien:** Antioxidative Vitamine schützen vor Krebs
→ Der Mensch braucht mindestens 100 Milligramm **Vitamin C** täglich
→ Wasserlösliche **Vitamine** kann man nicht überdosieren

Quellen: Subcommittee on the Tenth Edition of the RDAs, Food and Nutrition Board, Commission of Life Sciences, National Research Council: Recommended dietary allowances. Washington 1989; S. Barrett, V. Herbert: The vitamin pushers. How the »health food« industry is selling America a bill of goods. Amherst 1994; G.F. Combs: The Vitamins. Fundamental aspects in nutrition and health. San Diego 1992; L. Pauling: Das Vitamin-Programm. Topfit bis ins hohe Alter. München 1992; L. Pauling: Vitamin C and the common cold. San Francisco 1970; H. Glatzel: Wege und Irrwege moderner Ernährung. Stuttgart 1982

Vitamin E

Vitamin E ist lebenswichtig

Mag sein – zumindest für Karnickel. Das Vitamin spielt bei den Nagern eine wichtige Rolle für die Fortpflanzung. Und beim Menschen? Vitamine sind per Lehrbuchdefinition lebensnotwendig. Ein Fehlen sollte über kurz oder lang sogar zum Tode führen. Doch wie zuverlässig sind Erkenntnisse, die vor allem an Kaninchen gewonnen wurden? Immerhin stellen die deutlich andere Anforderungen an ihre Kost als der Allesfresser Mensch.

Die amtlichen Nährwertempfehlungen der USA lassen durchblicken, daß die führenden Fachleute nicht so recht an die Notwendigkeit des Vitamins E glauben: »Erst 40 Jahre nach seiner Entdeckung im Jahr 1922 liegen überzeugende Hinweise vor, daß auch Menschen Vitamin E benötigen.« Wenn man 40 Jahre weltweite Forschung benötigt, um einem Stoff eine Bedeutung für den Menschen zu bescheinigen, nährt das Zweifel am Titel »Vitamin«.

Ein Mangel wird den amerikanischen Forschern zufolge nur in zwei Patientengruppen beobachtet: bei frühgeborenen Kindern mit sehr niedrigem Geburtsgewicht und bei Menschen, die Fett nicht richtig aus dem Darm aufnehmen können. Bei letzteren muß die Malabsorption, wie das Krankheitsbild medizinisch heißt,

»fünf bis zehn Jahre bestehen, ehe leichte Mangelsymptome, meist neurologischer Art, auftreten«. Einzig bei der Therapie seltener Krankheiten läßt sich der Nutzen von Vitamin-E-Gaben also belegen. Das ist nun aber alles andere als »lebensnotwendig« für den Gesunden. Selbst an Arzneimittel stellt man für einen Wirkungsnachweis gewöhnlich höhere Anforderungen – ohne daß es 40 Jahre dauert …

Da Tocopherole, die Substanzgruppe, zu der das Vitamin E gehört, vielen Fetten zur Verlängerung der Haltbarkeit zugesetzt werden, hat davon sogar der Fast-food-Kunde reichlich. Wohl auch aus diesem Grund tat sich der Wissenschaftliche Lebensmittelausschuß der EU schwer, »eine bestimmte Vitamin-E-Zufuhr mit der Nahrung zu empfehlen, da es keine ausreichenden Belege für einen durch die Nahrung bedingten Vitamin-E-Mangel gibt«.

Quellen: siehe nächstes Stichwort

V

Vitamin E hilft bei Rheuma und Arthrose

Bei Rheumapatienten soll Vitamin E die entzündlichen Reaktionen abklingen lassen und dadurch die Schmerzen lindern. Wenn es gelänge, so den Einsatz von Schmerzmitteln zu verringern, wäre dies für die Patienten ein immenser Vorteil. Deshalb hat das Bundesinstitut für Arzneimittel und Medizinprodukte die verfügbare wissenschaftliche Literatur überprüft. Zum Leidwesen der Patienten konnte es allerdings keinerlei stichhaltige Belege für die behauptete Wirkung entdecken.

»Zusammenfassend«, urteilt die Behörde, »sind die vorliegenden klinischen Studien zu Vitamin E bei rheumatischen Erkrankungen nicht geeignet, die klinische Wirksamkeit zu belegen und die vorgesehene hohe Dosierung sowie eine Langzeitanwendung von Vitamin E ausreichend zu begründen.« Damit bestätigt sie die Beurteilung durch die Deutsche Gesellschaft für Rheumatologie. Angesichts der möglichen Nebenwirkungen von hochdosiertem Vitamin E rät die oberste Arzneimittelbehörde Rheumatikern sogar von Vitamin-E-Pillen ab.

Quellen: Europäische Kommission: Berichte des Wissenschaftlichen Lebensmittelausschusses, 31. Folge. Luxemburg 1993; Subcommittee on the Tenth Edition of the RDAs, Food and Nutrition Board, Commission of Life Sciences, National Research Council: Recommended dietary allowances. Washington 1989; S. Reiter: Anwendung von Vitamin E bei rheumatischen Erkrankungen? Bundesgesundheitsblatt 1998/41/S. 438

V

Vitamin E hält das Altern auf

Die Kleinanzeigen sämtlicher bunter Blätter der Republik locken mit Verheißungen: Vitamin E bietet dem Zelltod, dem Alter, dem Herzinfarkt und (natürlich) dem Krebs Paroli. Es steigert Leistungsfähigkeit in Freizeit und Beruf und (natürlich) die Potenz. Kein Wunder, daß das Jugendlichkeitsvitamin über die Theken geht wie die sprichwörtlichen warmen Semmeln. Bisher gelang es jedoch nicht, irgendeinen versprochenen Effekt nachzuweisen.

Im Gegenteil, statt die Ausdauer der Freizeitkicker zu erhöhen, machen manche bei hoher Dosierung sogar früher schlapp. Zumindest legen das die Nebenwirkungen nahe: Muskelschwäche, extreme Müdigkeit, Übelkeit, Sehstörungen, Leberfunktionsstörungen, Angina pectoris, Abfall der Schilddrüsenhormonspiegel im Blut und erhöhte Blutungsneigung. Mit der letztgenannten Nebenwirkung tritt Vitamin E als Gegenspieler von gerinnungshemmenden Medikamenten und von Vitamin K auf den Plan. Obwohl bestimmte Personengruppen dadurch potentiell gefährdet sind, darf es weiter frei verkauft werden. Offenbar schützt der Titel »Vitamin« den Stoff aus der Gruppe der Tocopherole noch immer, obwohl starke Zweifel an dieser Ehrenbezeichnung bestehen.

→ **Vitamin E** ist lebenswichtig

Quellen: J.J. Corrigan, F.I. Marcus: Coagulopathy associated with vitamin E ingestion. Journal of the American Medical Association 1974/230/S.1300; Anon: Hepatotoxizität von hochdosiertem Vitamin E. Arznei-Telegramm 1994, Heft 1, S.15; Arzneimittelkursbuch 99/2000. Berlin 1999; H.J. Roberts: Vitamin E. Lancet 1995/345/S.737

Vitamin E beugt dem Herzinfarkt vor

Diese Aussage stützt sich in erster Linie auf die Cambridge Heart Antioxidant Study (CHAOS), die nach der Darstellung medizinischer Fachblätter eine Verminderung der Herzinfarkthäufigkeit um 77 Prozent gefunden haben will: 2000 Patienten mit Verengungen der Herzkranzgefäße erhielten entweder Vitamin E (400 bzw. 800 Milligramm pro Tag) oder ein Scheinmedikament. Nach 18 Monaten waren in der Vitamingruppe nur 14 neue, nichttödliche Herzinfarkte aufgetreten, in der Placebogruppe dagegen 41 Fälle.

Da zu diesem Zeitpunkt bereits jeder zweite Studienteilnehmer ausgeschieden war, ist das Ergebnis zweifelhaft. Erst recht, wenn man weiß, daß gar keine Nachuntersuchung zur Feststellung der nichttödlichen Infarkte stattfand, sondern lediglich eine Telefonumfrage. »Harte«, das heißt zuverlässige Daten bieten allein die Todesfälle. Und die Zahlen sind wenig erfreulich: Einem tödlichen Herzinfarkt erlagen in der Vitamingruppe 18 gegenüber 13 in der Placebogruppe. Bezieht man alle Todesursachen mit ein, war die Gesamtsterblichkeit in der Vitamingruppe deutlich erhöht (36 gegenüber 26 Todesfällen).

Aufgrund der Mängel erlaubt die Studie keinerlei Rückschlüsse – egal, in welche Richtung. Gegen ein Risiko spricht allenfalls die sogenannte Finnland-Studie mit knapp 60000 Rauchern. In dieser placebokontrollierten Doppelblindstudie wurde weder ein Nutzen noch ein Schaden durch die Gabe von Vitamin E beobachtet. Eine US-Studie kam bei Frauen allerdings zu unerfreulicheren Resultaten. Dabei erlitten Frauen, die Lebensmittel mit einem erhöhten Gehalt an Vitamin E aßen, seltener einen Herzinfarkt. So weit, so gut. Nahmen sie jedoch vorsorglich Vitamin E ein, dann schwanden die positiven Effekte einer Vitamin-E-reichen Ernährung. Damit ist es gerade nicht das Vitamin E aus Pillen oder Pülverchen, das schützend wirkt. Im Gegenteil: Vitaminpillen machen die vorteilhaften Wirkungen einer gesunden Ernährung zunichte.

Mehr Aufschluß liefert eine neue Studie, deren Ergebnisse vor kurzem im »New England Journal of Medicine« publiziert wurden. In einer auf fünf Jahre angelegten prospektiven Doppelblindstudie erhielten Männer mit einem hohen Risiko für Herz-Kreislauf-Erkrankungen hochdosiertes Vitamin E oder ein Placebo. Wenn überhaupt, hätte sich an dieser Gruppe der behauptete Nutzen des Wundervitamins zeigen müssen. Doch die Resultate waren klar und ernüchternd: Die Vitamin-E-Gaben hatten keinerlei Einfluß auf die Herzinfarkthäufigkeit. Dafür zeichnete sich ein erhöhtes Schlaganfallrisiko ab …

Quellen: N.G. Stephens et al.: Randomised controlled trial of vitamin E in patients with coronary disease: Cambridge Heart Antioxidant Study (CHAOS). Lancet 1996/347/S.781;

L. H. Kushi et al.: Dietary antioxidant vitamins and death from coronary heart disease in postmenopausal women. New England Journal of Medicine 1996/334/S. 1156; The Alpha-Tocopherol, Beta Carotene Cancer Prevention Study Group: The Effect of Vitamin E and beta carotene on the incidence of lung cancer and other cancers in male smokers. New England Journal of Medicine 1994/330/S. 1029; J. M. Rapola et al.: Randomised trial of a-tocopherol and ß-carotene supplements on incidence of major coronary events in men with previous myocardial infarction. Lancet 1997/349/S. 1715; The Heart Outcomes Prevention Evaluation Study Investigators: Vitamin E supplementation and cardiovascular events in high-risk patients. New England Journal of Medicine 2000/342/S. 154

Vitaminmangel

V

Vitaminmangel ist in Überflußgesellschaften unbekannt

Sollte man eigentlich annehmen. Doch es gibt eine wichtige Ausnahme, und zwar ausgerechnet eine Personengruppe, die sich besonders gesund ernähren will: die Veganer.

Veganer verzichten auf *alle* von Tieren stammenden Lebensmittel, also nicht nur auf Fleisch und Fisch, Eier und Käse, sondern sogar auf Honig. Damit entgeht ihnen das für Blutbildung und Nerven äußerst wichtige Vitamin B_{12}. Weil es nur von der Darmflora von Tieren, aber nicht von Pflanzen hergestellt wird, besteht bei extremen Vegetariern die Gefahr einer Unterversorgung. Im Gegensatz zu vielen Tieren können Menschen ihr Vitamin B_{12} nämlich nicht direkt von den darmbewohnenden Untermietern übernehmen. Andere Tiere, darunter beispielsweise Gorillas, pflegen hingegen regelmäßig ihre eigenen Fäkalien zu verzehren, wohl auch um damit ihren Vitamin-B_{12}-Bedarf zu decken.

In jenen Gegenden des Iran, wo vegane Ernährung seit langem Bestandteil der Kultur ist, düngen die Menschen das Gemüse mit ihren eigenen Fäkalien und waschen es vor dem Verzehr nicht mehr. Dadurch stellen sie ihre B_{12}-Versorgung sicher. Veganer, die nach Europa auswandern, entwickeln nicht selten im Laufe der Jahre einen Mangel, da hier nur gewaschenes Gemüse und Obst zum Kauf angeboten wird. Aufgrund der großen Bedeutung des Stoffes für den Organismus unterhält dieser in der Leber ein Vitamin-B_{12}-Depot, aus dem der Bedarf noch jahrelang gedeckt werden kann. Kritisch wird die Situation für Kinder von Veganerinnen. Da die Mütter selbst meist über keine Reserven mehr verfügen, gebären sie ihren Nachwuchs mit einem weitgehend leeren B_{12}-Depot. Deshalb wird bei Kindern von Veganerinnen immer wieder ein akuter Mangel festgestellt, der mit schweren Entwicklungsstörungen verbunden ist und zum Tode führen kann.

Wer partout keine tierischen Produkte verzehren mag und auch Vitamintabletten ablehnt, hat kaum Möglichkeiten, das nötige B_{12} zu ergattern. Womöglich produzieren einige wenige Mikroorganismen, die zur Lebensmittelherstellung genutzt werden, das Vitamin ebenfalls. Bisher konnte es aber nur in Tempe nachgewiesen werden, einem fermentierten Sojaprodukt, und auch hier lediglich in Spuren. In Algen, wie zum Beispiel Spirulina, die vielfach als B_{12}-Lieferanten verkauft werden, befinden sich jedoch in erster Linie strukturell ähnliche, aber als Vitamine wirkungslose Stoffe. Fachleute befürchten sogar, daß diese verwandten Substanzen das echte Vitamin B_{12} verdrängen und einen vorhandenen Mangel noch verstärken.

Quellen: V. Herbert: Vitamin B-12: plant sources, requirements, and assay. American Journal of Clinical Nutrition 1988/48/S.852; V. Herbert: Staging vitamin B-12 (cobalamin) status in vegetarians. American Journal of Clinical Nutrition 1994/59/S.1213S; P.C. Dagnelie et al.: Vitamin B-12 from algae appears not to be bioavailable. American Journal of Clinical Nutrition 1991/53/S.695; T. Kühne et al.: Maternal vegan diet causing a serious infantile neurological disorder due to vitamin B_{12} deficiency. 1991/150/S.205; D. Milea et al.: Blindness in a strict vegan. New England Journal of Medicine 2000/342/S.897; V. Herbert, G. Drivas: Spirulina and vitamin B_{12}. Journal of the American Medical Association 1982/248/S.3096; W. Hampf et al.: Bildung von Vitamin B_{12} und Abbau von a-Galactosiden während der Tempe-Fermentation. Lebensmittelchemie 2000/54/S.12

Es ist notwendig, niedrige Vitaminspiegel zu normalisieren

Niedrige Vitaminspiegel im Blutplasma werden landläufig als Mangel interpretiert, obwohl eine ganz andere Erklärung genauso sinnvoll ist. Jeder Organismus ist stets bestrebt, trotz sich ändernder Umweltbedingungen ein stabiles inneres Milieu aufrechtzuerhalten. Diesen Prozeß nennt man Homöostase. Gewöhnlich reguliert der Körper die Blutspiegel durch Erhöhung oder Verminderung von Aufnahme und Ausscheidung. Deshalb erlauben Vitamin- oder Cholesterinspiegel im Blut in aller Regel keinen Rückschluß auf die »Versorgung«. Viel wichtiger ist die Frage, warum der Körper in bestimmten Fällen einen niedrigen oder hohen Wert eingestellt hat.

Aufschlußreiche Beispiele geben Vitamin B_2 (Riboflavin) und

Folsäure ab, die besonders in Malariagebieten »Mangelware« sind. In bester Absicht verabreichten Ärzte den Menschen die »fehlenden« Vitamine – und mußten zu ihrem Entsetzen feststellen, daß sie daraufhin wesentlich mehr Malariapatienten zu behandeln hatten! Beide Vitamine werden für die Vermehrung der Malariaerreger im Blut gebraucht, und deshalb profitierten diese zuallererst von den Vitaminpillen. Der »Mangel« hatte offensichtlich den biologischen Sinn, die Parasiten klein zu halten, und wurde vom Körper gezielt herbeigeführt. Da manche Medikamente zur Malariaprophylaxe ebenfalls über eine Senkung der Vitaminspiegel wirken, können Vitamingaben zur Verhinderung eines vermeintlichen Mangels ungewollt gefährliche Krankheiten fördern.

→ **Beta-Carotin** schützt Raucher vor Lungenkrebs
→ Die meisten Menschen profitieren von **Multivitamin**präparaten

Quellen: V. Herbert: Folate deficiency to protect against malaria. New England Journal of Medicine 1993/328/S. 1127; R. Th. Rivlin: The clinical significance of micronutrients in relation to immune functions. Annals of the New York Academy of Sciences 1990/587/ S. 55; D. I. Thurnham: B-carotene, are we misreading the signals in risk groups? Some analogies with vitamin C. Proceedings of the Nutrition Society 1994/53/S. 557

Vollkornbrot

Vollkornbrot erkennt man an seiner dunklen Farbe

Die Brotfarbe sagt leider nichts über den Anteil an Vollkorn aus. Sie ist abhängig von der Backtechnik und vor allem – von den zugesetzten Färbemitteln. Es wäre durchaus möglich, auch mit Vollkorn ein recht helles Brot zu backen. Die Vorstellung, daß Vollkornbrot dunkel ist, rührt daher, daß traditionell nur Roggenbrot als Vollkorn angeboten wurde. Dazu bedurfte es des Natursauers und einer Backtechnik, die gemeinsam zur dunklen Farbe beitrugen. Um einen hohen Vollkornanteil vorzutäuschen, oder wenn der Bäcker seinen Sauerteig nicht beherrscht, genügen ein paar Gramm Färbemittel, und schon werden Brot und Brötchen schön braun. Zwar ist der Farbstoff Zuckerkulör (E 150) inzwischen dafür verboten, aber auch mit Spezialprodukten aus Malz – nach dem Vorbild Muckefuck – läßt sich effektvoll »natürliche Bräunung« erzielen. Dazu noch ein paar »Dekorflocken« aufgestreut und ein paar Sonnenblumenkerne eingerührt, und fertig ist das (Pseudo-)Vollkornbrot.

→ **Zuckerkulör** ist ein natürlicher Farbstoff

Quellen: Ireks-Arkady GmbH: Verfahren zur Herstellung eines dunklen, zum Färben geeigneten Lebensmittels und dessen Verwendung. Europäische Patentanmeldung 372 243 vom 8.11.1989; W. Seibel, J.M. Brümmer: Über die Verwendung von Bräunungsmitteln bei der Herstellung von Brot und Kleingebäck. Deutsche Lebensmittel-Rundschau 1987/83/S.171

Beim Brot sollte man auf jeden Fall Vollkorn kaufen

Vollkorn allein garantiert noch keinen gesundheitlichen Vorteil, von der abführenden Wirkung der Ballaststoffe einmal abgesehen. Wie im Stichwort »Frischkornbrei« ausführlich dargestellt, bedarf es der Fermentation, der Sauerteiggärung, um die Randschichten des Roggenkorns für unseren Verdauungsapparat aufzuschließen und nutzbar zu machen. Das Wesentliche dabei ist die Tätigkeit der Mikroorganismen im sogenannten Natursauer.

Für das produzierende Gewerbe hat der Natursauer – eben wegen der beteiligten Kleinstlebewesen – den Nachteil, störungsanfällig und zudem zeitaufwendig zu sein: Die Teigbereitung mit Natursauer braucht Erfahrung, Fingerspitzengefühl und eine »Gehzeit« von gut 20 Stunden. Deshalb wurde der Kunstsauer erfunden, eine Mixtur aus Salzen der Zitronensäure und der Milchsäure, Emulgatoren, Phosphaten, Calciumsulfat (Gips) und Natriumdiacetat (ein Konservierungsmittel). Er ersetzt die Fermentation und verkürzt die Gehzeit auf zwei, drei Stunden. Das Ergebnis sieht zwar aus wie ein Natursauerbrot, es schmeckt auch ganz ähnlich, aber für den Verdauungsapparat ist es etwas ganz anderes.

Denn der Kunstsauer vermag die unerwünschten Abwehrstoffe in den Randschichten des Roggenkorns nicht so wirksam zu beseitigen wie der Natursauer. Nur ein traditionell geführter Natursauerteig baut das Phytin im Roggenmehl zu 80–90 Prozent ab. In den modernen Bäckereien ist es mittlerweile üblich, den Vollkornanteil nicht zu fermentieren, sondern dem Teig als sogenanntes »Brühstück« zuzusetzen. Dazu wird das Getreide einfach mit heißem Wasser übergossen und vorgequollen, damit der Verbraucher nicht auf harte Körner beißt. Bei dieser Technik bleiben die Abwehrstoffe unverändert, und der Kunde erhält eine Art gehobenes Abführmittel.

Leider funktioniert der Sauerteig beim Weizen nicht so gut wie beim Roggen. Ein Blick in die Geschichte zeigt, daß nur Roggenmehl gesäuert wurde, während Weizen, wenn möglich, als helles Mehl zum Einsatz kam. Auch die Hefe ist gegenüber den meisten Abwehrstoffen machtlos. Deshalb verursacht Vollkornbrot aus Weizen Verdauungsprobleme. Nicht nur unverdaute Stärke, die bis in den Enddarm gelangt und von der Darmflora zu Traubenzucker aufgespalten und vergoren wird, verursacht vielen Verbrauchern Beschwerden. Auch das Lektin im Keimling des Weizens gilt als problematisch, weil es im Tierversuch die Darmschleimhaut durchlässig macht. Nachgewiesen wurde außerdem, daß es die Bauchspeicheldrüse vergrößert und die Reaktion des Immunsystems auf mit der Nahrung aufgenommene Allergene beeinträchtigt.

Egal ob Phytin, Pentosane, Arabinoxylane, toxische Eiweiße, Enzyminhibitoren oder Lektine, jede Getreideart hat ihre Abwehrstoffe, mit der sie sich vor naschhaften Mäulern schützt. Aufgrund dieser biologischen Unterschiede nahe verwandter Getreidearten hat der Mensch für jede eine besondere Verarbeitungstechnik entwickelt und kultiviert: Er nutzt den Sauerteig für den (Vollkorn-) Roggen, entfernt beim Weizen die Kleie, verbraut Gerste zu Bier und kocht aus Hafer Brei. Interessanterweise sind diese Verarbeitungstechniken bei vielen Kulturen – soweit Berichte vorliegen – über lange Zeiträume bis heute gleichgeblieben. Offenbar war dem Menschen nie die Eigenschaft »Vollkorn« wichtig, sondern eine Verarbeitungstechnik, die ein Höchstmaß an Bekömmlichkeit garantierte.

→ **Ballaststoffe** sind unschädliche Abführmittel
→ **Frischkornbrei** stellt die natürliche Nahrung des Menschen dar
→ **Weißmehl** ist eine Erfindung moderner Großmühlen

Quellen: F. Meuser, U. Meissner: Verfahrenstechnische Maßnahmen zur Verbesserung des Phytatabbaus bei der Vollkornbrotherstellung. Ernährung/Nutrition 1987/11/S.102; A. Winata, K. Lorenz: Effects of fermentation and baking of whole wheat and whole rye sourdough breads on cereal alkylresocinols. Cereal Chemistry 1997/74/S.284; L. Cara et al.: Milling and processing of wheat and other cereals affect their capacity to inhibit pancreatic lipase in vitro. Journal of Food Science 1992/57/S.466; A. Pusztai et al.: Antinutritive effects of wheat-germ agglutinin and other N-acetylglucosamine-specific lectins. British Journal of Nutrition 1993/70/S.313; M. Choct, G. Annison: The inhibition of nutrient digestion by wheat pentosans. British Journal of Nutrition 1992/67/S.123; N. Zhang et al.: Purification and characterization of a new class of insect a-amlyase inhibitors from barley. Cereal Chemistry 1997/74/S.119; G. Spicher, H. Stephan: Handbuch Sauerteig. Biologie, Biochemie, Technologie. Hamburg 1993; Uldo-Backmittel GmbH: Trockenmischung als Zusatz bei der Herstellung von Brötchenteig. Deutsche Patentschrift 3708 622 vom 5.4.1990; B. Watzl et al.: Dietary wheat germ agglutinin modulates ovalbumin-induced immune responses in Brown Norway rats. British Journal of Nutrition 2001/85/ S.483

Vollwerternährung

Vollwerternährung ist ein modernes Ernährungskonzept für jedermann

Es muß wohl an der romantischen Ader der Deutschen liegen, daß sich eine Ernährungsform wie die Vollwertkost etablieren konnte. Galten die Pioniere dieser Ernährungsweise ihren Zeitgenossen Anfang des 20. Jahrhunderts noch als Idealisten oder Sonderlinge, kamen Müslis, Getreidebratlinge und Rohkostplatten im Gefolge der Ökologiebewegung der siebziger und achtziger Jahre schwer in Mode. Im Kampf gegen die Zivilisationskrankheiten Bluthochdruck, Herzinfarkt, Diabetes und Tumoren aller Art sollten Vollkorn, Rohkostsalate und Obst die heilsamen Kräfte der Natur zum Einsatz bringen: Vitamine, Spurenelemente, Vitalstoffe, Mineralien und Ballaststoffe. Die Empfehlung lautete, wenigstens die Hälfte der täglichen Nahrungsmenge roh zu verzehren, besser noch zwei Drittel – möglichst in Form von Körnern bei gleichzeitiger Beschränkung von Fleisch und Verzicht auf »Industrie«-Zucker.

Inzwischen läßt der Enthusiasmus nach – allen Vollwertbackkursen, aufklärerischen Gesundheitssendungen, Krankenkassenkampagnen, Ernährungsratgebern und Vollwertkochbüchern zum Trotz. Bäcker klagen, daß ihre Vollkornbrötchen anfangs zwar bereitwillig gekauft werden, der Absatz aber nach einigen Monaten nachläßt und auch mit Werbung nicht mehr gesteigert werden kann. Getreidebratlinge, Vollkornnudeln und Rohkost finden immer weniger Abnehmer. Warum? Eigentlich hätte sich eine Ernährungsform mit so vielen gesundheitlichen Vorteilen doch ausbreiten müssen wie ein Lauffeuer. Aber selbst Frischkornfans der ersten Stunde geben zu, daß ihnen die Körner schon lange widerstehen. Meist entschuldigen sie es damit, daß sie mit der gesunden Ernährung »zu spät« angefangen hätten.

Trotz wagemutiger Hypothesen, warum die Vollwerternährung so außerordentlich gesund sein muß, haperte es bisher mit dem Beweis: Selbst ihre Befürworter waren bisher nicht in der Lage, den versprochenen Nutzen auch mit klinischen Studien zu belegen. Während in Einzelfällen, vor allem bei chronisch Kranken, auf diese Kostform eine vorübergehende Besserung eintritt, leiden die meisten anderen von Anfang an unter heftigen Verdauungsbeschwerden. Sie klagen über starke, schmerzhafte Blähungen und ungeformte, stinkende Stühle. Für die Beschwerden sind bakterielle Zersetzungsprozesse im Darm verantwortlich, bei denen aus nicht oder schlecht verdauter ballaststoffreicher Kost toxische Gärungsalkohole und biogene Amine entstehen. Diese schädigen auf lange Sicht die Darmschleimhaut und auch den im Darm beheimateten Teil des Immunsystems. Deshalb ist diese Ernährungsform für die meisten Menschen auf Dauer ungeeignet oder gar schädlich.

Für die, die diese Ernährungsform im Namen der Gesundheit mit zusammengebissenen Zähnen beibehalten, kommt das eigentliche böse Erwachen Jahre später. Der Internist und Rheumatologe Professor Karl Pirlet, einer der ersten, die mit dieser Form der Ernährung experimentierten, beschreibt seine Erfahrungen mit Vollwertköstlern: »Nach Jahren, eventuell erst nach 10 bis 20 Jahren, kommt dann der gesundheitliche Zusammenbruch. Oft ein überraschend früh einsetzender Alterungsprozeß, etwa am arteriellen System, am Gelenksystem. Völlig verfahrene Zustände. Ich erlebe sie Tag für Tag in meiner Praxis. Natürlich will niemand dann wahrhaben, daß die doch so gesunde Ernährungsweise vergangener Jahre verantwortlich sein soll für das jetzt in Erscheinung tretende gesundheitliche Fiasko.«

Das Problem sieht Professor Pirlet nicht in der naturbelassenen

Nahrung an sich, sondern in den individuell verschiedenen Fähigkeiten, solche Nahrung zu verdauen. Entsprechend scharf kritisiert er diejenigen, die die Vollwertkost als ideale Ernährung für alle anpreisen: »Als diätetischer Therapeut muß ich die komplexen Zusammenhänge zwischen dem Nahrungsmittel einerseits und dem verdauenden, stoff-wechselnden Menschen andererseits kennen. Ich muß um die immer wieder andere individuelle Konstellation wissen, die ich bei meinen Kranken antreffe. Wer einen diätetischen Rat geben will, sich aber nur an der Vollwertigkeit der zugeführten Nahrung orientiert, der handelt einäugig, der handelt präventiv und therapeutisch unvernünftig. Hier wird das Konzept der Vollwerternährung zur Ideologie.«

Seine Empfehlung lautet: »Wer Vollwertkost nachweislich verträgt, nachweislich einwandfrei verdaut (!), der soll meinetwegen dabei bleiben. Wer mit Vollwertkost aber nicht zurechtkommt, wer dyspeptische [Verdauungs-] Beschwerden entwickelt, auch diskreter Art ..., der soll um Gottes Willen damit aufhören.«

→ **Frischkornbrei** stellt die natürliche Nahrung des Menschen dar
→ Beim Brot sollte man auf jeden Fall **Vollkorn** kaufen
→ **Rohkost** ist gesünder als »Totgekochtes«
→ **Kochen:** Vergiß den Kochtopf! Gekochtes ist wertlos
→ **Ballaststoffe** schützen vor Darmkrebs

Quellen: K. von Koerber, T. Männle, C. Leitzmann: Vollwerternährung. Konzeption einer zeitgemäßen Ernährungsweise. Heidelberg 1993; K. Pirlet: Zur Problematik der Vollwerternährung. Erfahrungsheilkunde 1992, Heft 5, S. 345; U. Pollmer et al.: Prost Mahlzeit – Krank durch gesunde Ernährung. Köln 1994

Vollwertkost teilt Lebensmittel nach dem Verarbeitungsgrad ein

Die Bibel der Vollwertköstler paßt in Kurzfassung auf eine DIN-A4-Seite. Nach dem Begründer dieser Ernährungsphilosophie heißt sie auch manchmal »Kollath-Tabelle«, selbst wenn das Original inzwischen vielfache Veränderung erfahren hat. Aus dieser Tabelle kann ein jeder statt der Kalorien die »Wertigkeit« seiner Nahrung ablesen. Professor Werner Kollath teilte die Nahrung in sogenannte »Wert-Gruppen« ein: Alles, was unverändert (naturbelassen), mechanisch zerkleinert oder fermentativ aufgeschlossen ist, darf sich »lebendige Nahrung« oder »Lebensmittel« nennen. Alles, was erhitzt, konserviert, zerteilt oder präpariert (stark verarbeitet) ist, bezeichnet er als »tote Nahrung« oder »Nahrungsmittel«.

Weil aber das Leben und die Lebensmittelherstellung (Lebensmittel nun im allgemein gebräuchlichen Sinn) leider nicht so einfach sind wie Kollaths Rubriken, stößt man bei genauerer Betrachtung auf eine Menge Ungereimtheiten. In seinem Standardwerk »Die Ordnung unserer Nahrung« (6. Aufl. 1977, S.33) lesen wir: »Nur tote Substanz läßt sich durch Fermente [d.h. Enzyme, d. Autoren] zersetzen = verdauen oder anderweitig in ihre Bestandteile zerlegen, lebende nicht.« Wenig vorher heißt es von den »lebendigen Nahrungsmitteln«: »[Sie] sind entweder noch ›lebend‹ oder zeigen Fermentreaktionen des Lebendigen.« Sollte das heißen, daß es sich bei fermentierter Nahrung um lebende Tote handelt? Uns befällt leichtes Grauen, aber wir lesen weiter.

Getreideflocken firmieren in der Tabelle als »gequetschte Vollkornprodukte« unter der Rubrik »fermentativ verändert«. Sollte damit die Oxidation mit Luftsauerstoff gemeint sein? Das hätte mit Fermentation aber rein gar nichts zu tun. Auch Pflanzenkäse (Tofu) ist angeblich ein fermentativ verändertes Lebensmittel, obwohl man dafür das Sojaeiweiß mit ätzenden Magnesiumsalzen und durch Hitzebehandlung denaturiert. Tofu hätte in der Tabelle konsequenterweise unter »Präparat« eingeordnet werden müssen.

Oliven hält Kollath für »natürliche Samen«, die seiner Meinung nach roh gegessen werden. Frisch gepflückte Oliven sind absolut ungenießbar. Damit man sie essen kann, müssen sie erst aufwendig entbittert werden – meist auf chemischem Wege durch wiederholtes Einlegen in Natronlauge mit anschließendem Auswaschen mit Salzsäure. Muscheln finden wir in der Rubrik »mechanisch veränderte« Lebensmittel. Warum Muscheln mechanisch verändert sein sollen, bleibt das Geheimnis des Meisters. Bezieht sich die mechanische Veränderung auf das Öffnen der Schale, würden wir auch Nüsse in dieser Spalte suchen. Vergebens. Oder müssen wir die Nüsse mit Schale essen?

Fischrogen stuft Kollath als »natürlich« ein. Das kann aber nur für die Fischzucht im Vorgartenteich gelten. Da Rogen (zum Beispiel Kaviar) schnell verdirbt, kommt er gewöhnlich in konservierter Form in den Handel. Schabefleisch (Hackfleisch) wird den fermentierten statt den mechanisch veränderten Lebensmitteln zugeschlagen. Ob der Erfinder der Tabelle hier wohl an die Lebenstätigkeit der Salmonellen dachte?

Eine Salami würde als fermentierte Rohwurst sehr wohl in diese Rubrik fallen, so man sie nicht den rohen oder mechanisch veränderten Lebensmitteln zuordnen will. Bei Kollath gehört sie zu den wertgeminderten »Tier-Konserven« auf einer Stufe mit »Kunstwein«, »Chemikalien« und »Weißbrote«. Knochen wiederum gelten im Gegensatz zu Fisch und Fleisch bei Kollath als vollwertig, schließlich sind sie aus seiner Sicht der Dinge nur »mechanisch verändert«.

Inzwischen wurde das Tabellenwerk mehrfach überarbeitet und erweitert (die bekannteste Überarbeitung stammt von den Ernährungswissenschaftlern der Universität Gießen), doch in seinen Grundsätzen ist es sich treu geblieben, und in den neuen Einträgen geht es auch nicht logischer zu als vorher. Tatsächlich haben sich die Oliven als »nicht/gering verarbeitetes Lebensmittel« über die Jahrzehnte hinweg und allen Überarbeitungen durch die Elite der Ernährungswissenschaft zum Trotz in der Tabelle gehalten.

Ein paar Kostproben aus neuerer Zeit gefällig? Jodiertes Meer- und Kochsalz gilt als »sehr empfehlenswert«, weil »mäßig verarbeitet«. Simples Meer- und Kochsalz ohne diesen chemischen Zusatzstoff steht unter »stark verarbeitet« und ist »weniger empfehlenswert«. Pommes frites werden als »übertrieben verarbeitete« Lebensmittel gebrandmarkt, während sich Fertigmischungen für Knödel eine Wertstufe höher einsortiert finden. Es darf gerätselt werden, warum nach allen Regeln der Kunst pulverisierte Erdäpfel höherwertig sein sollen als geschnittene und fritierte Knollen. Wäre das Fett das Problem, dürften die Bratlingsmischungen nicht besser beurteilt werden als Pommes frites oder eine Butterstulle. Und wohin gehören eigentlich Bratkartoffeln?

Lange Rede, kurzer Sinn: Außer den Kalorien-, Nährwert- und Fettaugentabellen können Sie sich bedenkenlos auch die Vollwerttabellen sparen.

→ **Nährwertempfehlungen** sind wissenschaftlich begründet
→ Anhand von **Kalorien**tabellen läßt sich die Energiezufuhr errechnen

Quellen: W. Kollath: Die Ordnung unserer Nahrung. Heidelberg 1977; K. von Koerber, T. Männle, C. Leitzmann: Vollwerternährung. Konzeption einer zeitgemäßen Ernährungsweise. Heidelberg 1993

V

W

Wein

Nur Wein ist gut fürs Herz

Die frohe Kunde, daß nicht alles, was Promille enthält, zwangsläufig der Gesundheit schaden muß, stieß in der Bevölkerung auf ungeteilte Begeisterung. Nachdem die Ernährungswissenschaftler zähneknirschend eingestehen mußten, daß sich die niedrige Herzinfarktrate in Frankreich (das »französische Paradox«) noch am besten mit dem regelmäßigen Konsum von Wein erklären läßt, durfte man wenigstens seinen Roten guten Gewissens genießen.

Die populärste Theorie schreibt die günstigen Wirkungen vor allem den Phenolen des Weines zu. Weil sie im Reagenzglas antioxidativ wirken, wird spekuliert, würden sie im Blut des Rotweintrinkers den Körper vor Oxidation und damit vor Schaden bewahren. Ganz besondere Beachtung findet dabei das Resveratrol, das schließlich auch in einigen asiatischen Naturheilmitteln enthalten ist. Die Traube bildet den Stoff als Schutz gegen Pilzerkrankungen, vor allem gegen den Grauschimmel.

Doch wenn die Antioxidanzien im Wein das Geheimnis der Gesundheit darstellen, so fragt man sich, warum nicht das wichtigste Antioxidans im Wein, der Schwefel (Sulfit) als besonders gesund hervorgehoben wird? Nicht einmal in der Weinflasche selbst reichen die natürlichen Phenole aus, um seine Farbe und sein Aroma vor einer Oxidation zu schützen. Deshalb braucht jeder Wein für die Lagerung und den Transport etwas Schwefel. Würde die Antioxidanzientheorie stimmen, wäre der Schwefel ein unvergleichlicher Born der Gesundheit, der sogar noch die Vitamine in den Schatten stellt. Leider steht er in dem üblen und nicht völlig unbegründeten Ruf, die Ursache heftiger Kopfschmerzen nach ausgiebigem Weingenuß zu sein.

Schweizer Wissenschaftler von der ETH Zürich neigen jedoch zur Auffassung, daß weniger der Schwefel, sondern gerade jene Phenole am Kopfschmerz durch Wein schuld sind, von denen deutsche Ernährungsmediziner glauben, sie seien für die »gesunden« Wirkungen des Weins verantwortlich. Der natürliche Phenolgehalt im Rotwein legt im Darm mancher Menschen ein Enzym namens Phenolsulfotransferase lahm, das schädliche Stoffe wie biogene Amine entgiften sollte. Diese gelangen so bis ins Gehirn, wo sie zu Kopfschmerzen führen. Betroffen sind davon allerdings nur Personen, die zu wenig von diesem Enzym besitzen. Weil die Phenole bei altem Wein als fester Niederschlag am Flaschenboden kleben bleiben, ist er für diese Liebhaber eines guten Tropfens bekömmlicher als junger.

Diese Widersprüche waren Anlaß zu prüfen, ob die günstigen Wirkungen auf die Gesundheit des Herzens vielleicht doch auch bei anderen alkoholischen Getränken auftreten. Und in der Tat zeigte sich bald, daß offenbar jede Art von Promille im statistischen Mittel die Herzinfarktrate senkt. Beispielsweise fand eine tschechische Forschergruppe, daß reine Biertrinker – verglichen mit Abstinenzlern – seltener einen Herzinfarkt erleiden. Der Effekt machte sich in ihrer Untersuchung bereits bei einer Halben pro Woche bemerkbar. Am stärksten war er, wenn die Männer fünf bis sechs Liter pro Woche tranken! Allerdings durfte der Gerstensaft nicht auf einmal konsumiert werden. Die Ergebnisse waren am besten, wenn man sich die helle Freude (fast) täglich gönnte.

Noch mehr staunte die Fachwelt, als sie feststellen mußte, daß Alkohol – gleich welcher Art – die Lebenserwartung verlängert, sofern er nach dem Motto »mäßig, aber regelmäßig« konsumiert wird. Damit können die verschiedenen Begleitstoffe der einzelnen Getränke die Wirkung zwar etwas beeinflussen, aber die Hauptaufgabe fällt dem Alkohol selbst zu.

→ **Alkohol** ist noch immer eines der größten Gesundheitsrisiken
→ Gegen den **Kater** ist kein Kraut gewachsen

Quellen: E.B. Rimm et al.: Review of moderate alcohol consumption and reduced risk of coronary heart disease: is the effect due to beer, wine, or spirits? British Medical Journal 1996/312/S.731; E.B. Rimm: Alcohol consumption and coronary heart disease: good habits may be more important than just good wine. American Journal of Epidemiology 1996/143/S.1094; E.B. Rimm et al.: Moderate alcohol intake and lower risk of coronary heart disease: meta-analysis of effects on lipids and haemostatic factors. British Medical Journal 1999/319/S.1523; H. Böhm: Das Französische Paradoxon – Gesundheit durch Phenole des Weins? Ernährungs-Umschau 2000/47/S.92; M. Bobak et al.: Effect of beer drinking on risk of myocardial infarction: population based case-control study. British Medical Journal 2000/320/S.1378

Weißmehl

Weißmehl ist eine Erfindung moderner Großmühlen

Mit dem Mahlen zu Weißmehl wollten die Mühlen, behauptet das Gros der Ernährungswissenschaftler, die Haltbarkeit des Mehles erhöhen. Denn der Keimling enthält etwas Fett, und das wird während der Lagerung leicht ranzig. Müllereitechnologen und Historiker sehen das jedoch völlig anders. Nach ihrer Ansicht begannen die Menschen schon in grauer Vorzeit, aus dem Weizen helles Mehl zu gewinnen.

Die Verwendung von Weißmehl läßt sich bereits im alten Ägypten nachweisen. Die Beamten des Mittleren Reiches erhielten als Salär neben Bier und anderen Naturalien täglich auch zwei bis drei Weißbrote. Grobes Gerstenbrot war hingegen die Speise der Sklaven und der Armen. Der griechische Arzt Hippokrates (460–375 v. Chr.) hielt nicht viel von Vollkorn. Er lehrte, daß »Vollkornbrot den Darm reinigt und ihn als Exkrement wieder verläßt«, während das nahrhafte Weißbrot verdaut würde. Der Universalgelehrte Aristoteles (384–322 v. Chr.) beobachtete, daß die Menschen, die sich von grober Gerste ernährten, schwächlich wirkten, während diejenigen, welche Weizengebäck aßen, kräftig seien. Im alten Rom war Weißmehl eine Standardsorte, das allerfeinste Brot hieß »panis candidus« zu deutsch: Weißbrot. Ja, es gab sogar eine eigene Innung der Weißmehlbäcker. Der Arzt Galen (129–199 n.Chr.) glaubte ebenso wie Hippokrates, daß der Wert des Brotes sinkt, je mehr Kleie es enthält.

Die Idee, Vollkornbrot sei besonders gesund, wurde hierzulande vor allem im Dritten Reich popularisiert. Doch schon 1937 kritisierte Professor Felix Günther in einer detaillierten Analyse die damalige Auffassung, »ein kleiereiches, dunkles Vollkornbrot sei annähernd zweitausend Jahre die ausschließliche Brotnahrung des deutschen Volkes gewesen«. Nach seiner Kenntnis sei »dieses von der ›Zurück-zur-Natur‹-Bewegung gepriesene, nicht aus Roggen, sondern aus Weizen gebackene Vollkornbrot alles andere als ein Idealbrot«. Wer solches propagiere, beweise damit nur seine »Unwissenheit auf dem Gebiete der Frühgeschichte unseres Brotes«.

Günther stützt sich bei seiner Auffassung nicht nur auf Urkunden oder literarische Zeugnisse wie die Edda, in der ausdrücklich Weißbrot gereicht wurde, sondern auch auf den Sprachgebrauch. Hätte man die Kleie nicht vom Mehlkern getrennt, gäbe es das Wort »Kleie« erst gar nicht. »Die Kleie wurde ausdrücklich und wiederholt in lateinischen Urkunden als ›clia‹, in mittelhochdeutschen Schriftstücken als ›chliwa‹ oder ›chlivva‹ oder ›chlien‹« bezeichnet. Im Mittelalter konnte der Kunde sein Korn jederzeit zu hellem Mehl vermahlen lassen und die Kleie getrennt mitnehmen. »Schon aus Rücksicht auf die Viehhaltung wurde das Korn niemals 100prozentig ausgemahlen.« Die Kleie war für die Schweine – deshalb mußten die Müller neben Brot vor allem Schweine als Steuer an die Fürsten abliefern.

Daß es neben dem Weizen- auch Roggen-Auszugsmehl gegeben hat, ist einwandfrei belegt, unter anderem durch die Urkunde des Stiftes Falkenhorst vom Jahre 1090. Dazu Günther: »Beide mittelalterlichen Auszugsmehle, sowohl das Weizen- wie das Roggenauszugsmehl, haben sich nach allem, was uns darüber berichtet wird, von den Auszugsmehlen der Neuzeit nicht wesentlich unterschieden.« Vollkornbrot war sicher nicht die Alltagsspeise der Menschen, sondern wurde in der Not gegessen. Der Mensch »aß die Kleie nicht, weil Vitamine drinstecken, sondern weil die Not ihn dazu zwang«. Das übliche Bauernbrot war oftmals dunkel – aber nicht weil es Weizenvollkornbrot gewesen wäre, sondern weil es sich um ein Roggenbrot mit Sauerteig gehandelt hat. Die dunkle Farbe ist das Ergebnis der Backtechnik und der Verwendung spezieller Nachmehle – aber nicht von Kleie.

Um die Kleie vom Mehl zu trennen, verwendete man ursprünglich Handsiebe. Doch wenn feines weißes Mehl gewünscht wurde, waren diese zu grobmaschig. Deshalb gingen die Müller im 13. Jahrhundert dazu über, das Mehl zu »beuteln«. Anfänglich noch

Handarbeit – der »Beutler« war ein eigener Beruf – wurde diese Aufgabe im 16. Jahrhundert von einem Schüttelapparat übernommen. Das Beuteln war nichts anderes als das Sieben durch ein gewebtes Tuch, wobei über die Feinheit des Gewebes die Feinheit des Mehls geregelt werden konnte. Mit dem 13er Beutel erhielt man ein Mehl, bei dem nur die gröberen Kleieanteile entfernt worden waren. Daraus wurde vor allem das billige Kommißbrot der Soldaten gebacken. Der 15er Beutel war für feines Weizen- und Roggenmehl bestimmt. Das allerfeinste Weißmehl lieferten jedoch die exquisiten holländischen Seidenbeutel.

Alle Kulturen, die Weizen zum Brotbacken verwendeten, haben ihn (wenn nicht gerade Hunger herrschte) zu Weißmehl ausgemahlen, mit Hefe oder Sauerteig angesetzt und dann abgebacken. Das Wort »Semmel« legt beredt Zeugnis von der enormen Bedeutung des Weißmehls ab. Es entwickelte sich über das althochdeutsche »simula« aus dem lateinischen »simila«, das heißt »Weißmehl«. Die lateinische Bezeichnung stammt wie das entsprechende griechische Wort »semidalis« aus den orientalischen Sprachen wie dem assyrischen »samidu« für »feines Mehl«. Sogar das deutsche Wort »Weizen« unterstreicht diese Auffassung: Es leitet sich nach Angaben der Etymologen vom Wort »weiß« ab: »Das Getreide verdankt seinen Namen der weißen Farbe des daraus gewonnenen Mehls«, heißt es einhellig. Offenbar eine Eigenschaft, die sich besonderer Wertschätzung erfreute – und die nur dann Sinn ergibt, wenn man daraus auch das »helle« Mehl für Weißbrot gewinnt.

Sichtlich empört beklagt Günther die »Antiweißbrotpropaganda der letzten Jahre«: »Da nicht wenige der Wortführer akademische Titel tragen, fanden sie gläubige Hörer in der Menge, die … nicht auf den Gedanken kamen, daß diejenigen, die solche Behauptungen aufgestellt hatten, vom Brote der deutschen Vergangenheit genauso wenig wußten wie sie selbst.« Wohlgemerkt, das war vor über 60 Jahren.

→ Beim Brot sollte man auf jeden Fall **Vollkorn** kaufen

Quellen: G. Drosdowski et al.: Duden Etymologie. Das Herkunftswörterbuch der deutschen Sprache. Mannheim 1963; W. Pfeifer: Etymologisches Wörterbuch des Deutschen. Berlin 1993; R. Macrae et al. (Eds): Encyclopedia of food science, food technology, and nutrition. London 1993; F. Günther: Mehl und Brot der deutschen Vergangenheit im Lichte der Gegenwart. Leipzig 1937; Lichtenfelt: Die Geschichte der Ernährung. Berlin 1913; E. Horn: Bayern tafelt: Vom Essen und Trinken in Altbayern, Franken und Schwaben. München 1980; P. Brothwell, D.R. Brothwell: Manna und Hirse. Eine Kulturgeschichte der Ernährung. Mainz 1984

W

Z

Zucker

Zucker ist ein Vitaminräuber

Weißer Zucker bedroht nach landläufiger Meinung in besonderem Maße die Volksgesundheit. Neben der Förderung der Zahnfäule (Karies) wird ihm vorgehalten, sich als Vitamin-B_1-Räuber zu betätigen. Wie soll das gehen? Der Körper verwendet Vitamin B_1, um Kohlenhydrate zu verstoffwechseln. Da Weißzucker nach der Raffination keinerlei Begleitstoffe mehr enthält – weder Vitamine noch Mineralstoffe, ja nicht einmal Umweltgifte –, liefert er nur »leere Kalorien«. Deshalb soll er bei der Verdauung das Vitamin B_1 im Körper »verbrauchen« und so auf die Dauer Vitamin-B_1-Mangelzustände herbeiführen.

Damit die Theorie greift, muß der Bevölkerung eine grenzwertige bis mangelhafte Vitaminversorgung unterstellt werden, die durch Zucker verschärft wird. Nun sind solche Mangelhypothesen so alt wie die Vitaminforschung selbst. 1940 wurde ein »absoluter Mangel« an Vitamin B_1 für »breite Volksmassen« in der westlichen Welt postuliert. Damals ging man davon aus, daß die Zunahme des Fleischverzehrs zu einem Vitamin-B_1-Mangel führen müsse, weil die Menschen dann weniger pflanzliche Nahrung, insbesondere Vollkorn, speisen würden. Wie wir heute wissen, enthält nicht nur Getreide Vitamin B_1, sondern insbesondere auch Schweinefleisch. Messungen des Vitamin-B_1-Spiegels im Blutplasma bestätigen eine mehr als ausreichende Versorgung.

→ Viele Krankheiten sind Folge einer **Unterversorgung** mit lebenswichtigen Stoffen
→ Die meisten Menschen profitieren von M**ultivitamin**präparaten

→ **Vitamin B₁** ist Balsam für die Nerven

Quellen: M. O. Bruker: Krank durch Zucker. Bad Homburg 1978; P. Stehle: Süßwaren und Mikronährstoffe. In: R. Kluthe, H. Kasper (Eds): Süßwaren in der modernen Ernährung – Ernährungsmedizinische Betrachtungen. Stuttgart 1999

Zucker ist ein Hauptverursacher von Zivilisationskrankheiten

In Deutschland hat vor allem der Mediziner Dr. Max Otto Bruker die Kritik am Zucker mit seiner Schrift »Krank durch Zucker« popularisiert. Darin sieht er den Zucker als eine wesentliche Ursache von Arteriosklerose, Herzinfarkt, Kinderlähmung, Akne, Magengeschwüren, Leberschäden, Geisteskrankheiten und Krebs. Seiner Meinung nach löst der Zuckerverzehr sogar eine eigene Krankheit aus, die er »Saccharidose« nennt. Bei Zuckerentzug komme es zu einem »schlagartig einsetzenden therapeutischen Effekt«. Diesen Erfahrungswert im Rahmen seiner zahlreichen Schriften mit harten Daten zu belegen, hat Bruker nicht versucht.

Was im ersten Moment wie ein Sammelsurium von beliebigen Krankheitsbildern erscheint, ist aber nicht abstruser als viele andere Theorien auf dem Ernährungsgebiet. Da der Zuckerkonsum gewöhnlich mit dem Fettkonsum korreliert, kann auch alles, was bisher den Fetten nachgesagt wurde, mit gleicher Berechtigung dem Zucker angelastet werden. Während heute ein Vitaminmangel als Folge des Verzehrs von Gummibärchen oder Weißbrot ausgeschlossen werden kann, ist dies bei anderen Beschuldigungen nicht ganz so einfach zu entscheiden.

Zwar haben Expertengremien in der Vergangenheit nach Auswertung zahlreicher Tierversuche stets auf Freispruch für die süßen Kristalle plädiert, einmal abgesehen von seiner schädlichen Wirkung auf die Zähne. Aber während bei tierischen Fetten nahezu alle Möglichkeiten eines denkbaren Schadens systematisch untersucht wurden, blieb der Zucker nahezu unbehelligt. Deshalb sind epidemiologische Studien über die Folgen des Zuckerkonsums eher selten. Eindeutig ist, daß ein hoher Zuckerverzehr Veränderungen der Mund- und Darmflora nach sich zieht und dabei die Etablierung von Verpilzungen bis in die Kieferknochen begünstigen kann. Für die meisten anderen Anwürfe fehlen bis heute harte Daten. Deshalb: Freispruch aus Mangel an Beweisen.

→ **Cholesterin** und tierische Fette sind schuld an Arteriosklerose und Herzinfarkt

Quellen: M.O. Bruker: Krank durch Zucker. Bad Homburg 1978; W.H. Glinsmann et al.: Evaluation of health aspects of sugars contained in carbohydrate sweeteners. Report of sugars task force 1986. Journal of Nutrition 1986/116(Suppl 11)/S. S1; FASEB: Evaluation of the health aspects of sucrose as a food ingredient. National Technical Information Service. Springfield 1976; The Surgeon General's Report on Nutrition and Health. Government Printing Office. Washington 1988; W. Wetzel et al.: Candida-Besiedelung im jugendlichen Kieferknochen bei Kleinkindern mit »Zuckertee-Karies«. Kinderarzt 1982/13/ S.1203

Brauner Zucker ist vollwertiger als weißer

Schließlich fehlen dem weißen all die wertvollen Spurenstoffe, die im Zuckerrohr vorhanden sind. Nach einer verbreiteten Marketing-Mär sollen die Indianervölker, die das Zuckerrohr kultivierten, kerngesunde und strahlendweiße Zähne besessen haben. Bis die weißen Eroberer kamen und den Zucker raffinierten. Dann erst habe er die Gebisse der Menschen ruiniert. Mediziner, die bei sogenannten Naturvölkern tätig waren, berichten jedoch, daß das Ziehen kranker Zähne zur täglichen Routine gehörte – eine Folge des Kauens von Zuckerrohr, das sicherlich im Einklang mit der Natur angebaut worden war.

Bei den handelsüblichen braunen Zuckersorten gibt es drei verschiedene Produkte, die für den Endverbraucher aber nur schwer zu unterscheiden sind. Die einfachste Methode, braunen Zucker herzustellen, besteht darin, unseren weißen Rübenzucker mit braunem Farbstoff oder ganz wenig brauner Zuckerrohrmelasse zu überziehen. (Die Verwendung der Zuckerrohrmelasse wird gewöhnlich auf dem Etikett so deutlich hervorgehoben, daß der Eindruck entsteht, das ganze Produkt bestünde daraus. Daran ist es in der Regel auch für den Verbraucher zu erkennen.)

Methode zwei nimmt Zucker, bei dem auf einen Teil der Raffination verzichtet wurde. Er enthält dann noch geringfügige Verunreinigungen, die für die braune Farbe verantwortlich sind. Hier gibt es unterschiedliche Abstufungen. Von nennenswerten Gehalten an wertvollen Spurenstoffen kann oft keine Rede mehr sein. Erhöhte Gehalte an Calcium oder Eisen sind auch ein Hinweis auf Rückstände aus der Produktion, wie rostige Anlagen oder den Zusatz von Kalk zum Klären.

Eine dritte Produktgruppe geht vom abgepreßten Zuckerrohrsaft aus: Er wird auf heißen Stahlbändern getrocknet, so daß zumindest die im Saft enthaltenen Mineralstoffe und Spurenelemente erhalten bleiben. Ob er dadurch gesünder ist als weißer Zucker, muß offenbleiben. Aber zumindest handelt es sich dabei um ein faires Angebot.

Da brauner Zucker oftmals leicht bitter schmeckt, braucht man für die gleiche Süßwirkung etwas mehr – was nun auch nicht gerade im Sinne des gesundheitsbewußten Verbrauchers ist.

→ Braune **Eier** sind besser als weiße

Quellen: N. L. Pennington, C. W. Baker: Sugar. A users guide to sucrose. New York 1990; Pfeifer & Langen: Naturbelassener Vollrohrzucker und Verfahren zu seiner Herstellung. Deutsche Offenlegungsschrift 3407 364 vom 29. 8. 1985

Zuckerkrankheit

Zuckerkrankheit kommt von zuviel Zucker

In Kaffeekränzchenkreisen wird gern behauptet, die Zuckerkrankheit werde von zuviel Zucker im Essen – sprich Kuchen und Süßigkeiten – verursacht und hieße deshalb so. Schließlich sind Diabetiker oft korpulent. Aber weit gefehlt!

Für die weitaus häufigste Form, den Erwachsenen- oder Altersdiabetes (Diabetes Typ 2), deuten die prospektiven Studien gerade nicht auf die verrufenen Kohlenhydrate als Ursache hin. Drei von sechs Untersuchungen, je eine aus den USA, Israel und Holland, fanden überhaupt keinen Zusammenhang zwischen Nahrungsfaktoren und dem Auftreten der Zuckerkrankheit. Von den drei weiteren erbrachte jede etwas anderes: In einer stieg das Risiko mit zunehmendem Fleischverzehr, aber nur bei Männern, bei der zweiten erwies sich paradoxerweise eine kalorienarme Ernährung als schädlich. Und die dritte errechnete wiederum ein *sinkendes* Risiko mit *steigender* Zufuhr an Alkohol, Pflanzenfett und Kalium. In keiner einzigen gelang es, den lange vermuteten Einfluß von zuviel Zucker, gesättigten Fetten oder Mangel an Ballaststoffen statistisch dingfest zu machen. Damit gilt er als widerlegt.

Inzwischen herrscht bei der Ursachenfindung zumindest in einem Punkt weitgehend Übereinstimmung. Nicht das Essen ist schuld am Diabetes, sondern Bewegungsmangel. Das Risiko, Diabetes zu bekommen, konnte in vielen Studien durch regelmäßiges Training merklich gesenkt werden. Wie das genau geht, ist noch unbekannt. Auf irgendeine Weise steigert körperliche Anstrengung – egal, ob durch Arbeit oder Sport – die Insulinempfindlichkeit der Körpergewebe. Denn Typ-2-Diabetiker haben im Gegensatz zum Typ-1-Diabetiker (siehe unten) zumindest zu Beginn ihrer Erkrankung nicht zuwenig Insulin im Blut, es »wirkt« bei ihnen lediglich nicht so effektiv, wie es soll. Dieses Manko ist eindeutig ererbt, denn bei eineiigen Zwillingen erkranken stets beide an Diabetes.

Das löst den Widerspruch aber noch nicht, warum Diabetiker einerseits häufig übergewichtig sind und sich ihre Krankheit deutlich bessert, wenn man sie abnehmen läßt. Und warum sie andererseits vor Ausbruch ihrer Krankheit nicht mehr Fettes oder Süßes essen als Gesunde. Eine Erklärung liefert die Entdeckung eines Futterverwertungsgens, das vor allem in solchen Gesellschaften häufig ist, die bis vor kurzem noch Hunger litten. Menschen mit diesem Gen können Nahrungsenergie besser verwerten als andere, erkranken dafür aber um so leichter an Diabetes. Einen zweiten Hinweis liefert die Tatsache, daß Menschen, die Diäten machen, häufiger an Diabetes erkranken als andere. Schließlich fördern Diäten Übergewicht. Vielleicht sorgen Diäten auch nur dafür, daß das schlummernde Gen für die bessere Futterverwertung aktiviert wird.

Seltener als der Alters- ist der jugendliche oder Typ-1-Diabetes: Hier produziert die Bauchspeicheldrüse schon in jungen Jahren immer weniger und schließlich gar kein Insulin mehr, weshalb sich die Betroffenen das Hormon regelmäßig per Injektion zuführen müssen. Als Ursache für die Zerstörung der insulinproduzierenden Zellen kommen verschiedene Faktoren in Frage. Die Experten diskutieren unter anderem Viruserkrankungen (zum Beispiel Mumps, Masern oder Röteln), Mangel an Tageslicht, Schadstoffe, wie etwa Nitrosamine aus der Nahrung, oder eine Fehlreaktion des Immunsystems.

Ein enger Zusammenhang wurde zwischen der Stilldauer und

dem Auftreten von Typ-1-Diabetes beobachtet. Je früher abgestillt wird, desto häufiger erkranken Flaschenkinder später an Diabetes. Zunächst glaubte man, die Muttermilch enthalte einen Schutzfaktor. Inzwischen weiß man aber, daß die Ursache in der Flaschennahrung zu suchen ist: Ein Eiweiß aus der Kuhmilch provoziert bei dazu veranlagten Kindern die Bildung von Antikörpern, die zufällig auch mit den insulinproduzierenden Zellen reagieren und sie zerstören können.

Bei beiden Diabetes-Typen spielen die Erbanlagen eine bedeutsame Rolle, der Zuckergehalt der Nahrung dagegen hat mit der Entstehung dieser Stoffwechselstörung herzlich wenig zu tun. Wenn sie erst einmal eingetreten ist, sollten Betroffene allerdings dosiert mit den leicht verwertbaren Kohlenhydraten umgehen.

Quellen: R.D.G. Leslie (Ed): Causes of diabetes. Genetic and environmental factors. Chichester 1993; K.G.M.M. Alberti et al. (Eds): International Textbook of diabetes mellitus. Chichester 1992; S. Yaari, U. Goldbourt: Voluntary and involuntary weight loss: associations with long term mortality in 9228 middle-aged and elderly men. American Journal of Epidemiology 1998/148/S.546; S. Robinson, D.G. Johnston: Advantage of diabetes? Nature 1995/375/S.640

Zuckerfrei

»Zuckerfrei« heißt »ohne Zucker«

Der Wahrheitsgehalt dieser Aussage hängt davon ab, wie man Zucker definiert. Es gibt nämlich unterschiedliche Zuckerarten: unseren bekannten Haushaltszucker, gewonnen aus der Zuckerrübe bzw. dem Zuckerrohr, dann Traubenzucker, Fruchtzucker, Malzzucker, Glucosesirup, HFCS usw. Der Gesetzgeber hat sich in der Zuckerartenverordnung dazu entschlossen, nur die Saccharose, also den Rohr- bzw. Rübenzucker, als »Zucker« zu definieren. Alle anderen Zuckerarten sind damit rein rechtlich kein Zucker mehr, und Lebensmittel, die mit ihnen hergestellt wurden, könnten im Prinzip als »zuckerfrei« verkauft werden.

Genau das taten in der Vergangenheit Hersteller, die beispielsweise Kindertees mit anderen Zuckerarten gesüßt hatten und ihre Produkte juristisch korrekt mit dem Hinweis »ohne Zuckerzusatz (Saccharose)« anboten. Die Folge waren jede Menge kariöser Kindergebisse, da die meisten gesundheitsbewußten Mütter nicht in den Niederungen des deutschen Lebensmittelrechts bewandert sind und Karies verursachende Bakterien andererseits nicht lesen können. Letztere gingen darum ungerührt weiter ihrer zerstörerischen Tätigkeit nach, wenn sie mit derlei »Zuckerfreiem« gefüttert wurden.

→ **Traubenzucker** wird aus Trauben gewonnen
→ **Süßstoffe** machen schlank

Quellen: Verordnung über einige zur menschlichen Ernährung bestimmte Zuckerarten (Zuckerartenverordnung) vom 8.3.1976 (BGBl I S.502), zuletzt geändert am 27.4.1993 (BGBl I S.512); D. Werner: Der Begriff »zuckerfrei«. Deutsche Lebensmittel-Rundschau 1988/84/S.44

Zuckerkulör

Zuckerkulör ist ein natürlicher Farbstoff

Der Farbstoff Zuckerkulör (E 150) wird nur in den Schriften zur Verbraucheraufklärung mit dem allseits beliebten Caramel, also in der Pfanne gebräuntem Zucker, gleichgesetzt. Tatsächlich handelt es sich um ein echtes Chemieprodukt. Zur Gewinnung läßt man Glucosesirup mit Sulfit, Ammoniak oder Ammoniumbisulfit reagieren, bis die Mischung in der Hitze zu einem braunen Produkt polymerisiert.

Doch trotz seiner chemischen Synthese ordnete der Gesetzgeber Zuckerkulör den »natürlichen« Farbstoffen zu. Von dieser Imageverbesserung profitierten natürlich die Unternehmen am meisten, die den größten Verbrauch haben: zum Beispiel die Hersteller von Cola. Denn ohne diesen »natürlichen« Farbstoff schauten ihre geheimnisumwitterten Brausen so wasserklar aus der Flasche wie Zitronenlimonade. Weitere Verwendung findet E 150 in Essig, Fleischbrühwürfeln, Braten- und Worcestersoße – und unerlaubterweise auch schon mal in Bier, Rotwein oder »Vollkornbrot«.

→ **Vollkornbrot** erkennt man an seiner dunklen Farbe

Quelle: B. Bertram: Farbstoffe in Lebensmitteln und Arzneimitteln. Eine Farbstoffübersicht mit toxikologischer Bewertung. Stuttgart 1989

Zufuhrempfehlungen

Die Zufuhrempfehlungen für Vitamine geben die Mindestmenge an, die wir brauchen

Nach einer Definition der Weltgesundheitsorganisation WHO ist der Bedarf »die kleinste Nährstoffmenge, die zugeführt werden muß, um Mangelerscheinungen zu vermeiden, die durch klinische Zeichen und/oder Meßwerte für chemische oder physiologische Funktionen nachgewiesen werden können«. Oder kurz: Bedarf ist das, was Mangelerscheinungen – auch auf subtiler biochemischer Ebene – verhindert.

Z

Mit dieser Definition sollte es möglich sein, den Vitaminbedarf für den *Homo sapiens* nachvollziehbar zu bestimmen. Ein Blick in die gängigen Nährstoffempfehlungen der Nationalstaaten zeigt aber: Der Bedarf hängt anscheinend weniger von Alter und Geschlecht, von Tätigkeit und Umweltfaktoren als vielmehr vom Paß ab: Beim Vitamin D beispielsweise soll sich ein Kanadier mit 2,5 Mikrogramm pro Tag begnügen, einem Deutschen werden fünf, einem Franzosen gar zehn Mikrogramm anempfohlen. Genauso kunterbunt geht es bei den übrigen Vitaminen zu. Der höchste Wert beträgt gewöhnlich ein Vielfaches des niedrigsten. Offensichtlich hat jeder Staat seine eigenen Vorstellungen, was seinen Bürgern guttut. Da fragt sich der verwunderte Laie zu Recht: Ja, werden die Zahlen denn mit dem Glücksrad ermittelt?

Weil es unethisch ist, mit Menschen Experimente durchzuführen, die zu einem Mangel führen, ist der tatsächliche Mindestbedarf nur in seltenen Fällen bekannt. Deshalb greift man zu biochemischen Untersuchungen und verfolgt gewöhnlich die Aktivität von Enzymen im Stoffwechsel. Manche von ihnen arbeiten um so schneller, je mehr Vitamin vorhanden ist – zum Beispiel, um es wieder auszuscheiden. Nun lautet die Arbeitshypothese, daß es für die Gesundheit des Menschen um so besser ist, je höher die Aktivität seiner Enzyme. Um ein beliebtes Bild zu verwenden, das den menschlichen Körper mit einem Motor vergleicht: Das würde bedeuten, daß der Motor sogar im Leerlauf in den höchsten Touren drehen sollte. Und natürlich müssen auch die Vitaminspeicher immer randvoll sein – als ob ein Motor nur mit vollem Tank liefe.

Empfehlung	Mindestbedarf	Durchschnittlicher Bedarf	Bevölkerungsreferenzwert
Vitamin C für Erwachsene pro Tag			
USA	ca. 10 mg	–	60 mg
EU	12 mg	30 mg	45 mg
DGE	–	–	100 mg
Folsäure für Erwachsene pro Tag			
USA	–	–	200 µg
EU	85 µg	140 µg	200 µg
DGE	–	–	400 µg

Abkürzungen: mg = Milligramm = Tausendstel Gramm
µg = Mikrogramm = Millionstel Gramm
DGE = Deutsche Gesellschaft für Ernährung

Aus solchen Mengenbestimmungen wird mit Sicherheitszuschlägen, die mögliche Ungenauigkeiten, schlechte Bioverfügbarkeit oder einen individuell erhöhten Bedarf ausgleichen sollen, der »Bedarf« oder eine »Zufuhrempfehlung« für die tägliche Aufnahme abgeschätzt, die bei jedem Menschen einer Gesellschaft eine ausreichende Versorgung sicherstellen soll. Im Autovergleich hieße das, sicherheitshalber noch einmal 50 Liter Benzin extra in und über das Auto zu gießen, um ja keinen Treibstoffmangel zu erleiden.

Nun gibt es nicht nur die *Mindestzufuhr* und die höheren *Zufuhrempfehlungen,* sondern auch noch die sogenannte *Bevölkerungsreferenzzufuhr* (BRZ). Letztere gehört zu den großen Geheimnissen der Branche und wird deshalb meistens nicht beim Namen genannt. Die BRZ ist jene Zahl, die in der Öffentlichkeit fälschlich als »Bedarf« oder »Nährwertempfehlung« bezeichnet wird. Was steckt hinter diesen Begriffen? – Ganz einfach: Jeder Mensch ißt etwas anderes. Die Folge: Seine Vitaminversorgung weicht von der seines Nachbarn ab. Wenn die Menschen eines Landes im Durchschnitt die empfohlene Dosis verzehren, dann bedeutet das rein statistisch, daß die eine Hälfte der Bürger mehr und die andere Hälfte weniger bekommt. Damit auch die Menschen mit ausgefallenen Ernährungsgewohnheiten ausreichend Vitamine speisen, wird die Meßlatte für den durchschnittlichen

Bedarf der *Bevölkerung* einfach heraufgesetzt. Deshalb sind die Werte für die *Bevölkerungsreferenzzufuhr* deutlich höher als der individuelle Bedarf.

In versteckter Form wird gewöhnlich im Vorwort oder der Einleitung von Tabellenwerken zu Vitaminen und Nährstoffen darauf hingewiesen, daß die Empfehlungen gerade *nicht* den Bedarf des *einzelnen Menschen* beschreiben. So heißt es in den neuesten Empfehlungen der Deutschen Gesellschaft für Ernährung (DGE) etwas verschlüsselt: »Mit dem Anspruch der absoluten Richtigkeit ist die Planung einer bedarfsdeckenden Ernährung von Einzelpersonen mit den Referenzwerten nicht möglich, da der individuelle Bedarf nicht bekannt ist. Für die individuelle Ernährungsberatung können die Referenzwerte jedoch als Orientierung verwendet werden.« Was verschwiegen wird, ist der Tatbestand, daß die Bevölkerungsreferenzwerte deutlich über dem individuellen Bedarf liegen.

Die Empfehlungen des Wissenschaftlichen Lebensmittelausschusses der EU haben auf dieses Versteckspiel verzichtet. Sie trennen strikt zwischen *Mindestbedarf*, *Zufuhrempfehlung* und *Bevölkerungsreferenzzufuhr (BRZ)*. Damit wird ausgeschlossen, daß die BRZ als Maßstab für die Ernährungsberatung mißbraucht wird. In Deutschland spricht die Fachwelt zwar von »Zufuhrempfehlung«, meint aber die Bevölkerungsreferenzzufuhr. Durch dieses Bäumchen-wechsle-dich-Spiel gelingt es ihr, bei vielen Menschen eine »Mangelversorgung« zu errechnen. Zusätzlich lassen sich durch Änderung der statistischen Verfahren die vermeintlichen Bedarfswerte schrittweise erhöhen, bis – rein statistisch – alle unter einem Mangel leiden.

→ Die meisten Menschen profitieren von **Multivitamin**präparaten
→ Viele Krankheiten sind Folge einer **Unterversorgung** mit lebenswichtigen Stoffen
→ Wasserlösliche **Vitamine** kann man nicht überdosieren
→ **Nährwertempfehlungen** sind wissenschaftlich begründet
→ Der Mensch braucht mindestens 100 Milligramm **Vitamin C** täglich

Quellen: Deutsche Gesellschaft für Ernährung: Referenzwerte für die Nährstoffzufuhr. Frankfurt am Main 2000; Standing Committee on the Scientific Evaluation of Dietary Reference Intakes, Food and Nutrition Board, Institute of Medicine: Dietary reference intakes for calcium, phosphorus, magnesium, vitamin D and fluoride. Washington 1997; Europäische Kommission: Berichte des Wissenschaftlichen Lebensmittelausschusses, 31. Folge. Luxemburg 1993; H. Glatzel: Sinn und Unsinn der Vitamine. Stuttgart 1987

Zusatzstoffe

Z

Alle Zusatzstoffe sind einzeln zugelassen

Richtig und doch ziemlich falsch. In der Tat müssen alle Zusatzstoffe zugelassen sein. Allerdings ist das Verfahren recht aufwendig, sprich teuer. Um es abzukürzen, gibt es für eine ganze Reihe von Zusatzstoffen eine pauschale Zulassung ohne Einzelfallprüfung. Dies gilt vor allem für die große Gruppe der Enzyme. Zahlreichen Lebensmitteln werden die von Schimmelpilzen und Bakterien erzeugten Enzympräparate zugesetzt. Sei es zur Arombildung von Wein, zur Gewinnung kaltgepreßten Olivenöls, zur Herstellung von Kaviar, Weißbrot, Käse, Mayonnaise, löslichem Kaffee – nichts geht ohne die kleinen Helfer. Da die meisten Enzyme aus gentechnisch modifizierten Organismen stammen, wurde auf diesem Wege der Gentechnik im deutschen Lebensmittelrecht der Weg geebnet. Durch die pauschale Zulassung sind selbst solche Enzyme bereits zugelassen, die noch gar nicht entdeckt oder zurechtgebastelt wurden.

Der zweite Kunstgriff des Gesetzgebers zur Minimierung der Zulassungsverfahren bestand darin, einen Teil der Zusatzstoffe umzuwidmen. Nach § 2 des »Lebensmittel- und Bedarfsgegenständegesetzes« zählen Stoffe natürlichen Ursprungs nicht zu den Zusatzstoffen. Für sie wurde branchenintern die wunderbare Bezeichnung »Nichtzusatzstoffe« geschaffen. Damit konnten Tausende von naturidentischen, das heißt synthetischen, Aromastoffen von der Zulassungspflicht ausgenommen werden, was den Herstellern von Aromen enorme Belastungen ersparte, denn Aromen sind für die Lebensmittelindustrie unverzichtbar. Und weil es so viele Nichtzusatzstoffe gibt, kommt man auch mit knapp 300 »anerkannten« Zusatzstoffen prima aus.

→ Natürliche **Aromen** stammen aus der Frucht, nach der sie schmecken
→ Naturidentische **Aromen** sind identisch mit ihren Vorbildern in der Natur
→ Das **Etikett** verrät, was in Lebensmitteln drin ist
→ Was auf dem **Etikett** steht, muß auch drin sein

Quelle: siehe nächstes Stichwort

Z

Alle Zusatzstoffe sind gesundheitlich geprüft

Juristisch ist diese Aussage absolut korrekt. In Wahrheit liegen die Dinge jedoch etwas anders. Zunächst: Die Forderung, Zusatzstoffe zu prüfen, gilt nur für Zusatzstoffe, nicht aber für die sogenannten Nichtzusatzstoffe. Dazu zählen insbesondere alle naturidentischen Aromen. Zusammengenommen machen die Nichtzusatzstoffe den größten Teil der Additive aus, die unserer Nahrung zugesetzt werden dürfen. Mit diesem und einigen anderen Kunstgriffen gelang es den Verantwortlichen, einen Fundus von Tausenden legaler Zusätze auf rund 300 »anerkannte« Zusatzstoffe gesundzuschrumpfen.

Gleichermaßen befreit von der Prüfungspflicht sind die zahlreichen Enzyme, ohne die unsere moderne Lebensmittelherstellung praktisch undenkbar ist. Enzyme sind im Lebensmittelrecht (LMBG §11 Abs.3) pauschal zugelassen – einschließlich der gentechnisch hergestellten und all derer, die man dereinst noch entdecken oder entwickeln wird. Das bedeutet nicht zwingend, daß alle diese Stoffe ohne jeden Gesundheitstest auf den Markt kommen – allein es bleibt dem Hersteller überlassen, in welchem Umfang er im Rahmen seiner Sorgfaltspflicht und merkantilen Interessen bereit ist, seine Produkte auf Herz und Nieren zu prüfen.

Ebenso gravierend ist eine ganz andere Lücke: Niemand weiß so recht, was beispielsweise mit einem Backmittel, das nicht selten aus einem halben Dutzend Additiven besteht, bei 200 Grad im Backofen passiert. Bei solchen Temperaturen darf man mit zahlreichen und kaum kalkulierbaren chemischen Umsetzungen rechnen. Auch die meisten anderen Zusatzstoffe werden verarbeitet und sind dabei erheblichen Belastungen, wie Extrudieren oder Sterilisieren, ausgesetzt. Dennoch läßt sie der Gesetzgeber als

Einzelsubstanzen in unveränderter Form an gesunden Ratten testen. Niemand weiß, was passiert, wenn die Nager statt optimalem Futter und laborfrischen Zusatzstoffen fertige Hamburger, Cola und Gummibärchen in den Futternapf bekämen. Aber vielleicht will das auch niemand so genau wissen.

Quellen: Lebensmittel- und Bedarfsgegenständegesetz (LMBG) idF vom 9.9.1997 (BGBl. I S.2296) BGBl. III/FNA 2125-40-1-2; K. Glandorf et al.: Handbuch Lebensmittelzusatzstoffe, Hamburg 1999; R. Kroes, R.M. Hicks (Eds): Re-evaluation of current methodology of toxicity testing including gross nutrients. Food and Chemical Toxicology 1990/28/ Heft 11

Register

Klaus Waller

Lexikon der klassischen Irrtümer

Wo Einstein, die katholische Kirche und andere total danebenlagen. 293 Seiten. SP 3278

Daß die Erde keine Scheibe ist und die Titanic keinesfalls unsinkbar war, daß Adlige kein blaues Blut und Männer ebenso viele Rippen haben wie Frauen – all das sind, wie wir jetzt wissen, Irrtümer und Fehleinschätzungen. Allerdings sind bis heute nicht einmal Fachleute davor gefeit, ziemlich falsche Dinge zu behaupten. So versicherte beispielsweise ein Computerfachmann im Jahr 1977: »Es gibt überhaupt keinen Grund, warum irgend jemand einen Computer bei sich zu Hause haben will.« Und ein Plattenproduzent lehnte das Angebot, Schallplatten mit den Beatles zu machen, seinerzeit mit der denkwürdigen Begründung ab, daß Gitarrengruppen ohnehin nicht gefragt seien … Klaus Waller hat in seinem unterhaltsamen Lexikon berühmte Irrtümer der Menschheitsgeschichte zusammengetragen.

Robert Anton Wilson mit Miriam Joan Hill

Das Lexikon der Verschwörungstheorien

Verschwörungen, Intrigen, Geheimbünde. Aus dem Amerikanischen von Gerhard Seyfried. Herausgegeben und bearbeitet von Mathias Bröckers. 427 Seiten. SP 3389

Warum mußte John F. Kennedy sterben? Was hat es mit der geheimnisvollen Zahl 23 auf sich? Wollten Sie nicht schon immer wissen, wer eigentlich die Illuminaten und die Rosenkreuzer sind? Nicht erst seit der Serie »Akte X« und dem Film »23« haben Verschwörungstheorien Hochkonjunktur – schon immer haben Mythen von dunklen Mächten, die die Welt regieren, die Menschheit bewegt. Robert Anton Wilson, Kultautor der Romantrilogie »Illuminatus«, hat hier verblüffende Informationen über die wichtigsten Verschwörungen, Intrigen und Geheimbünde versammelt. Sein Kompendium eröffnet einen faszinierenden Blick auf unheimliche Zusammenhänge und regt durch die umfangreichen Querverweise, Literaturtips und Internetadressen zum Weiterstöbern an.

SERIE PIPER

Katja Doubek

Lexikon merkwürdiger Todesarten

Seltsame Spielarten und Formen des Exitus von Amoklauf bis Zyankali. 334 Seiten. SP 3408

Was passiert, wenn man mit einem Revolver telefoniert? Ist Golfspielen wirklich lebensgefährlich? Mit welchen Mordwerkzeugen operierte die Inquisition? In diesem eigenwilligen Lexikon erfährt der Leser Verblüffendes über denkbar bizarre Todesarten. Katja Doubek erzählt von Schiffsunglücken, Schierlingsbechern, Schlaftabletten und Amokläufern, vom Tod durch Elefantentritte, Meuchelmörder und Zeppelinabstürze. Ein skurriles, schauerliches, bisweilen aber auch sehr amüsantes Panoptikum.

»Ein Buch, vor dem Einschlafen zu lesen, das zeigt, zu welch makabren Scherzen der Tod oft aufgelegt ist und wie komisch und brutal er zuschlägt – Trost durch Trostlosigkeit.«
Hellmuth Karasek, Der Tagesspiegel

Matthew Richardson

Das populäre Lexikon der ersten Male

Erfindungen, Entdeckungen und Geistesblitze von Abakus bis Zifferblatt. Aus dem Englischen von Susanne Warmuth. 533 Seiten. SP 3388

Sie dachten, Columbus hätte Amerika entdeckt und Edison die erste Glühbirne zum Leuchten gebracht? Alles falsch, sagt Matthew Richardson und stellt einiges richtig über die Erfindungen und Geistesblitze der Menschheit. In seinem bunten Kompendium erfahren Sie, wann die ersten Schönheitswettbewerbe stattfanden und wem wir Seife, Klebstoff und Tinte zu verdanken haben.

»Richardsons Lexikon ist ›Edutainment‹ erster Güte. Es fordert unterhaltsam und spannend Respekt für die Leistungen und den Erfindungsgeist aller Kulturen dieser Welt.«
Rheinischer Merkur

Wolfgang Hars

Nichts ist unmöglich! Lexikon der Werbesprüche

500 bekannte deutsche Werbeslogans und ihre Geschichte. Mit 15 Abbildungen. 463 Seiten. SP 3010

Daß Haribo Kinder froh macht, daß man bei Fielmann keinen Pfennig dazubezahlt und daß Ariel nicht nur sauber, sondern rein wäscht, ist heute Bestandteil guter Allgemeinbildung. Manche Werbespots sind nicht nur Kult, sondern längst zu Redewendungen geworden: »Man gönnt sich ja sonst nichts« oder »Nicht immer, aber immer öfter«. Doch hätten Sie gewußt, daß der Spruch »Persil bleibt Persil« von 1913 stammt oder daß in den sechziger Jahren mit dem schönen Satz geworben wurde: »Wenn Sie kein Coca-Cola-Schild mehr sehen, haben Sie die Grenzen der menschlichen Zivilisation erreicht«? Die schönsten und bizarrsten, die hintergründigsten und brisantesten Werbesprüche und Kampagnen der letzten Jahrzehnte hat Wolfgang Hars in seinem Lexikon versammelt.

Christian Eichler

Lexikon der Fußballmythen

Mit 35 Fotos. 480 Seiten. SP 3397

Das Spiel des Jahrhunderts? Klar, das WM-Halbfinale 1970, Deutschland – Italien, 3:4 nach der Verlängerung. Aber wer hat doch gleich den 2:2-Ausgleich für Italien geschossen? Und in welcher Minute? Nicht raten – nachlesen! Dieses ultimative Lexikon gibt Antwort auf alle typischen Streit- und Fangfragen. Übersichtlich geordnet, mit Detailwissen und Sprachwitz, präsentiert der Sportjournalist Christian Eichler zu Stichwörtern wie Ball und Spiel, Team und Tor, Taktik und Technik, Macht und Medien die wichtigsten Mythen und Fakten aus der Welt des Fußballs: Er berichtet vom Absatzkick und der Bananenflanke, erklärt den Hackentrick und den Effetball. Ein Lexikon zum Nachschlagen und Festlesen, voller Legenden und Anekdoten – für alle Fußballfreunde, die es ganz genau wissen wollen.

Walter Krämer, Götz Trenkler

Lexikon der populären Irrtümer

500 kapitale Mißverständnisse, Vorurteile und Denkfehler von Abendrot bis Zeppelin.
411 Seiten. SP 2446

Vorurteile und Irrtümer bestimmen unseren Blick auf die Welt im großen und ganzen, aber auch im kleinen und im besonderen. Die Autoren, renommierte Professoren, zeigen wissenschaftlich belegt und statistisch untermauert, von wie vielen und von welchen Irrtümern wir umgeben sind und wie es sich daneben mit der Wahrheit verhält.
Daß Spinat nicht gesünder ist als sonstige Gemüsesorten, Hamburg mehr Brücken als Venedig hat und Nero nicht grausamer war als andere römische Despoten, hat sich allenthalben herumgesprochen, doch immer noch kursieren Hunderte von weiteren Irrtümern und Mißverständnissen im sogenannten Allgemeinwissen. Die beiden Professoren Walter Krämer und Götz Trenkler rücken in ihrem Lexikon unser verschobenes Weltbild auf höchst amüsante Weise zurecht: So erfahren wir, daß die arabischen Ziffern gar nicht aus Arabien, sondern aus Indien stammen, der Vogel Strauß bei Gefahr gar nicht seinen Kopf in den Sand steckt, heißes Wasser einen Brand schneller löscht als kaltes und Raucher die Gesundheitskasse nicht mehr, sondern weniger belasten, weil sie früher sterben.

»Für den Rezensenten war das Lexikon der populären Irrtümer das erste Lexikon, das er von A bis Z gelesen hat – und das mit dem größten Vergnügen.«
Die Zeit

Walter Krämer

Denkste!

Trugschlüsse aus der Welt des Zufalls und der Zahlen.
188 Seiten. SP 2443

Karen Duve
Thies Völker

Lexikon der berühmten Tiere

Von Alf und Donald Duck bis Pu der Bär und Ledas Schwan. 750 Seiten mit zahlreichen Abbildungen. SP 2684

Der Bärenmarke-Bär ist drin, Miss Piggy auch, sogar mit Bild, und daß Kinohelden wie Gromit und der weiße Hai nicht fehlen dürfen, versteht sich von selbst: Das »Lexikon der berühmten Tiere« katalogisiert alle wichtigen animalischen Stars aus Geschichte, Film, Märchen, Literatur und Mythologie, die uns im Lauf unserer Kulturgeschichte lieb und teuer geworden sind. Hier erfährt man, wann der Erdalfrosch auf die Dose hüpfte, wie Donald Duck zu seinen Neffen kam, ob sich Fritz Thiedemann mit seinem Rekordpferd Meteor eigentlich verstanden hat oder seit wann es Lakritzkatzen gibt. Ein wunderbares Kompendium mit zwölfhundert Tieren aus Wirklichkeit und Fiktion: beschrieben, abgebildet, mit Witz und Sachkunde erklärt – zum Blättern, Staunen, Schmunzeln.

Michael Miersch

Das bizarre Sexualleben der Tiere

Ein populäres Lexikon von Aal bis Zebra. Mit Illustrationen von Christine Faltermayr. 343 Seiten. SP 3009

Daß Sex die Welt bewegt, wissen wir schon lange. Nahezu jede erdenkliche Spielart ist uns Menschen inzwischen bekannt. Wie aber treiben es die anderen Lebewesen? Michael Miersch gibt in seinem Buch kenntnisreich und unterhaltsam Auskunft über das Sexualleben der Tiere vom Aal bis zum Zebra. Er schildert die Liebespraktiken von Finken und Fledermäusen, Hyänen und Hühnern, Stachelschweinen und Seepferdchen und erzählt von bizarren Balzritualen, skurrilen Genitalien und den immer wieder verblüffenden Tricks, mit denen die Geschöpfe zueinander finden. Romantisch schnäbelnde Vögel und die überaus guten Sex-Manieren der Regenwürmer zeigen freilich, daß Tiere auch nur Menschen sind …

Walter Krämer, Götz Trenkler, Denis Krämer

Das neue Lexikon der populären Irrtümer

Weitere Vorurteile, Mißverständnisse und Denkfehler von Advent bis Zyniker. 387 Seiten. SP 2797

Irren ist menschlich, und weil es bekanntlich jede Menge Möglichkeiten gibt, sich zu irren, haben Walter Krämer und seine Co-Autoren nach ihrem ersten Riesenbestseller nun im »Neuen Lexikon der populären Irrtümer« weitere Vorurteile, Mißverständnisse und Denkfehler aufgespürt. Hätten Sie gewußt, daß nicht erst in der Neuzeit, sondern schon bei den alten Römern mit Beton gebaut wurde? Oder daß bei einer Blinddarmoperation gar nicht der Blinddarm entfernt wird? Haben auch Sie bisher gedacht, die »Blaue Mauritius« sei die wertvollste Briefmarke der Welt? Dieses vergnügliche Lexikon klärt Sie auf über Lügen und Legenden zu Attila und Aschenputtel, Nationalhymne und Nasenbluten, Schweinefleisch und Schwarzarbeitern, zu Waldsterben und Weihnachtsbäumen.

Walter Krämer, Götz Trenkler

Das Beste aus dem Lexikon der populären Irrtümer

441 Seiten. SP 3279

Meinen Sie etwa, daß Sonnenblumen ihre Blüten nach der Sonne drehen? Glauben Sie, daß es einen weiblichen Papst namens Johanna gegeben hat? Halten Sie gar Champagner für eine französische Erfindung? Weit gefehlt! Unser Alltagswissen ist reich an Irrtümern und Denkfehlern aus Geschichte und Politik, Wirtschaft und Medizin, Naturwissenschaft und Kultur, und sie werden immer wieder weitergegeben. Walter Krämer und Götz Trenkler haben eine Bresche ins Dickicht unserer Irrtümer geschlagen und im »Lexikon der populären Irrtümer« und im »Neuen Lexikon der populären Irrtümer« Hunderte von Mißverständnissen und Vorurteilen aufgeklärt. Hier haben sie die verblüffendsten und faszinierendsten Ergebnisse zusammengefaßt und auf den neuesten Stand gebracht.

Rolf Degen

Lexikon der Psycho-Irrtümer

Warum der Mensch sich nicht therapieren, erziehen und beeinflussen lässt. 376 Seiten. SP 3409

Dachten auch Sie, dass Psychotherapie seelische Störungen und Neurosen heilt? Dass die Persönlichkeit des Menschen durch Erziehung bestimmt wird und Kreativität sich durch geeignete Techniken erheblich steigern lässt? Alles falsch, sagt Rolf Degen und fegt die schillernden Mythen der Seele vom Tisch. Er brandmarkt vor allem die psychologischen Irrtümer, die sich besonders heimtückisch in unserer Selbstwahrnehmung eingenistet haben, und zeigt, dass sie vor allem einem dienen – dem kollektiven Selbstbetrug. Seine provokante Erkenntnis: Unsere Erwartungen an die Formbarkeit des Menschen lassen sich empirisch in keiner Weise untermauern. Auch hundert Jahre nach Sigmund Freud ist der Schlüssel zur Seele noch nicht entdeckt und wird vielleicht auch nie gefunden werden. Sein Fazit: Der Mensch ist nicht zu ändern. Er ist, wie er ist.

Katja Doubek

Das intime Lexikon

Liebe und Sex berühmter Männer und Frauen. Mit 90 Abbildungen. SP 3280

Wer wüßte nicht gerne, was andere Männer und Frauen wohl im Bett treiben, vor allem die berühmten unter ihnen! Katja Doubek hat durchs Schlüsselloch geblickt und die aufregendsten Anekdoten und Details über Politiker und Künstlerinnen, Wissenschaftler und Wirtschaftsmagnaten von Abélard bis Zola, von Woody Allen bis Mae West zusammengetragen. Witzig und fundiert erzählt sie von Enthaltsamkeit und Impotenz, von Sexorgien und homoerotischen Ausflügen, von größeren und kleineren Perversionen. Und es zeigt sich, daß nicht selten die scheinbar anständigsten Zeitgenossen wahre Schwerenöter waren und andere, die mit ihrem Liebesleben protzten, in Wirklichkeit ganz brav und monogam lebten. – Nach der Lektüre dieses Buches können Sie als Kenner pikanter Details künftig jede Party würzen.